ウルトラ図解

オールカラー 家庭の医学

めまい・耳鳴り

治療の不安をなくす知識と生活術

監修 古宇田 寛子 東京都保健医療公社大久保病院
耳鼻咽喉科医長

法研

はじめに　～めまい・耳鳴りに負けずに暮らしていくために

めまい・耳鳴りは、珍しい症状ではありません。誰もが、疲れたとき、飛行機に乗ったときなど、普段の生活のなかで、めまい・耳鳴りを感じた経験があるのではないでしょうか。しかし、それが慢性的なものであったり、我慢しなければならないほど強い症状であれば問題です。

近年、めまい・耳鳴りを訴える人は、増えています。

もともと高齢者にはめまい・耳鳴りに悩む人が比較的多く、高齢化社会が進むにしたがって増えてきます。さらに若い人にも、めまい・耳鳴りに悩む人が増えているのです。

めまい・耳鳴りの難しさは、その症状が他の人から見えるものではなく、患者さん本人のみが感じるものだということにあります。

そのために、「これぐらい我慢できる」「きっと疲れているだけ」と、悩みを自分のなかに抱え込んでしまう人が少なくないのです。

めまい・耳鳴りのほとんどは、耳の内耳という部分の障害から引き起こされるもので、重篤な病気ではありません。しかし、なかには脳や全身の病気のシグナルであるめまい・

耳鳴りもあります。放置しておけば、命に関わる病気の可能性もあるのです。

めまい・耳鳴りの症状が出たら、まず適切な病院に行き、医師の診察や検査を受けることが大切です。

ただ、めまい・耳鳴りの治療では、原因がわからなかったり、治療の効果も患者さんによって異なることがあります。めまい・耳鳴りが起きるメカニズムには、患者さん自身の心理的な要因やライフスタイルなどが大きく影響するためです。はっきりとした原因や治療法がわからないために悩んだり、不安からいくつもの病院を受診してしまう患者さんもいます。

本書では、めまい・耳鳴りの原因と発生するメカニズム、病院で行われる検査や治療について、最新の情報に基づいて、わかりやすく説明しています。めまい・耳鳴りについて正しく理解することで、治療の不安をなくし、安心して日常生活を送ることができるでしょう。

本書がめまい・耳鳴りに悩む患者さんや家族の方の一助になることを願っています。

平成29年3月

古宇田　寛子

第1章 めまい・耳鳴りは、からだの異変を知らせるシグナル

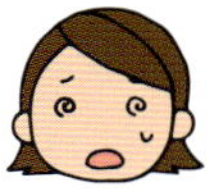

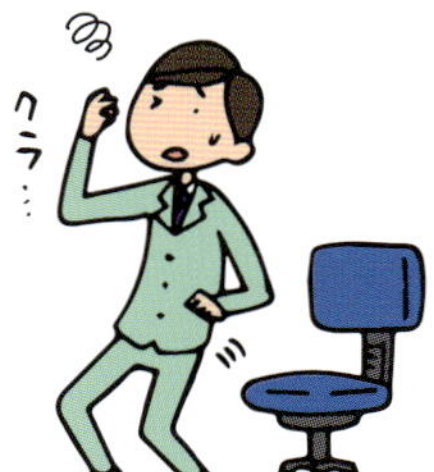

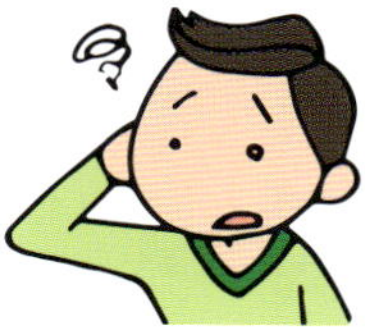

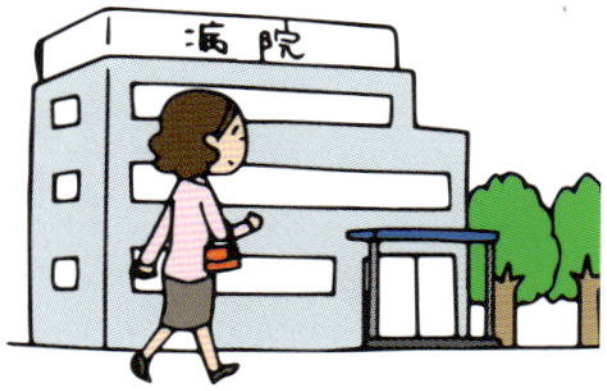

第2章 めまいの正体と治療法　45

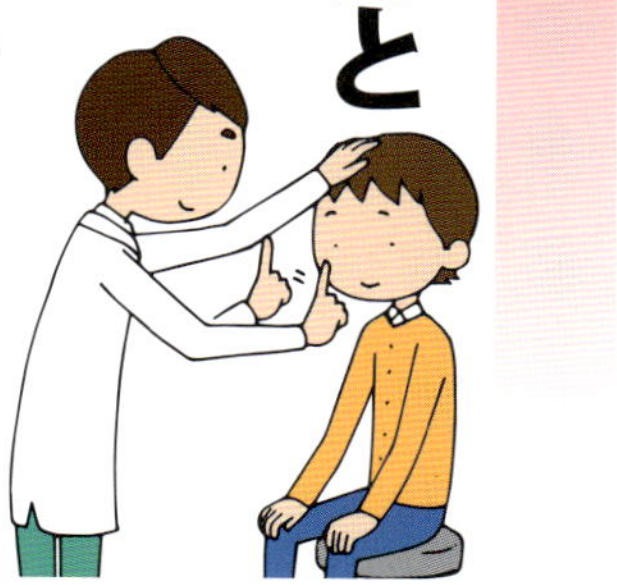

めまいを起こす耳の病気と治療　60

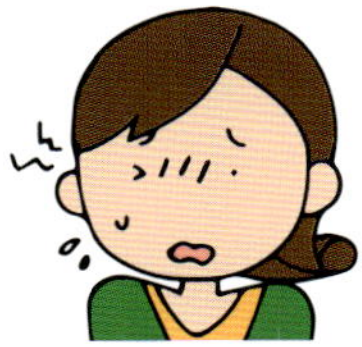

めまいを起こす脳の病気と治療　74

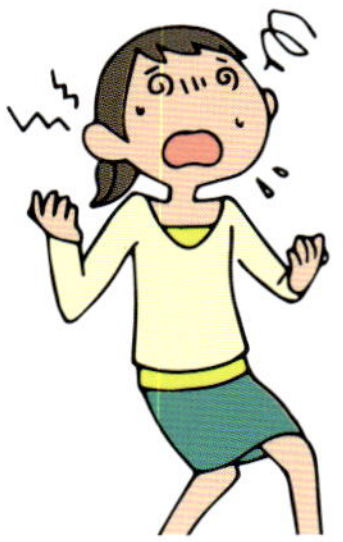

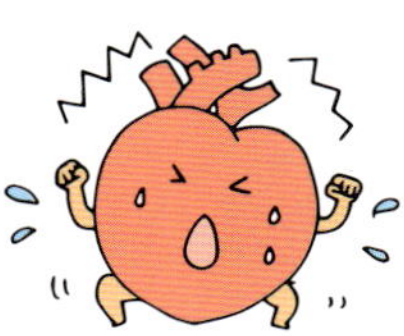

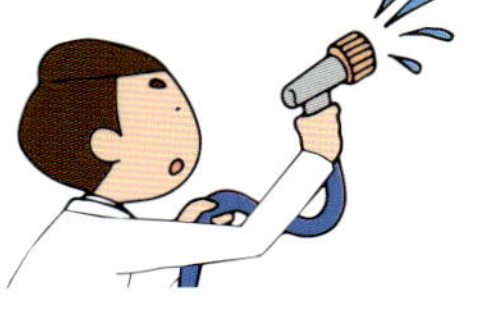

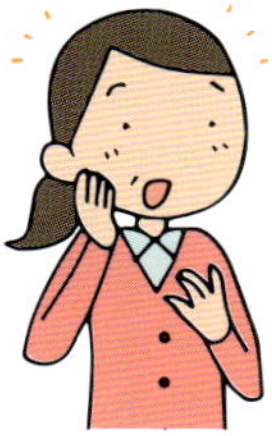

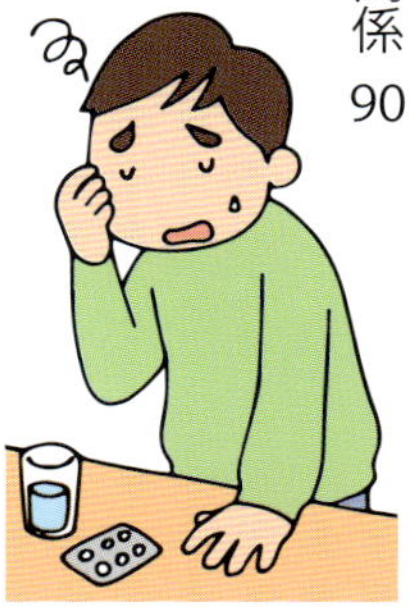

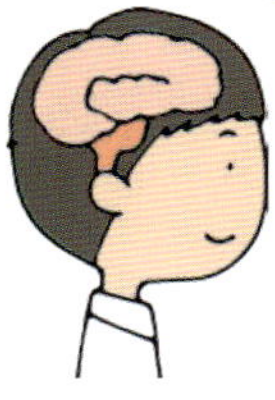

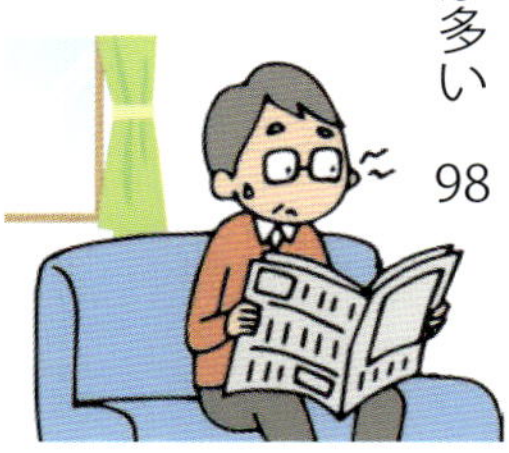

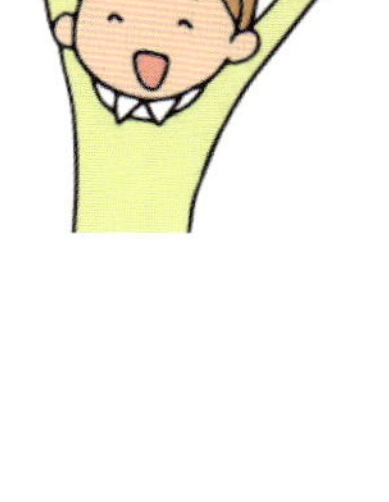

第4章 めまい・耳鳴りをコントロールする生活術

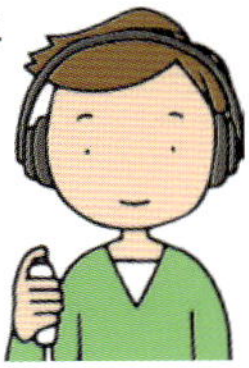

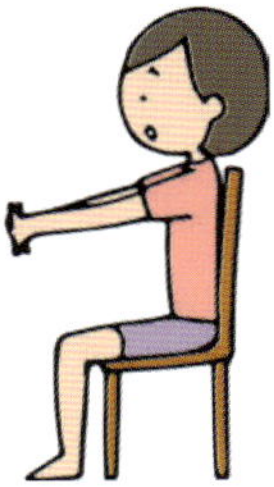

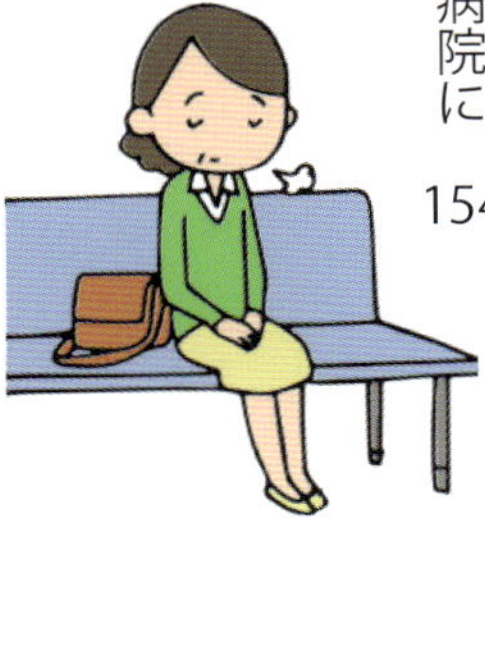

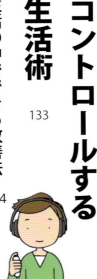

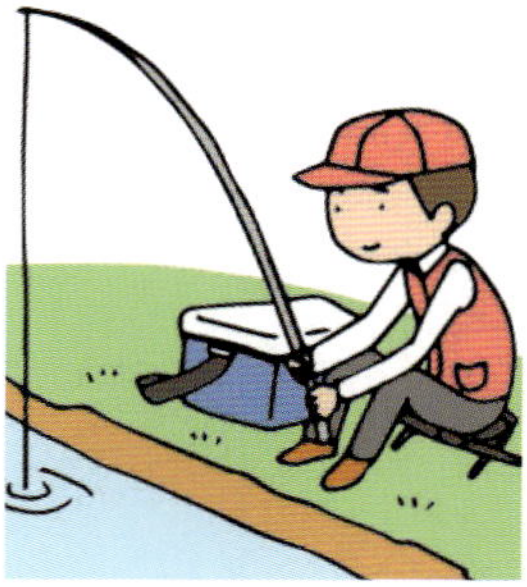

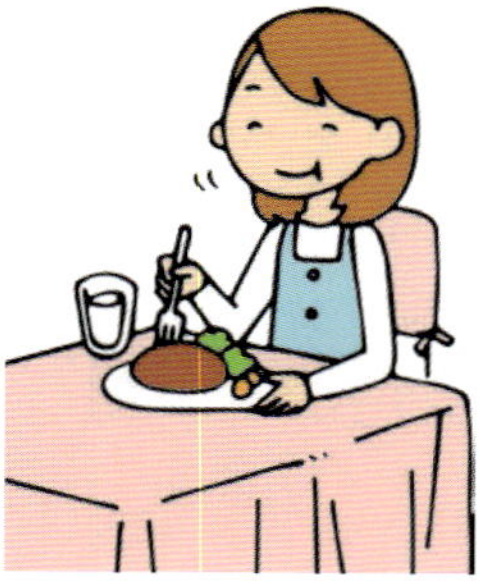

【装丁・本文デザイン】HOPBOX
【図解デザイン・イラスト】HOPBOX
【編集協力】アーバンサンタクリエイティブ
大工明海

第１章

めまい・耳鳴りは、からだの異変を知らせるシグナル

めまい・耳鳴りは、単に不快なだけでなく、からだの異変を知るための、大切なシグナルです。めまい・耳鳴りを引き起こす原因となる代表的な病気と、その特徴を説明しましょう。

誰もが経験している、めまい・耳鳴り

健康な人でもこんなときに起きる

めまい・耳鳴りは、誰もが日常生活のなかで経験したことがあるでしょう。

たとえば、急に立ち上がったときに一瞬くらりとしたり、飛行機やエレベーターなど急激な高さの変化があるシチュエーションで気圧により耳の奥がキーンと鳴る、遊園地などで回転する乗り物に乗ったあとフラフラする……。

こういった、何かのきっかけで発生するめまいや耳鳴りは、健康な人でも起きるものです。ちょっと不快ですが、時間とともに消えていくのでとくに心配はありません。

しかし、慢性的にめまい・耳鳴りに悩まされたり、激しいめまい・耳鳴りに不安を抱える人が増えているのです。とくに、以前から多かった高齢者だけでなく、比較的若い世代にもめまい・耳鳴りを訴える人が増えています。

めまい・耳鳴りは、冒頭で述べたような問題のないものもあるのですが、何らかの病気が隠されていることも少なくありません。

日常的に起きるものだからといって無視してしまわず、からだからのサインであるめまい・耳鳴りを見分け、対処していくことが重要です。

とくに、原因に心当たりがなく、一時的であっても激しいめまい・耳鳴りが起きた場合や、繰り返し症状が起きる場合などは注意が必要です。ごくまれではありますが、めまい・耳鳴りの陰に命に関わる重篤な病気が隠されていることもあるからです。

決して軽視せず、危ないめまい・耳鳴りを見逃さないためにも、まずは簡単なめまい・耳鳴りの見分け方について、次項で取り上げます。

めまい・耳鳴りは、こんなときにも起こる

健康な人でもめまい・耳鳴りが…

急に立ち上がったとき

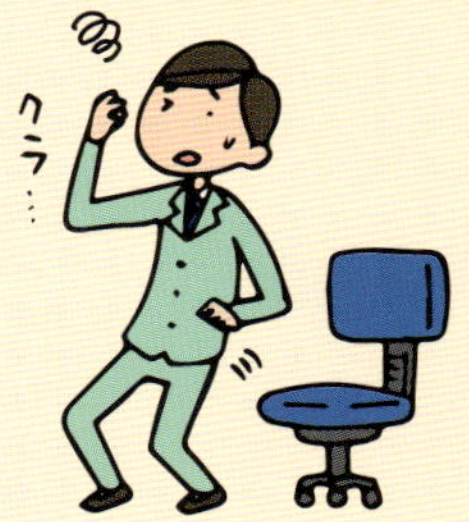
クラ…

急な気圧の変化で

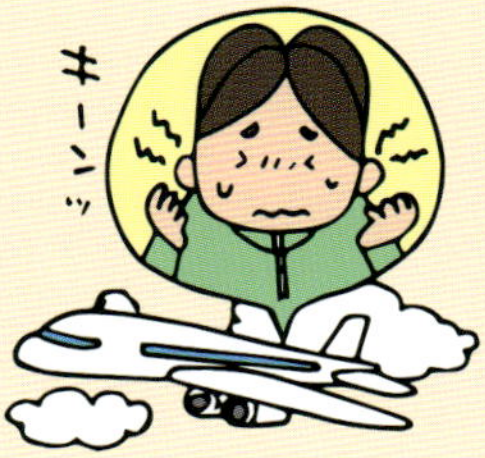
キーンッ

回転する乗り物に乗って

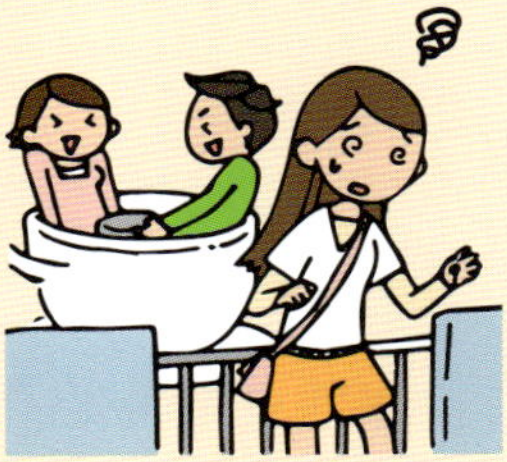

これらは、時間が立てば消える一過性なもの

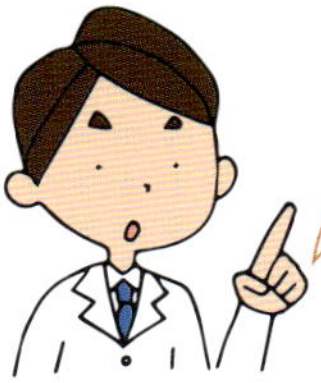
上記のようなめまい・耳鳴りは問題ないですが、
下記の場合は注意が必要です。
自分で解決しようとするのは危険です！

● **慢性的に起こるめまい・耳鳴り**

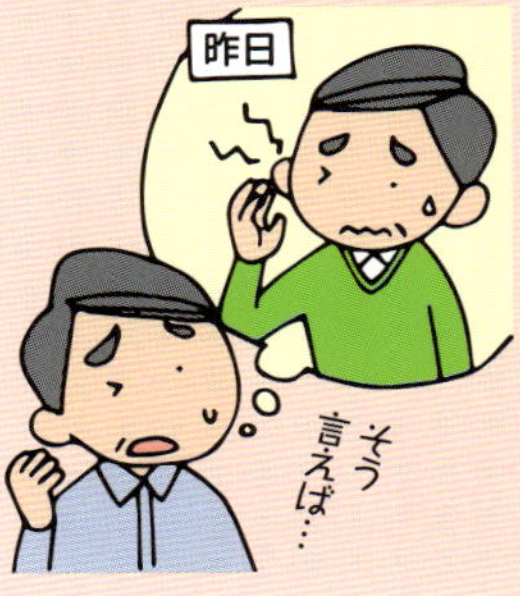
昨日
そう言えば…

● **激しいめまい・耳鳴り**

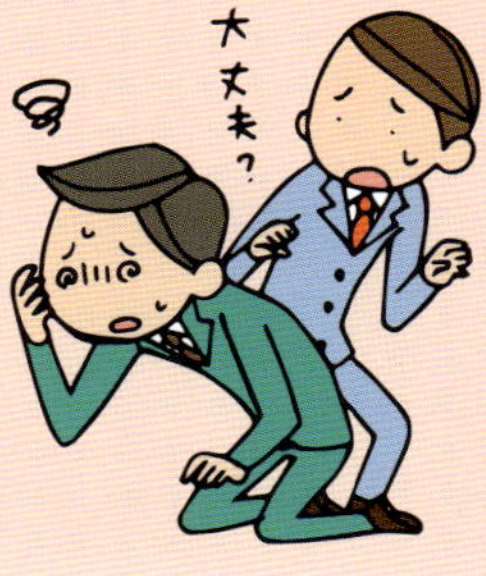
大丈夫？

● **重篤な病気によるめまい・耳鳴り**

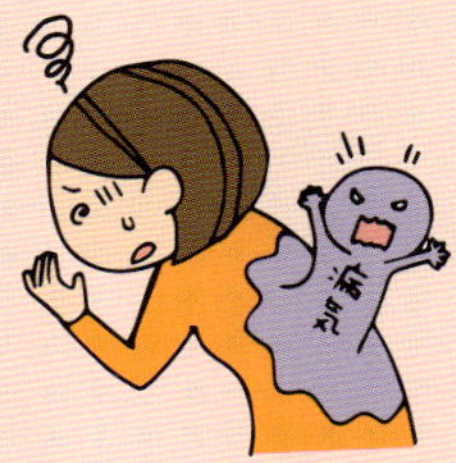

チャートで確認！
あなたの〝めまい・耳鳴り〟で疑われる病気

START

どんなめまいですか？

めまいとともに
- 激しい頭痛
- 手足のしびれ
- 歩行障害
- 言語障害
- ものが二重に見える
- 口がしびれる

→ YES：
- 脳梗塞
- 脳出血
- 脳腫瘍

が原因の可能性があります。

➡ 脳神経外科
➡ 神経内科

→ NO：

そのめまいは
- グルグルする（回転性）

→ NO

→ YES：

めまいを繰り返す

→ NO：
- 前庭神経炎

の可能性があります。

➡ 耳鼻咽喉科

→ YES：

耳に症状がある

→ NO

→ YES：
- メニエール病
- 聴神経腫瘍

の可能性があります。

➡ 耳鼻咽喉科

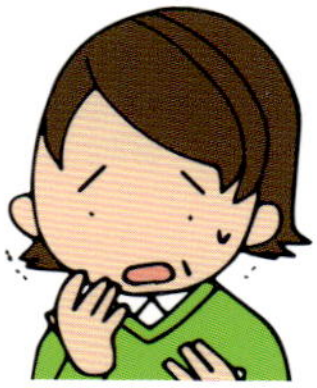

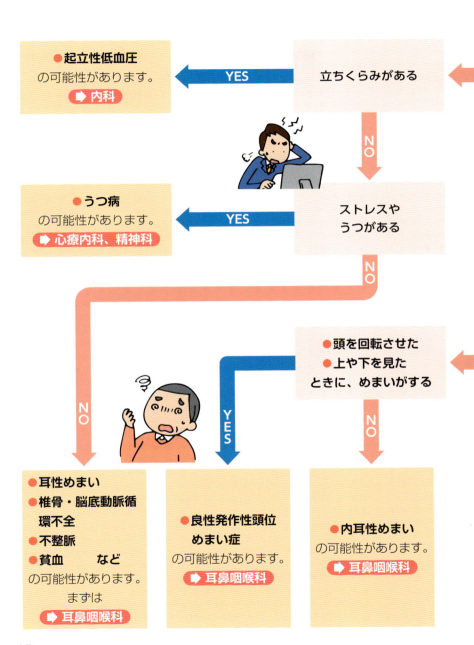

立ちくらみがある

→ YES

●起立性低血圧
の可能性があります。
➡ 内科

↓ NO

ストレスや
うつがある

→ YES

●うつ病
の可能性があります。
➡ 心療内科、精神科

↓ NO

●耳性めまい
●椎骨・脳底動脈循環不全
●不整脈
●貧血　　など
の可能性があります。
まずは
➡ 耳鼻咽喉科

●頭を回転させた
●上や下を見た
ときに、めまいがする

↓ YES

●良性発作性頭位めまい症
の可能性があります。
➡ 耳鼻咽喉科

↓ NO

●内耳性めまい
の可能性があります。
➡ 耳鼻咽喉科

START

どんな耳鳴りですか？

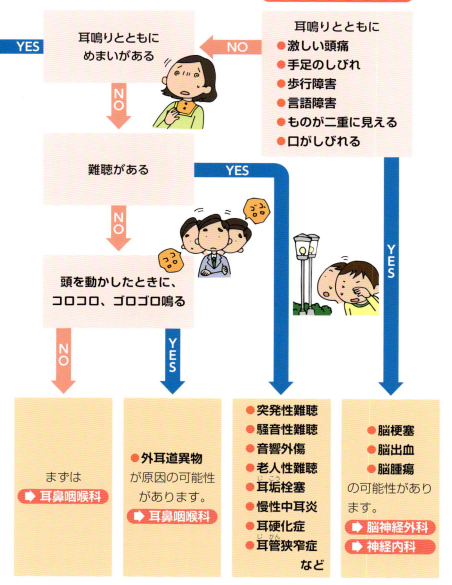

耳鳴りとともに
- 激しい頭痛
- 手足のしびれ
- 歩行障害
- 言語障害
- ものが二重に見える
- 口がしびれる

→ YES：
- 脳梗塞
- 脳出血
- 脳腫瘍

の可能性があります。

➡ 脳神経外科
➡ 神経内科

→ NO：

耳鳴りとともにめまいがある

→ YES

→ NO：

難聴がある

→ YES：
- 突発性難聴
- 騒音性難聴
- 音響外傷
- 老人性難聴
- 耳垢《じこう》栓塞
- 慢性中耳炎
- 耳硬化症
- 耳管《じかん》狭窄症

など

→ NO：

頭を動かしたときに、コロコロ、ゴロゴロ鳴る

→ NO：

まずは
➡ 耳鼻咽喉科

→ YES：
- 外耳道異物

が原因の可能性があります。
➡ 耳鼻咽喉科

難聴をともなう
耳鳴りが突然起きた

NO → その耳鳴りは、
強くなったり弱くなったり
を繰り返す

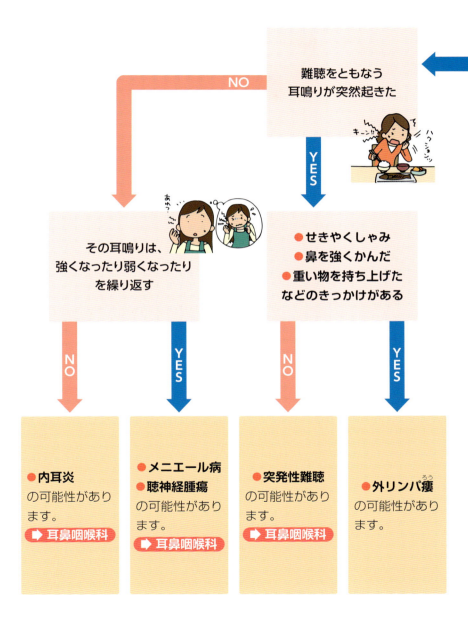

- NO → ●内耳炎
の可能性があります。
➡ 耳鼻咽喉科
- YES → ●メニエール病
●聴神経腫瘍
の可能性があります。
➡ 耳鼻咽喉科

YES → ●せきやくしゃみ
●鼻を強くかんだ
●重い物を持ち上げた
などのきっかけがある

- NO → ●突発性難聴
の可能性があります。
➡ 耳鼻咽喉科
- YES → ●外リンパ瘻《ろう》
の可能性があります。

めまい・耳鳴りの原因を見てみよう

耳の病気で起こす、めまい・耳鳴り

めまいや耳鳴りに襲われたときに、もっとも不安に思うのは、「何か重篤な病気のサインでは?」ということではないでしょうか。

しかし、めまいや耳鳴りの原因は、耳にあることが多いのです。

耳の構造は、外側から「外耳《がいじ》」「中耳《ちゅうじ》」「内耳《ないじ》」に分かれます。一番奥にある内耳には、〝音を聴く〟ために空気の振動を感じる「蝸牛《かぎゅう》」があります。蝸牛で感じた音の信号は、外耳から脳につながる「聴覚路」を通って脳に伝えられます。

また、内耳には、重力に対する頭の位置や頭の運動(加速度)を感じる「耳石器《じせきき》」「三半規管《さんはんきかん》」があり、平衡感覚に関与しています。

つまり、内耳は「音を聞く」ことと、「からだの平衡感覚を保つ」2つの役割を果たしているのです。

ところが、内耳に何らかの障害が起きると、からだの平衡感覚を保つことができなくなり、周囲がグルグル回っているように感じます。これが「末梢性《まっしょうせい》めまい」と呼ばれるめまいです。

聴覚路に何らかの問題が起きたとき、耳の外部で音が鳴っていないにもかかわらず、不快な音が聞こえるように感じるのが「耳鳴り」です。また、聴覚路に何らかの異常があると、耳が詰まったように感じる「耳閉塞感《じへいそくかん》」や、耳の聞こえが悪くなる「難聴」が起きることもあります。

このように、めまいの原因となる器官と、耳鳴りの原因となる器官はとても近い場所にあるため、めまいと耳鳴りが一緒に生じることは、珍しくありません。

「前庭平衡系」と「聴覚系」の役割とその障害

めまい・耳鳴りの原因の多くは耳に

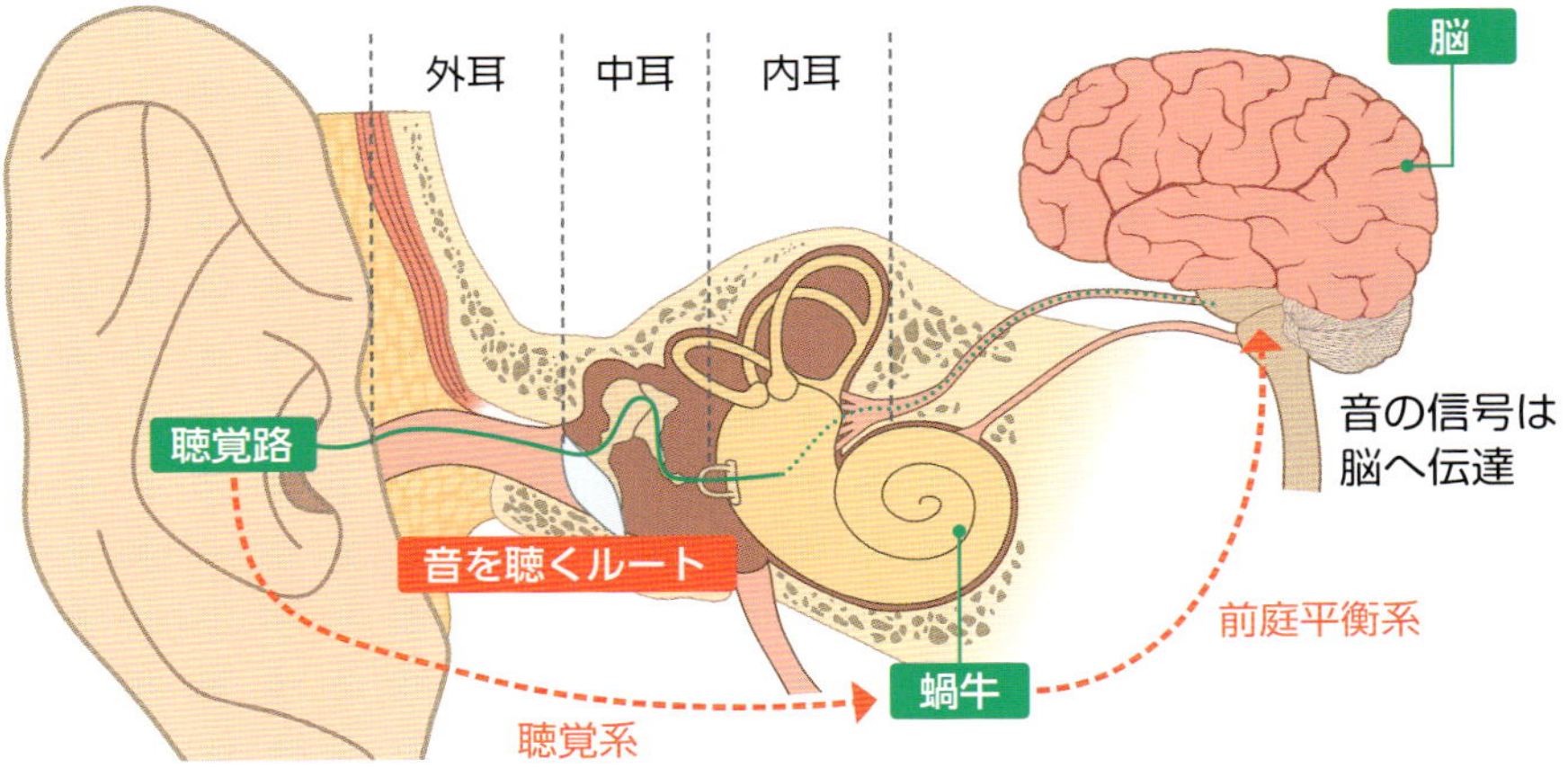

前庭平衡系に障害が起こるとめまいが！
聴覚系に障害が起こると耳鳴りが！
とても近い場所なので同時に起こりがちです。

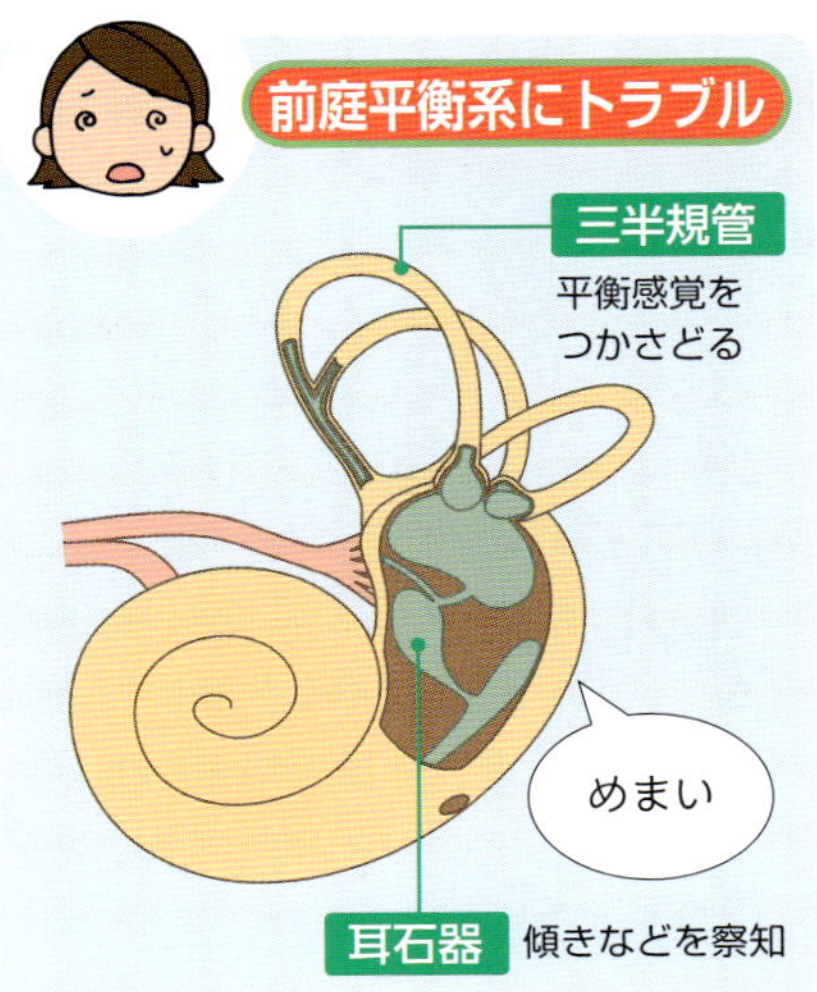

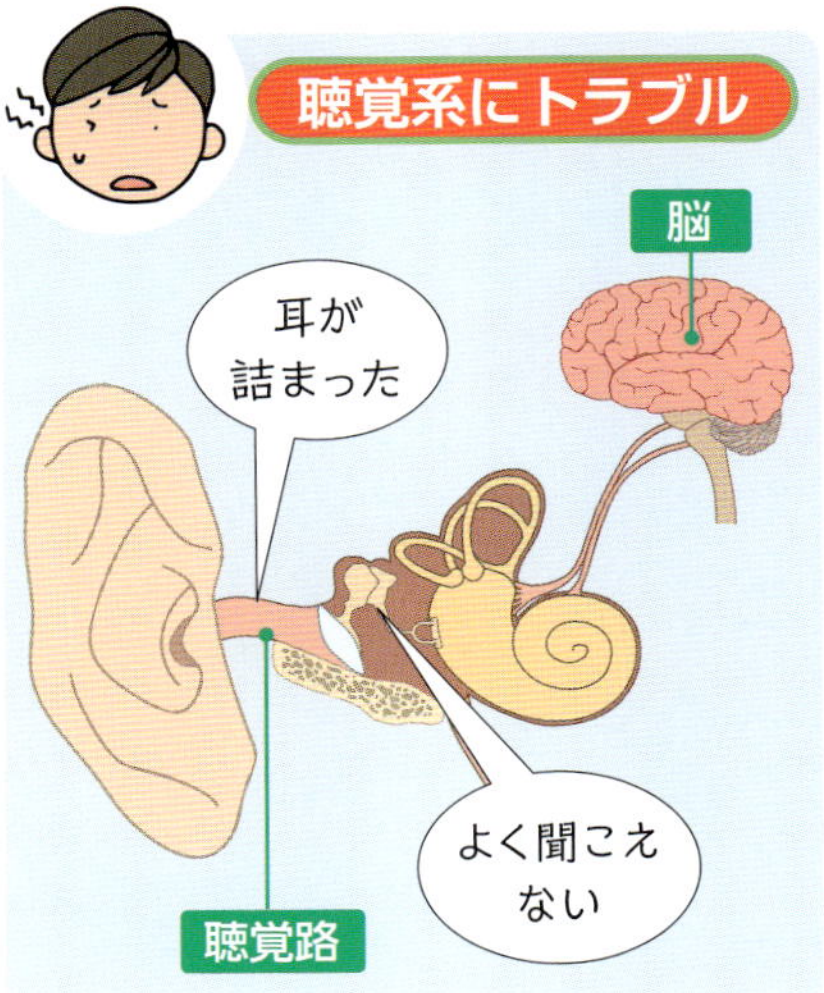

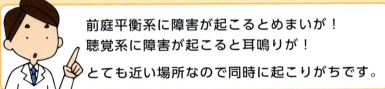

脳の病気で起こす、めまい・耳鳴り

めまい・耳鳴りには、脳の病気を原因とするものもあります。

内耳が平衡感覚をつかさどっていると説明しましたが、内耳で感知した情報は脳に伝えられます。他に目からの視覚情報や、手足など全身の筋肉や関節からの情報が脳で統合・処理されます。脳のなかでも、「脳幹」と「小脳」は、特に重要な役割を果たしています。

ところが、脳のなかで何らかの障害が起きると、この情報処理がうまく行われず、めまいが起きるのです。脳の障害が原因で起きるめまいは、「中枢性《ちゅうすうせい》めまい」と呼ばれています。

中枢性めまいは、脳腫瘍、なかでも第八脳神経*に腫瘍ができる「聴神経腫瘍」が原因となります。また、脳の血管が詰まって、血流が止まり脳の組織が壊死《えし》する「脳梗塞」、血管が破裂して脳内に出血する「脳出血」、脳幹や小脳への血液の流れが悪くなる「椎骨《ついこつ》・脳底動脈循環不全」などの脳血管障害も原因となります。

中枢性めまいでは、それほど多くは起きません。しかし、原因である脳の障害は、ときに命にかかわることもある深刻な病気なので、中枢性めまいでは一刻もはやく病院へ行く必要があります。

脳血管障害は、めまいの症状以外に難聴や耳鳴り、激しい頭痛や嘔吐のほか、ものが二重に見える、手足がしびれたり動かなくなる、舌がもつれる、意識が薄れる、などさまざまな症状をともなうことが多いのが特徴です。こうした症状があるときは、すみやかに病院を受診しましょう。

また、脳血管障害のリスクとなる、高血圧症、糖尿病、脂質異常症、動脈硬化、腎臓病などの生活習慣病のある人は、特に注意が必要です。

次項では、全身の病気から起きるめまい・耳鳴りについて取り上げます。

用語解説　第八脳神経　全部で 12 対ある脳神経のうち、内耳に分布しているもの。蝸牛神経と前庭神経からなり、聴覚と平衡感覚をつかさどる。聴神経とも呼ばれる。

脳の障害が原因の「中枢性めまい」

脳に障害が起き、そこからめまい・耳鳴りが！

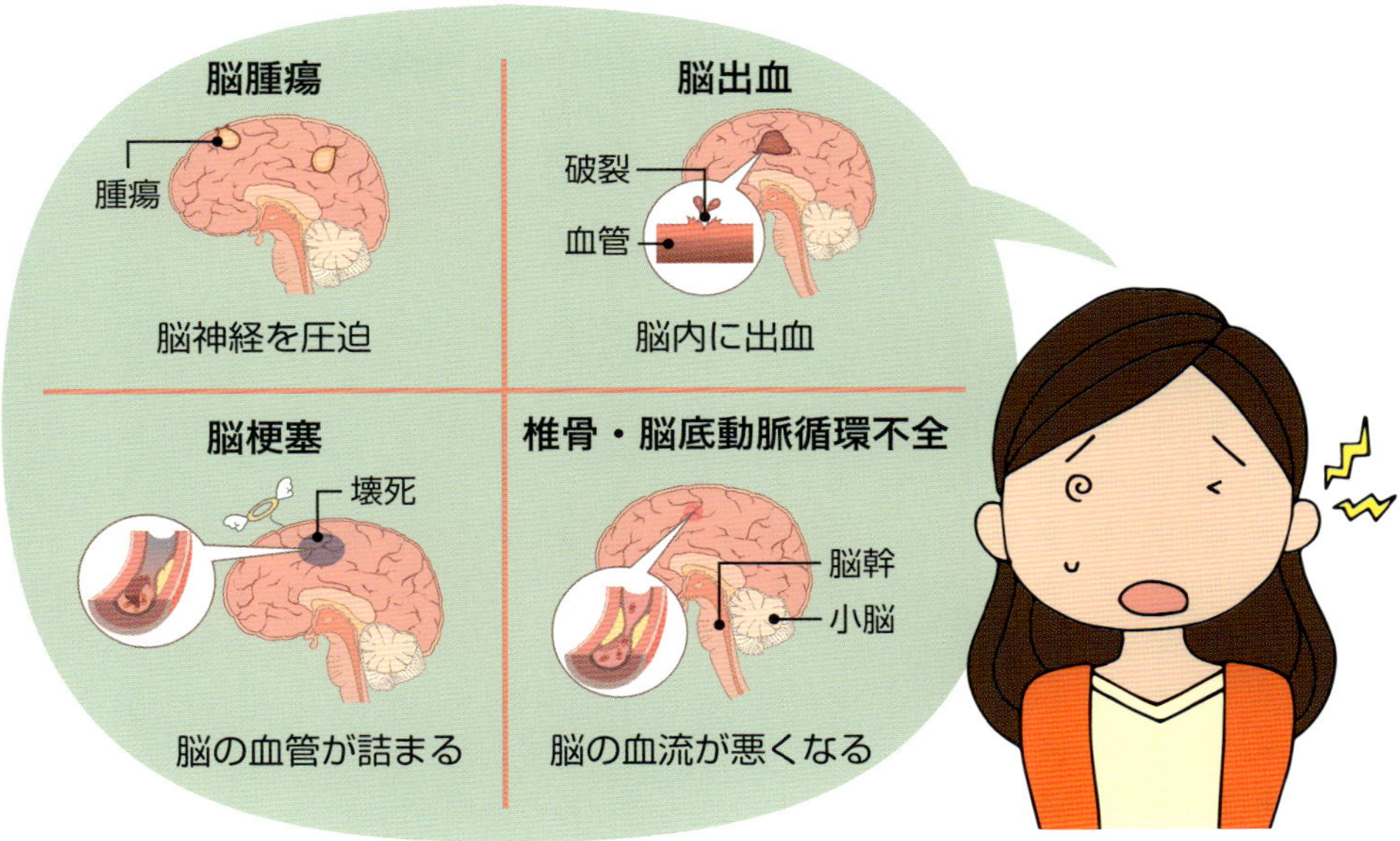

めまい・耳鳴り以外に次のような症状があったら、一刻も早く病院へ！

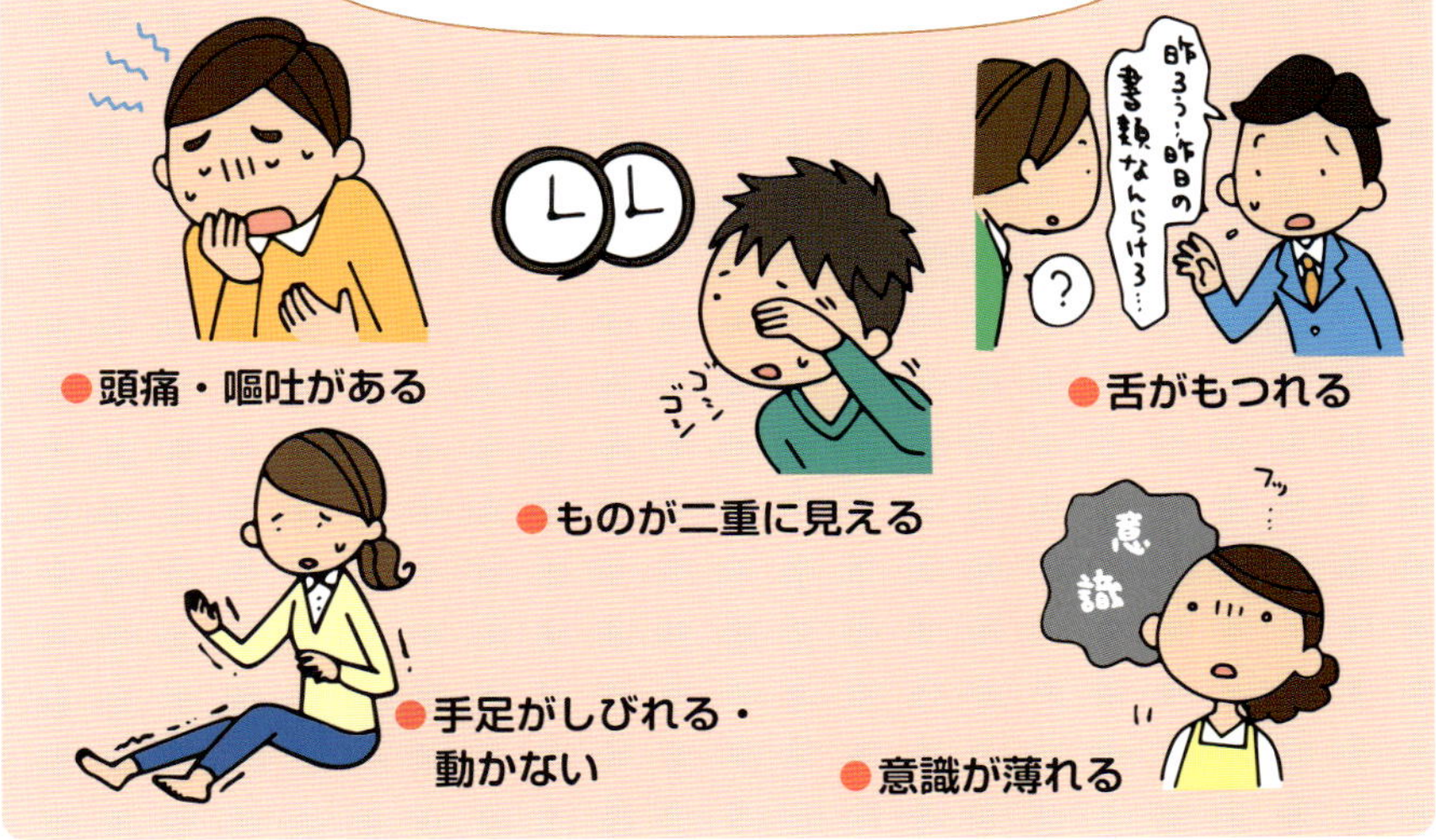
頭痛・嘔吐がある
ゴンゴン
ものが二重に見える
昨ろう…昨日の
書類なんらけろ…
?
舌がもつれる
手足がしびれる・動かない
フッ…
意識
意識が薄れる

全身の病気で起こす、めまい・耳鳴り

全身のさまざまな病気から、めまい・耳鳴りが起きることもあります。

高血圧の人の場合は、まず、内耳の蝸牛の近くを通る血管を流れる血液の音が、耳鳴りとして聞こえてしまうことがあります。これを「拍動性耳鳴り」といいます。

また、血圧の変動でめまいが起きることもありますし、治療に使う降圧薬が効きすぎた場合には血圧が急激に低下して、「椎骨・脳底動脈循環不全」*を招き、めまいを起こすこともあります。

逆に低血圧の人の場合も、血圧が低下することで脳へ血液が十分に循環せず、めまい、立ちくらみなどを起こすことがあります。

さらに、不整脈がある人も、心臓から十分な血液が送り出されず脳での血流が不足し、めまいや立ちくらみを起こすことがあります。

また、糖尿病や高血圧、脂質異常症などの人も注意が必要です。

これらの人は、動脈硬化を起こしやすい状態にあります。動脈硬化に陥ると、血管壁が厚みを増して弾力を失い、血液の流れは悪くなり、やがて血管が詰まってしまいます。そこから椎骨・脳底動脈循環不全や脳梗塞、脳出血といった脳血管障害によるめまいや耳鳴りを引き起こします。

そのほか、貧血が原因となることもあります。貧血は、血液中のヘモグロビンが不足した状態で、全身が酸欠状態になり、めまい・耳鳴りが起きます。

また、甲状腺機能低下症などでも、めまい・耳鳴りが引き起こされることがあります。甲状腺機能低下症は甲状腺ホルモンが不足することでさまざまな不調を起こす病気ですが、症状としてめまいが比較的多くあらわれます。ここまで、からだに何らかの異常がある場合を紹介しましたが、異常がないケースもあります。次項で取り上げましょう。

用語解説　**椎骨・脳底動脈**　鎖骨下動脈から枝分かれした左右の椎骨動脈が、頭蓋骨のなかで合流して脳底動脈となり、枝分かれするまで。小脳、脳幹に血液を供給する。

全身の病気から起こるめまい・耳鳴り

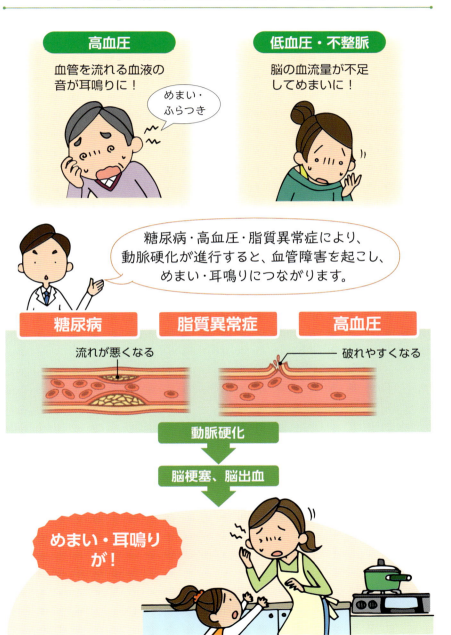

高血圧

血管を流れる血液の
音が耳鳴りに！

低血圧・不整脈

脳の血流量が不足
してめまいに！

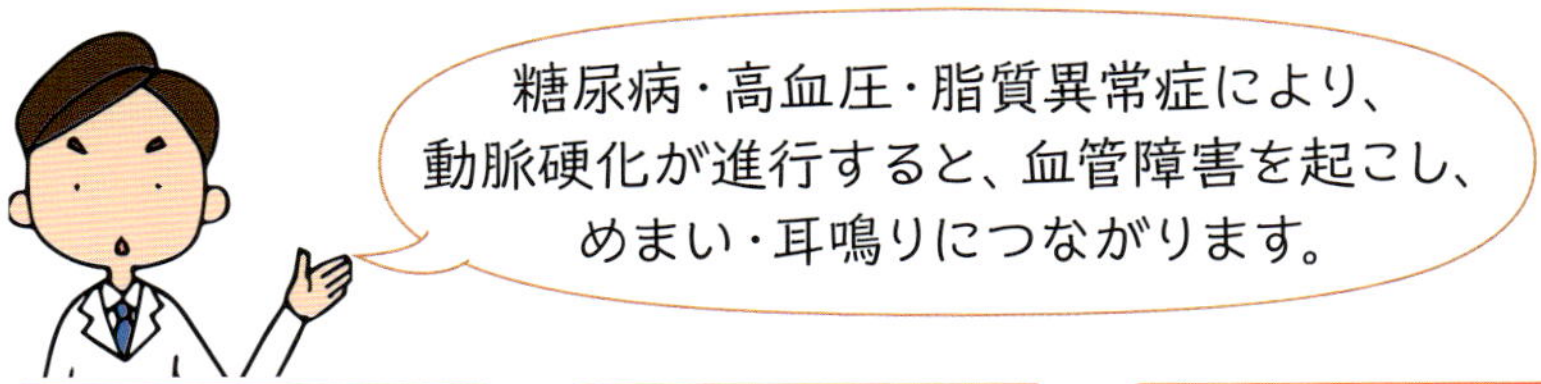

糖尿病　**脂質異常症**　**高血圧**

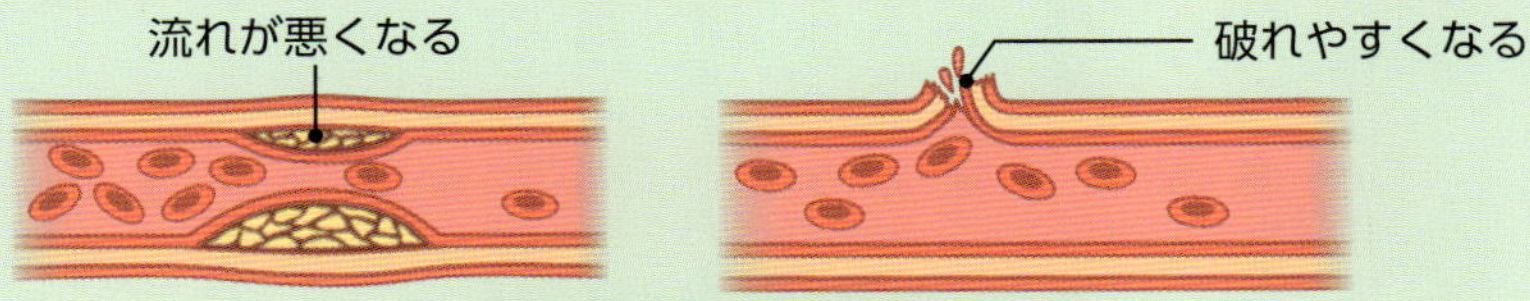

動脈硬化

↓

脳梗塞、脳出血

↓

ストレスや精神的障害なども原因に

めまい・耳鳴りには、心が原因で起こるものもあります。「心因性めまい」と呼ばれます。

心因性めまいには、実際に何らかのめまい疾患があり、それをより強く感じてしまうものと、めまい疾患がないのに、ストレスなどでめまいを感じる場合があります。

前者では、血圧が変動したときや首をひねったときに起こるめまいが、強く感じられるものも含まれます。

心因性めまいでは、検査をしても耳や脳などに異常が見つからないか、異常は見つかっても、その異常から予測される以上に強くめまい症状が出ます。

めまい疾患やめまいの原因となるものがないのに感じる心因性めまいでは、回転感、動揺感、眼前暗黒感など、感じ方は人によりさまざまです。また、めまい発作は瞬間的なのですが、慢性的に感じることが多いです。

耳鳴りや耳のつまった感じ、肩こり、不眠、気分がすぐれない、脱力感など自律神経症状をともなうことも多く、何かきっかけがあることも多いようです。

いずれにせよ、実際にめまい疾患がないかどうかきちんと調べたうえで、診断されます。

心因的なめまい・耳鳴りのやっかいな点は、めまい・耳鳴りの症状を改善しようとしても、めまい・耳鳴りそのものが新たな精神的ストレスとなり、さらに症状を悪化させてしまう悪循環が起きがちなことです。めまい・耳鳴りの改善のためには、ストレスや緊張のもととなっている生活習慣を改善したり、ストレスを解消していくことが大切になります。

めまいにさまざまな原因があるのがわかりましたが、一口にめまいといってもタイプがあります。次項からは、どんなタイプのめまいがあるのかを紹介しましょう。

ストレスや精神的障害から起きるめまい・耳鳴り

ストレスや緊張からもめまい・耳鳴りを起こすことがある

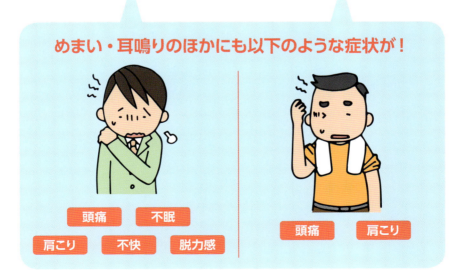

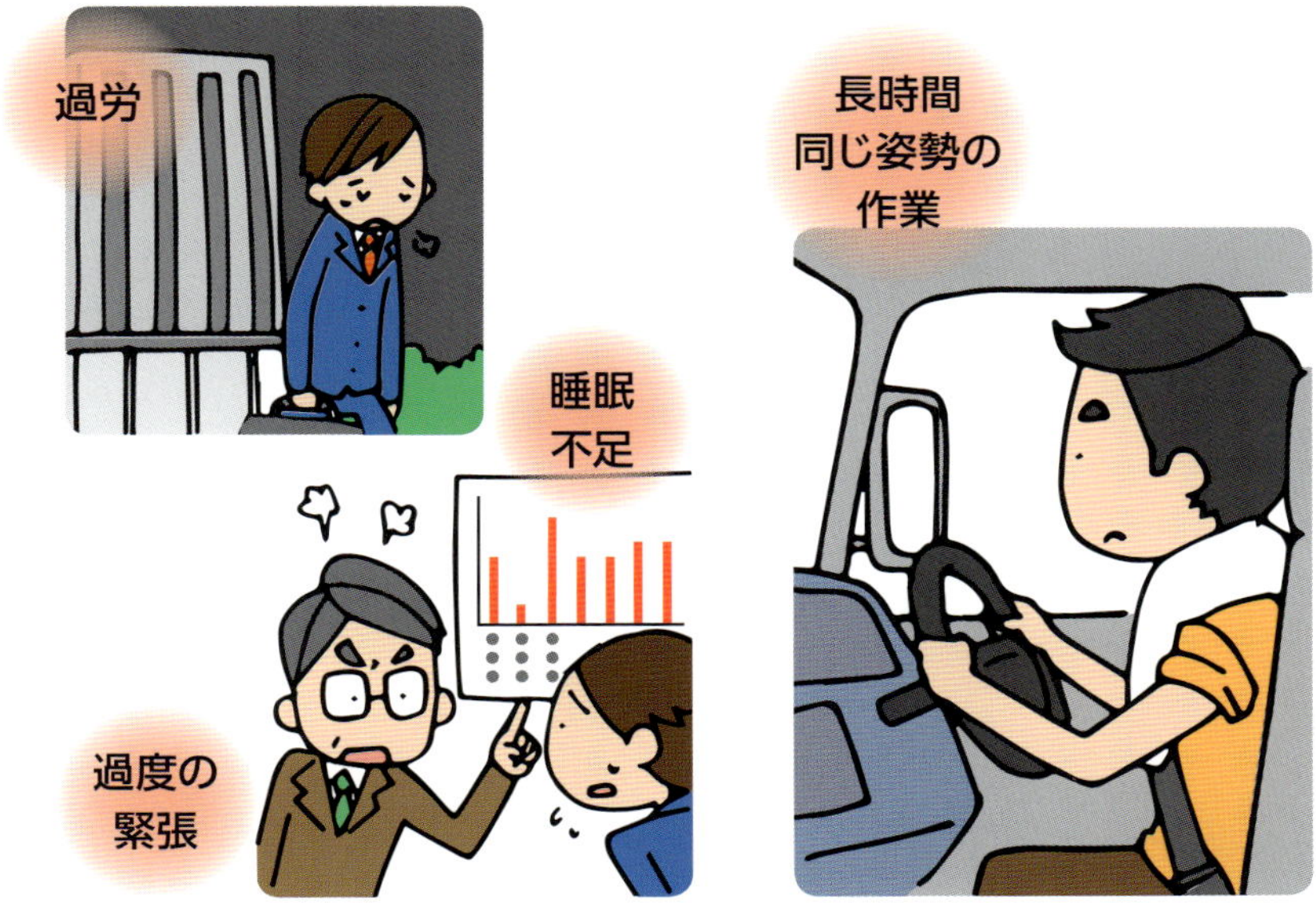

めまい・耳鳴りのほかにも以下のような症状が！

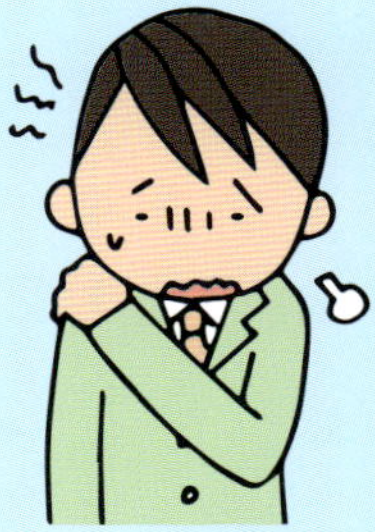

頭痛　不眠
肩こり　不快　脱力感

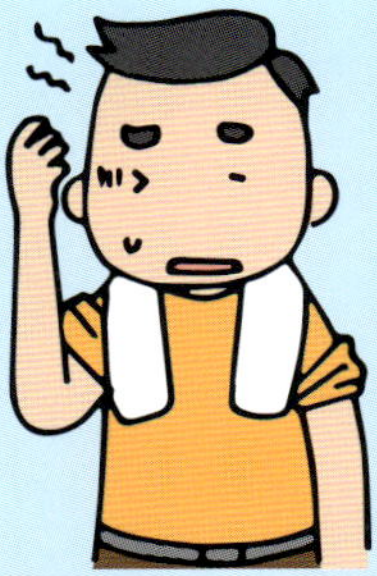

頭痛　肩こり

めまいのタイプをチェックしよう

どんなときにめまいが起きたか

めまいという一言であらわされる症状ですが、さまざまな原因で引き起こされます。

めまいの原因を知るためには、自分のめまいがどんなめまいなのかを少し詳しくチェックする必要があります。

まず、めまいがいつ、どこで、何をしているときに起きるかを考えてみましょう。

たとえば、寝返りをうったときや、髪を洗うとき、高いところのものに手を伸ばしたときなどに、めまいが起きることがあります。これは、「良性発作性頭位めまい症」といい、ある特定の頭位*をとったときに起きるめまいです。

頭を回転させる、上を向く、下を向く、などの頭位でめまいが引き起こされるもので、この頭の位置を「めまい頭位」といいます。

良性発作性頭位めまい症は、激しいめまいが数10秒～1、2分も続き、めまい頭位をとると、繰り返しめまいが起きてしまうのですが、治療は比較的簡単で、めまい頭位に慣れることで症状は軽くなり、やがてめまいが起きなくなります。

また、急に立ち上がったときに起きるめまいは「起立性低血圧」が疑われます。

これは、脳への血流が一時的に不足したことにより起きるものです。

学童期～思春期の子どもでは、一定時間立っているときに脳への血流が不足してさまざまな不調を起こし日常生活に支障をきたすことがあります。「起立性調節障害」といいますが、これによりめまいを起こすこともあります。

次項では、めまいのチェックの仕方を説明します。

用語解説

頭位　頭の位置のこと。良性発作性頭位めまい症では、頭を特定の位置に動かすとめまいが起きる。

めまいはどんなときに起きる？

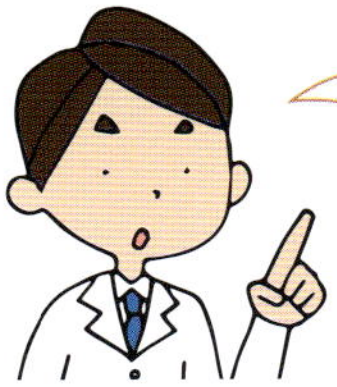

めまいの多くは突然起こりますが、
特定の状況で起きるものもあります。
いつ、どこで、何をしているときに
現れたのかをチェックしましょう。

頭を回転させる
上を向く
下を向く

めまい頭位

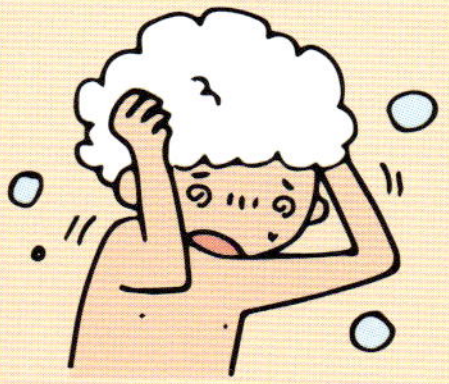

起きあがったときや洗髪で下を向いたり、高いところに手を伸ばしたりしたときに起きる

→ **良性発作性頭位めまい症**

急に立つ

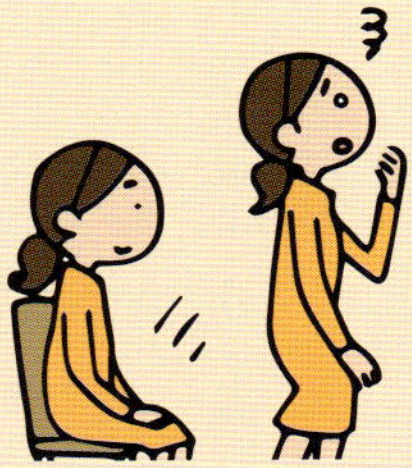

脳への血流が不足してめまいが起きる

→ **起立性低血圧**

一定時間立っている

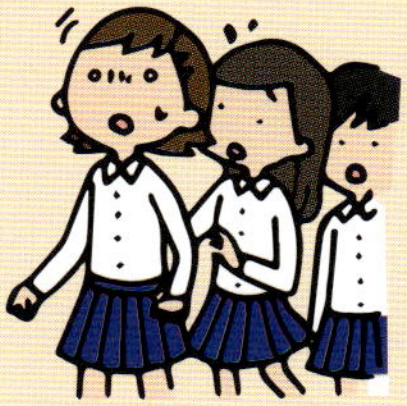

児童期～思春期の子どもに起きる。成長とともによくなるのであまり心配ない

→ **起立性調節障害**

そのめまいは、グルグル？フワフワ？グラグラ？

次に、めまいがどんなものかチェックしてみましょう。めまいの感じ方は千差万別であり、人によって、また起きたときによっても変わります。

しかし、感じ方はだいたい「グルグル」「フワフワ」「グラグラ」の3つに分かれます。

1つ目は、自分は動いていないのに、周囲がグルグル回っているように感じる「回転性めまい」です。回転性めまいは、内耳の異常が原因の末梢性めまい（18頁参照）であることが多いです。

2つ目は、フワフワと足元が浮いているような不安な感覚のある「浮動性めまい」です。浮動性めまいは、自分のからだが浮いているように感じたり、足元がおぼつかなくなったり、まっすぐ歩けなかったりします。

そして3つ目が、自分のからだが揺れているように感じたり、周囲がグラグラしているように感じる「動揺性めまい」です。

浮動性めまいと動揺性めまいをまとめて「非回転性めまい」と呼び、「回転性めまい」と大きく2つに分類することもあります。

非回転性めまいは、浮動性めまいと動揺性めまい以外のものもあり、立ち上がったときなどに目の前が暗くなる「立ちくらみ」や、平衡感覚が失われて歩いているときにつまずいたり、転びやすくなる「平衡失調」、目の前が一瞬暗くなる「眼前暗黒感」なども含まれます。

症状の出方として、回転性めまいは激しいめまいのことが多く、非回転性のめまいは比較的軽いのですが、症状の強さ、弱さは病気の危険度とは別なのです。症状が軽いからといって、大丈夫と考えないようにしましょう。

次項では、とくに危険なめまいの特徴を取り上げましょう。

めまいの感じ方をチェック！

回転性めまい

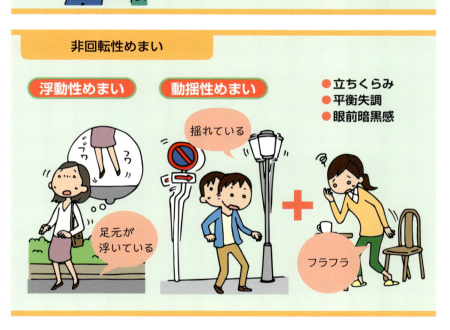

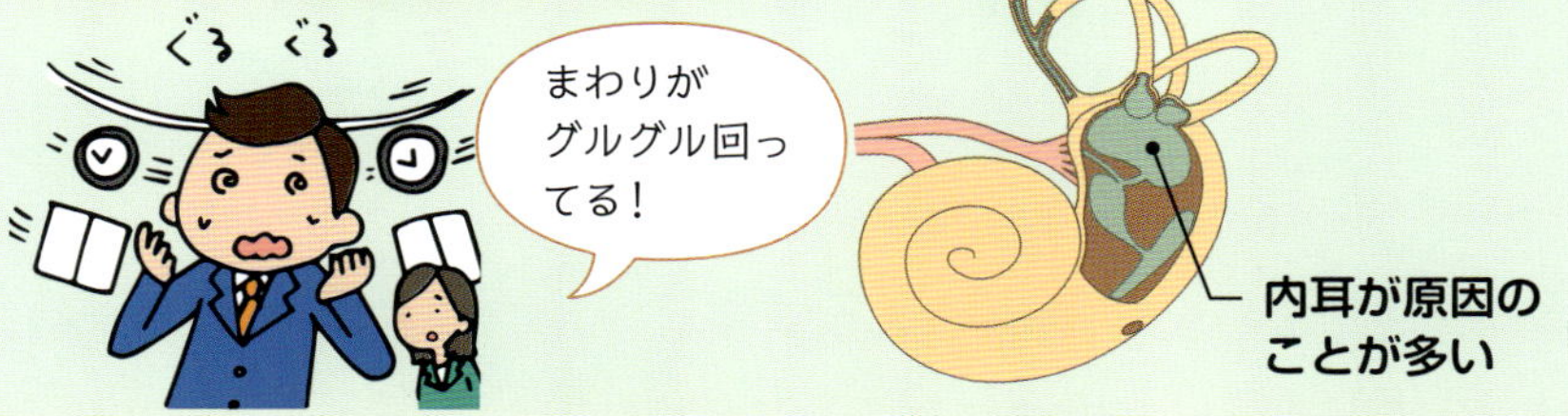
ぐる ぐる
まわりが
グルグル回っ
てる！
内耳が原因の
ことが多い

非回転性めまい

浮動性めまい　**動揺性めまい**

- 立ちくらみ
- 平衡失調
- 眼前暗黒感

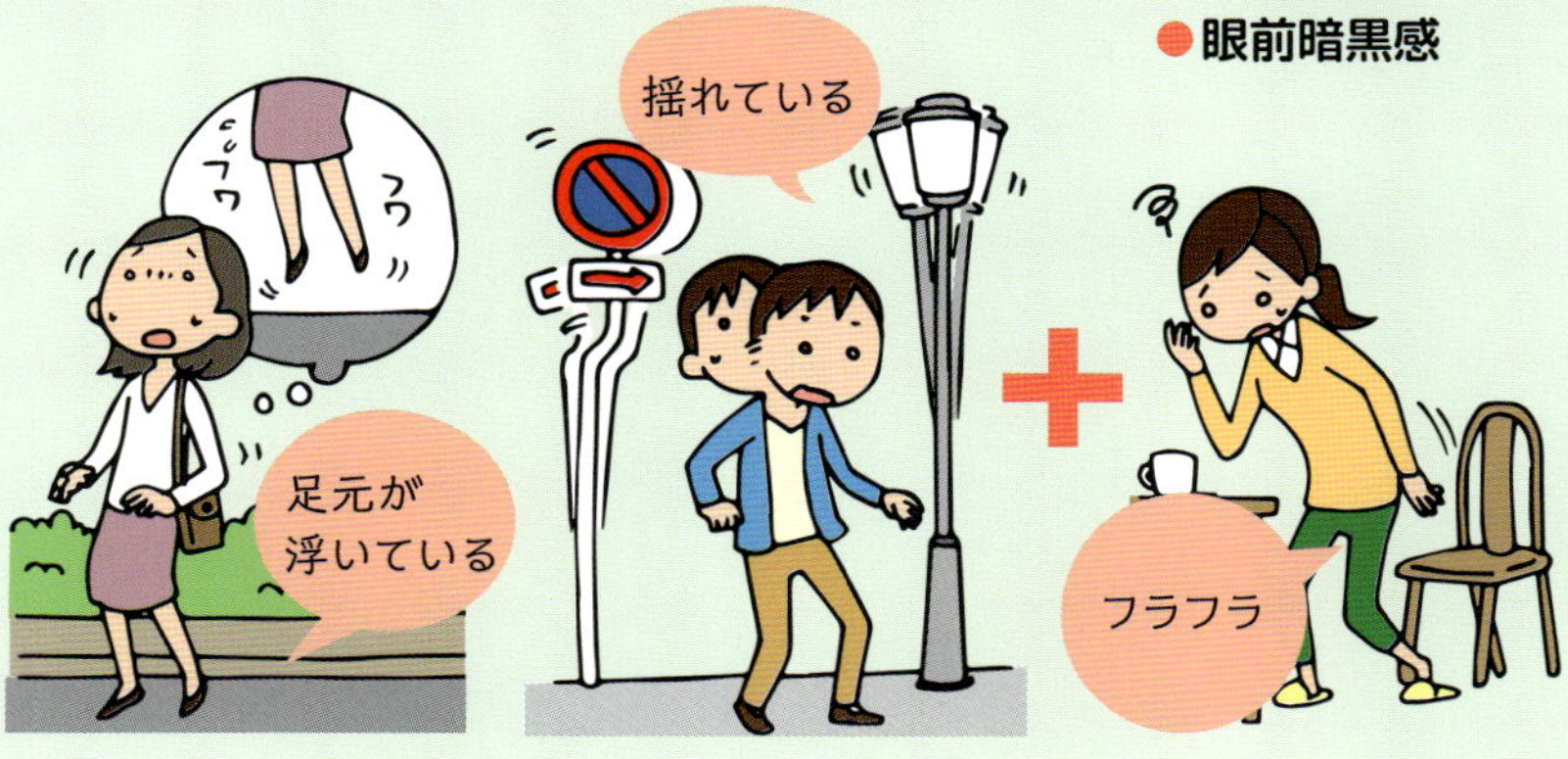
フワフワ
フワ
足元が
浮いている
揺れている
フラフラ

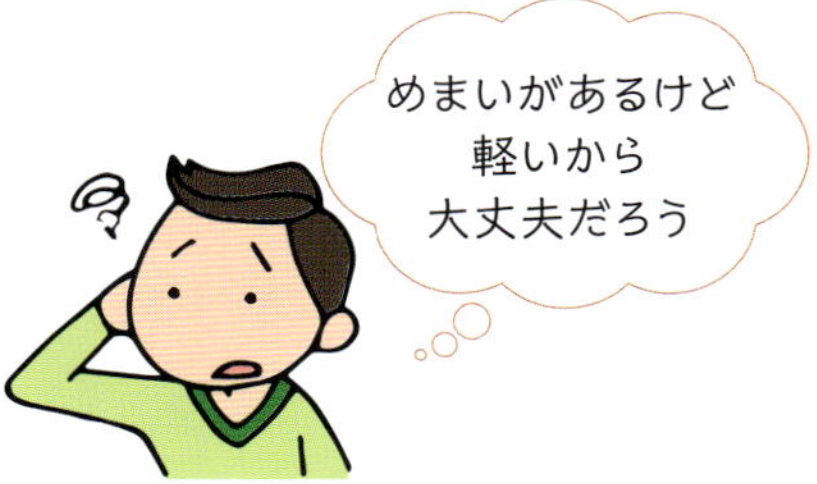
めまいがあるけど
軽いから
大丈夫だろう

という考えはNG

症状の強弱は病気の危険度と
イコールではありません！

回転性めまいは激しい！
非回転性めまいは比較的軽い！

手足のしびれや歩行障害、意識の乱れ

めまいの多くが、内耳の異常を原因とするものです。しかし、なかには命に関わる深刻な病気の症状の一つとして、めまいが生じているケースもあります。脳に何らかの障害があることで引き起こされる中枢性めまい（20頁参照）の場合は、一刻もはやく病院を受診する必要があります。

中枢性めまいは、「手足のしびれ」、まっすぐ立って歩けなくなる「歩行障害」、意識が薄れたり、意識を失ったりする「意識障害」など、めまいにほかの症状を併発することが多いのが特徴です。

脳は、さまざまな神経が集中しており、全身の筋肉や臓器などをコントロールしている、いわば司令塔です。脳で、脳梗塞や脳出血、脳腫瘍、血流が不十分になる椎骨・脳底動脈循環不全などが原因で、脳幹や小脳が障害されることで起きるのが、中枢性めまいですが、障害がほかの神経などにも影響することで、これらの神経症状も起きてしまうのです。ほかに、「口のまわりがしびれる」「目がかすむ」「ものが二重に見える」といった症状が現れることもあります。

脳梗塞や脳出血などの脳の病気は、治療が遅れれば命に関わることや、重い後遺症が残ってしまうことが珍しくありません。

これらの神経症状をともなっためまいが起きた場合は、すみやかに脳神経外科か神経内科を受診して、適切な治療を受ける必要があります。

注意したいのは、神経症状をともなうめまいが一時的なものであったときです。症状が消えることで安心してしまいがちですが、これは「一過性脳虚血発作」（TIA*）という、脳内で一時的な血流障害が起きたものの可能性があり、脳梗塞や脳出血の前触れであることが多いので、念のため、病院を受診しましょう。

用語解説　TIA　一過性脳虚血発作（transient ischemic attack）。一時的に脳の血液循環が悪くなることで、片側の手足や顔のまひやしびれ、失語などが現れる。

深刻な病気の可能性があるめまい

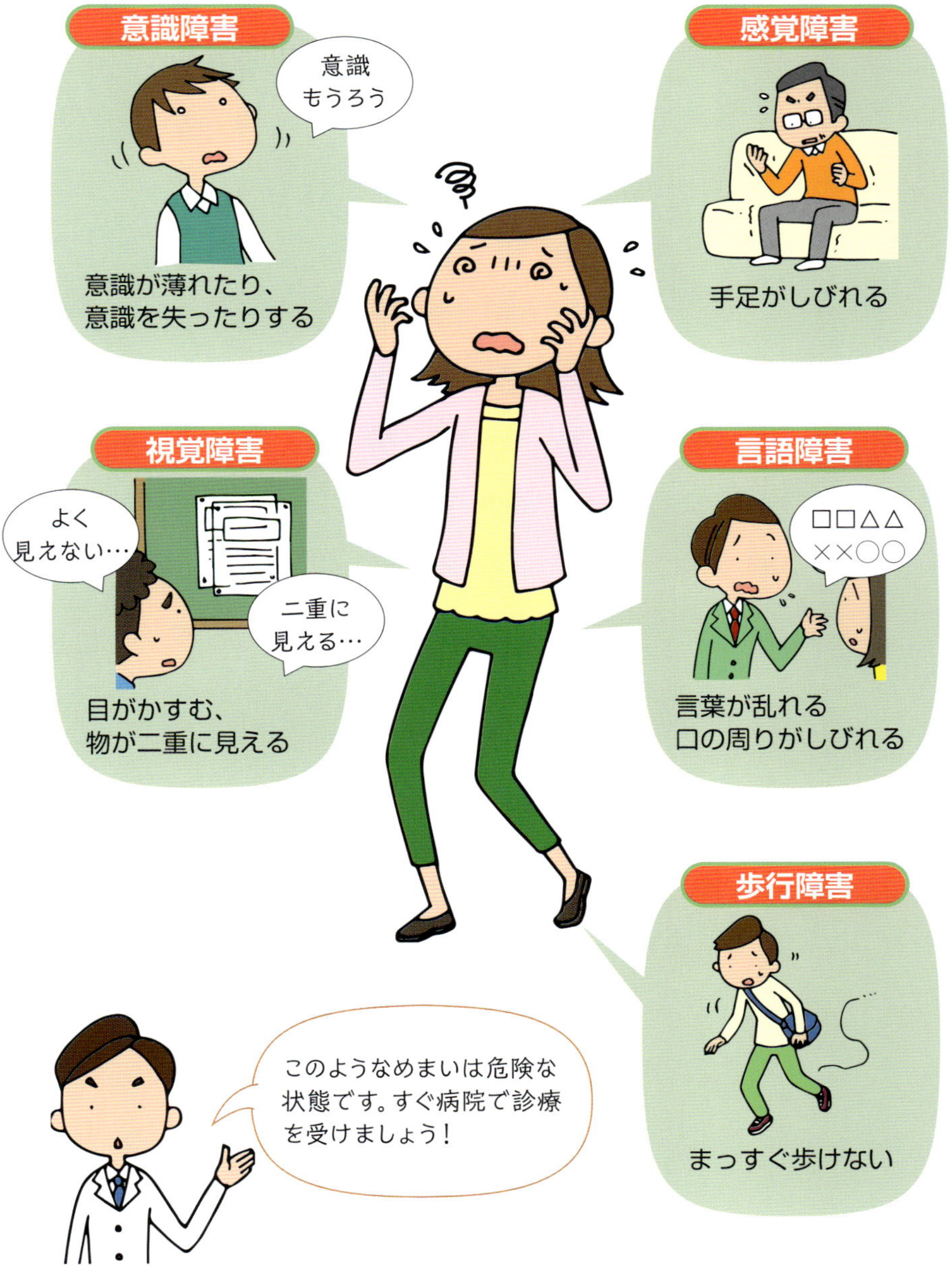
意識障害
意識
もうろう
意識が薄れたり、
意識を失ったりする
感覚障害
手足がしびれる
視覚障害
よく
見えない…
二重に
見える…
目がかすむ、
物が二重に見える
言語障害
□□△△
××○○
言葉が乱れる
口の周りがしびれる
歩行障害
まっすぐ歩けない
このようなめまいは危険な
状態です。すぐ病院で診療
を受けましょう！

吐き気や嘔吐はあるか

めまいとともに、吐き気や嘔吐などの症状が起きることがあります。自律神経系の障害により起きる「自律神経症状」です。

自律神経系は、交感神経と副交感神経からなり、バランスをとって働くことで、呼吸や循環のほかからだのさまざまな器官をコントロールしています。自律神経系は、ほとんどが自分の意思とは関係なく、自動的に働いています。

めまいは、平衡感覚をつかさどる蝸牛にある蝸牛神経や三半規管などにある前庭神経系*の乱れにより生じます。そして、前庭神経系と自律神経系には、深い結びつきがあるのです。

前庭神経系に何らかの障害があり、めまいが引き起こされると、その影響で自律神経系も乱され、吐き気や嘔吐のような自律神経症状が起きるのです。これを「前庭自律神経反射」といいます。

前庭自律神経反射で起きる自律神経症状は、冷や汗をかいたり、顔面が蒼白になることもあります。

めまい症状のある代表的な病気である「メニエール病（60頁参照）」や、前庭神経にウイルス感染などで炎症の起きる「前庭神経炎（68頁参照）」では、ほとんどのケースで吐き気や嘔吐の症状も出ます。

また、「突発性難聴（108頁参照）」や「内耳炎」「脳血管障害」「小脳腫瘍」のめまいでも、多くのケースで吐き気や嘔吐をともないます。

頭の位置を変えたときに、回転性めまいの起きる「良性発作性頭位めまい症」では、吐き気はありますが、軽いことも多いです。

前庭神経の周囲の組織に腫瘍ができて、めまいやふらつきの出る「聴神経腫瘍（74頁参照）」では、嘔吐や吐き気などの自律神経症状が起きることは、あまりありません。

次項では、めまいが起きる時間について、詳しく説明しましょう。

用語解説　前庭神経　前庭から脳幹に至り、平衡感覚をつかさどる。

めまいに吐き気や嘔吐がともなうのは……

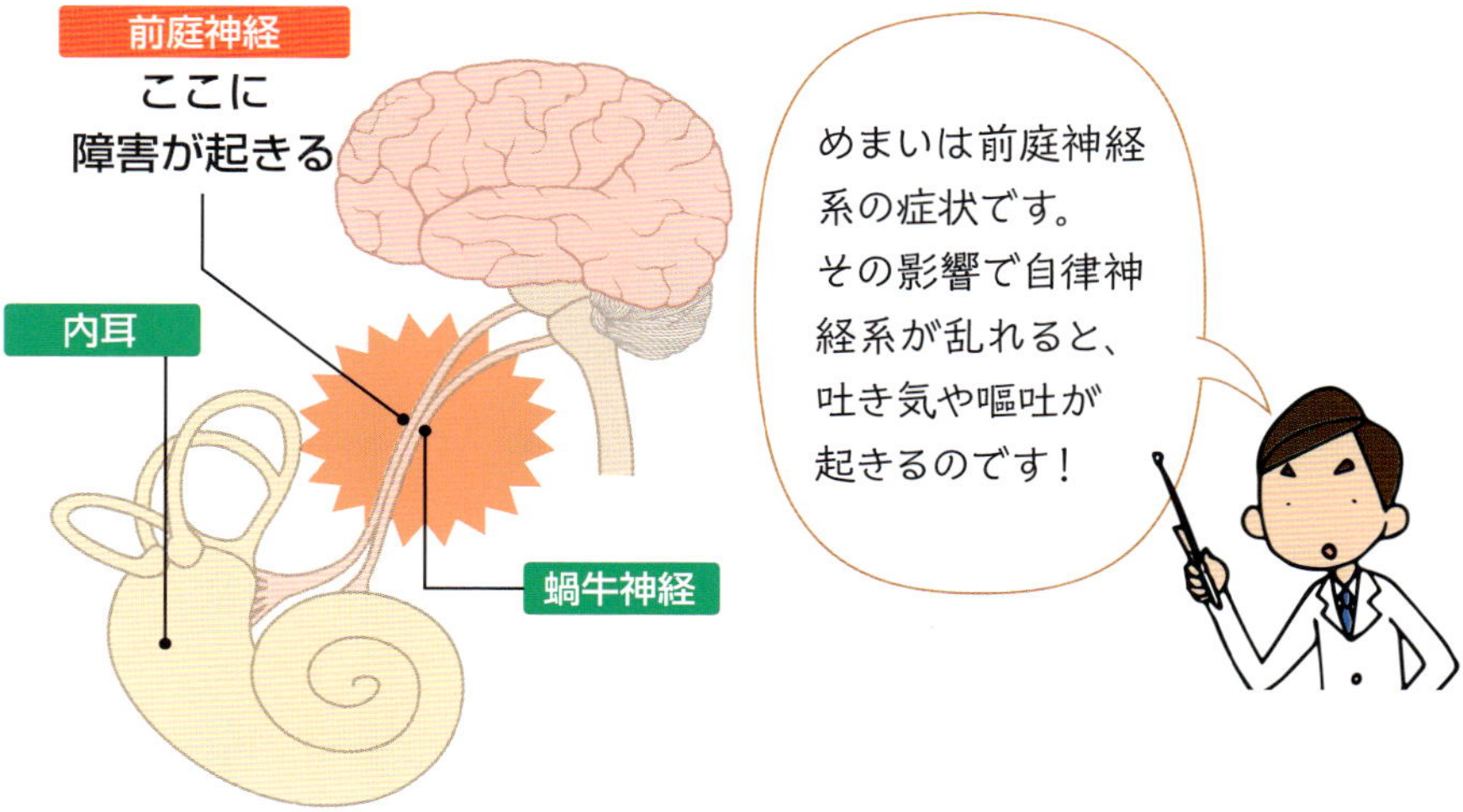

症状

めまい

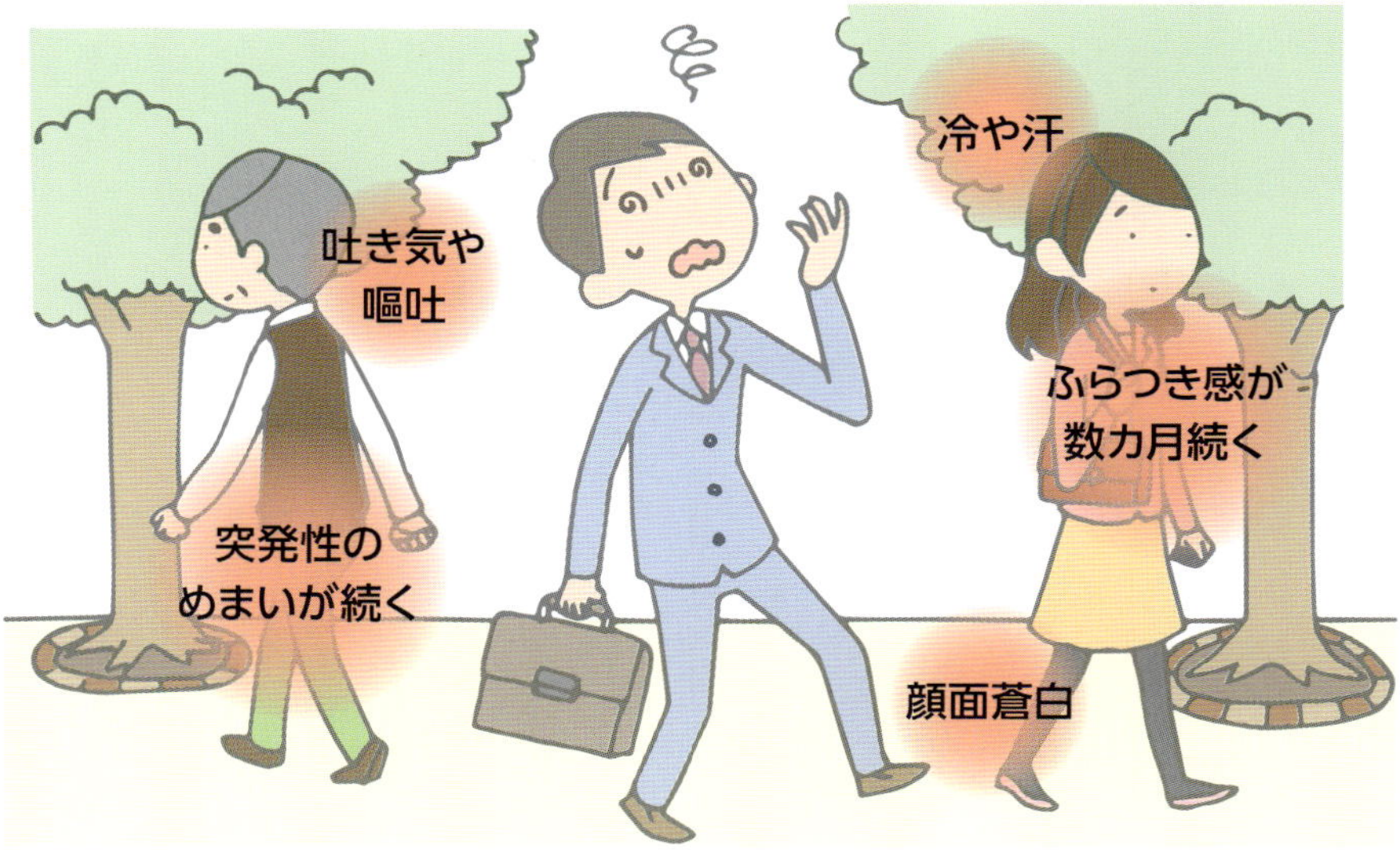
吐き気や
嘔吐
冷や汗
ふらつき感が
数カ月続く
突発性の
めまいが続く
顔面蒼白

どのくらいの時間続いたか

めまいを感じた場合、それがどのくらいの時間続くのかは、原因となっている病気によって違いがあります。

また、そのめまいが突発的なものか、あるいはたびたび起こるのかにも特徴があり、やはり原因である病気を探るための重要な手掛かりになります。

例えば「メニエール病（60頁参照）」では、突然激しいめまいが起き、数分～数時間続きます。30分以上めまいの症状が続くことがほとんどです。めまいは一度では終わらず、繰り返すうちに徐々に症状が悪化していきます。

頭の位置を変えたときに、回転性めまいの起きる「良性発作性頭位めまい症（66頁参照）」は、一回のめまいが数秒～1分程度と短めです。頭を静止すると、めまいは治ります。

脳の前庭神経に炎症が起きる「前庭神経炎」のめまいは1回のみですが、1日～1週間続きます。

片方の耳が突然聞こえなくなる「突発性難聴」のめまいは、メニエール病のめまいと似ているのですが、1回しか起こらないのが特徴です。

血圧の異常により起きるめまいは、通常数分程度です。

ストレスや精神的なものからくるめまいは、一瞬～数秒のものが多いのですが、たびたび繰り返されます。

手足のしびれ、歩行障害、意識障害などの神経症状をともなうめまいは、危険な「脳血管障害」が原因の可能性があるので、めまいの時間に関わらず、注意が必要です。たとえ短時間でめまいの症状が消えたとしても、脳梗塞や脳出血の前触れである一過性脳虚血発作（76頁参照）のケースもあるので、そのままにしてはいけません。

次項からはめまいとともに起こることのある耳鳴りについて取り上げます。

そのめまい、どれくらい続きましたか？

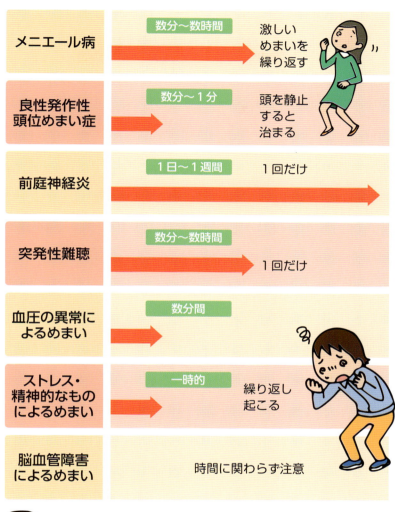

メニエール病	数分〜数時間	激しいめまいを繰り返す
良性発作性頭位めまい症	数分〜1分	頭を静止すると治まる
前庭神経炎	1日〜1週間	1回だけ
突発性難聴	数分〜数時間	1回だけ
血圧の異常によるめまい	数分間	
ストレス・精神的なものによるめまい	一時的	繰り返し起こる
脳血管障害によるめまい	時間に関わらず注意	

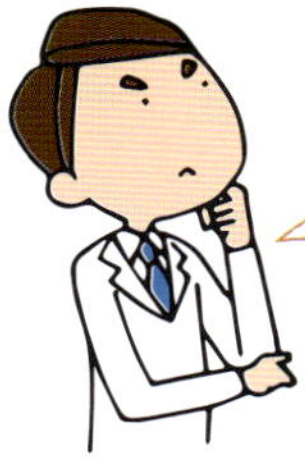

めまいがどのくらいの時間続くのかは、
原因の病気を探る重要な手掛かりになります！

耳鳴りのタイプをチェックしよう

耳鳴り以外に、めまいや難聴があるか

耳は音を聞くための器官ですが、音波をとらえて外界の情報を得るために〝聴く〟のではなく、耳や頭の中で音を感知してしまうのが、耳鳴りです。耳鳴りは、不快だったり、違和感を覚える〝音〟が聞こえます。

耳鳴りには、原因によりさまざまな特徴があり、タイプを分けることができます。

まず、その耳鳴りが人にも聞こえる「他覚的耳鳴り」なのか、自分にしか聞こえない「自覚的耳鳴り」なのかに分けられます。

他覚的耳鳴りの原因は、血液が血管を流れる「血管雑音」や心臓の音の「拍動音」、「呼吸音」、のどの筋肉が動くときの雑音などです。

これら他覚的耳鳴りの原因の〝音〟は、例えば聴診器を当てれば聞き取れるものです。

自覚的耳鳴りは、外耳から脳までの音の伝達経路に何らかの異常が起きていることが原因です。

耳鳴りがどんな原因から来ているものかを知るはじめのヒントとなるのが、耳鳴りにめまいや難聴が併発しているかです。

耳鳴りにめまいと難聴を併発している場合は、「メニエール病（60頁参照）」や「突発性難聴（108頁参照）」「外リンパ瘻（118頁参照）」「ラムゼイ・ハント症候群（72頁参照）」などの内耳の病気、「聴神経腫瘍」、「脳血管障害」などの病気が考えられます。

では、これらの耳鳴りはどうして起きるのでしょうか。次項でその原因を探る手がかりについて説明します。

その耳鳴りは何から？

耳鳴りは２つのタイプに分けられます。

他覚的耳鳴り（他人にも聞こえる）

体内に音源あり

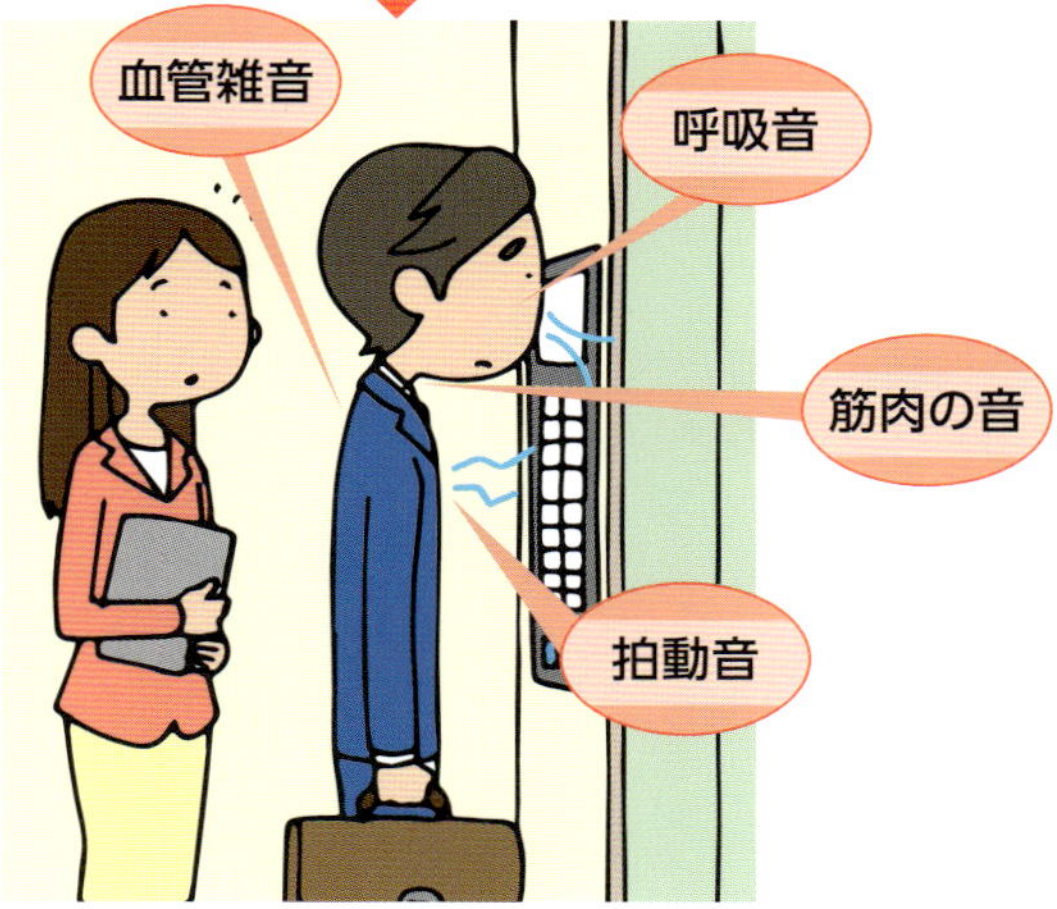
血管雑音
呼吸音
筋肉の音
拍動音

自覚的耳鳴り（自分にしか聞こえない）

体内に音源なし

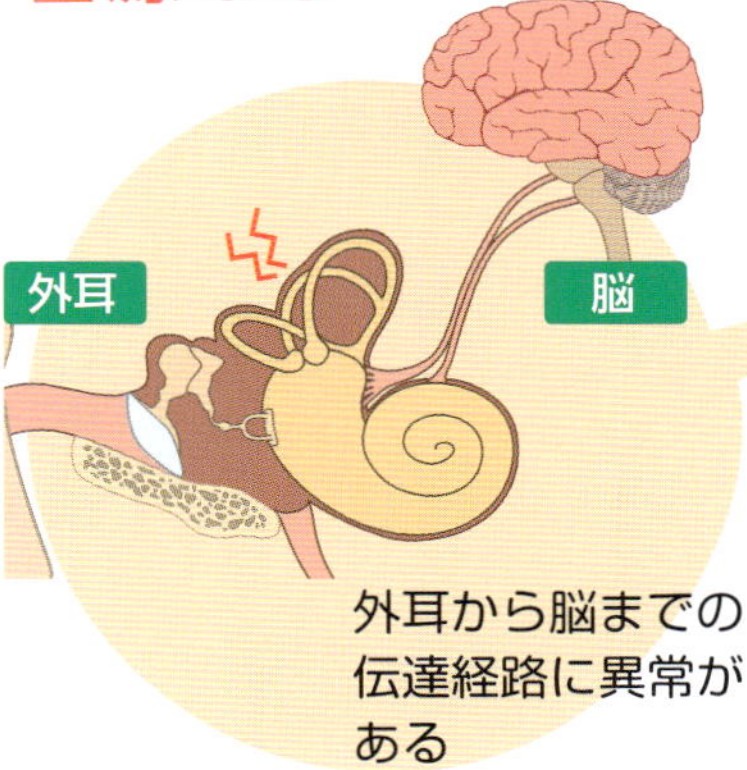
外耳
脳
外耳から脳までの伝達経路に異常がある

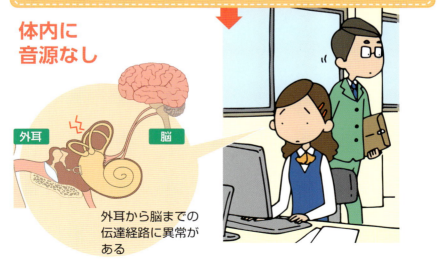

どのように耳鳴りが起きたか

次に耳鳴りの原因を探る手掛かりとなるのが、耳鳴りの起こり方です。

その耳鳴りは、いつ頃起き、どのくらい続いているのでしょうか。

なんの前触れもなく突然起きた耳鳴りは、「突発性難聴（108頁参照）」が考えられます。

「外リンパ瘻（118頁参照）」も、耳鳴りが突然起きるのですが、せきやくしゃみをした、鼻を強くかんだ、排便時にいきんだ、重いものを持ち上げた、などのきっかけがあり、そのときに「ポン」「パチッ」などの音を耳のなかで感じることもあります。これは、内耳窓*が割れた音です。

逆に、気づいたら耳鳴りがはじまっており、少しずつ症状が強くなっていくのが「老人性難聴（131頁参照）」です。老人性難聴では、耳鳴りが両耳で起き、高い音ほど聞き取りづらくなるのも特徴です。

耳鳴りが、強くなったり弱くなったりを繰り返すときは「メニエール病」が考えられます。メニエール病では、耳鳴りが強いときに激しいめまいをともない、繰り返すうちに症状が悪化していきます。

がんこな耳鳴りやだんだん強くなる耳鳴りは、「聴神経腫瘍」が考えられます。聴神経周囲に良性腫瘍が発生するのが原因で、軽いめまいやふらつきを併発することもあります。

また、頭を動かしたときに、「コロコロ」「ゴロゴロ」と耳鳴りがするときは、外耳道《がいじどう》に耳垢《みみあか》や異物、水、小さな虫などがある「外耳道異物」や「中耳炎」が考えられます。

耳鳴りの原因を知るためのさまざまな特徴を挙げてきましたが、耳鳴りには病院で検査をしても原因がわからないものも多くあります。しかし、耳鳴りがたとえ軽度であっても、一度病院を受診するのが大切です。次項では、その理由について詳しく説明しましょう。

用語解説　内耳窓　内耳と中耳の境となっている膜のこと。急激な気圧の変化などで破れることがある。

耳鳴りの起き方は？

前触れなしで突然起こる

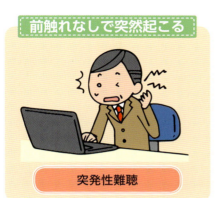

突発性難聴

何かのきっかけで起こる

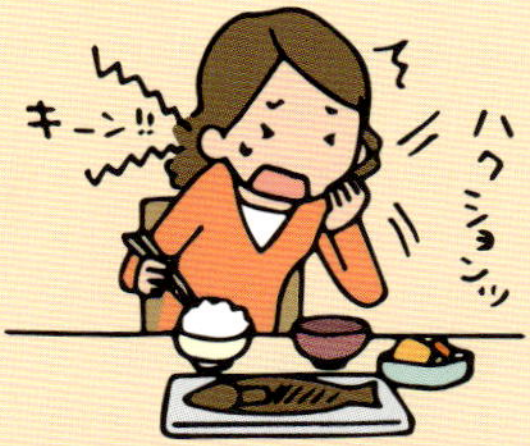

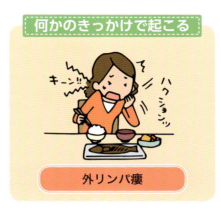

外リンパ瘻

気づいたら始まっていた

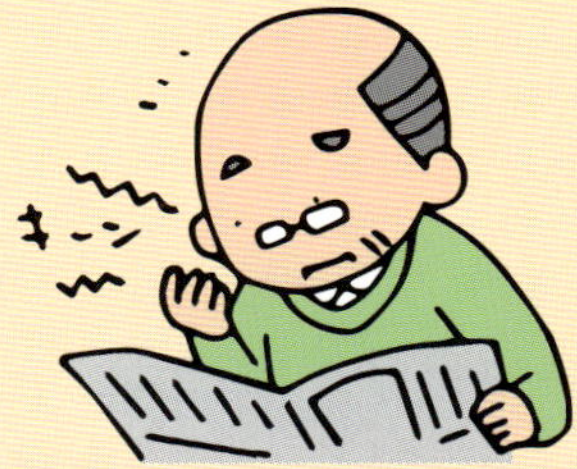

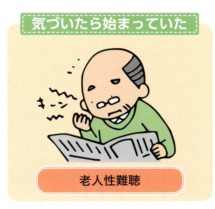

老人性難聴

強くなったり弱くなったりする

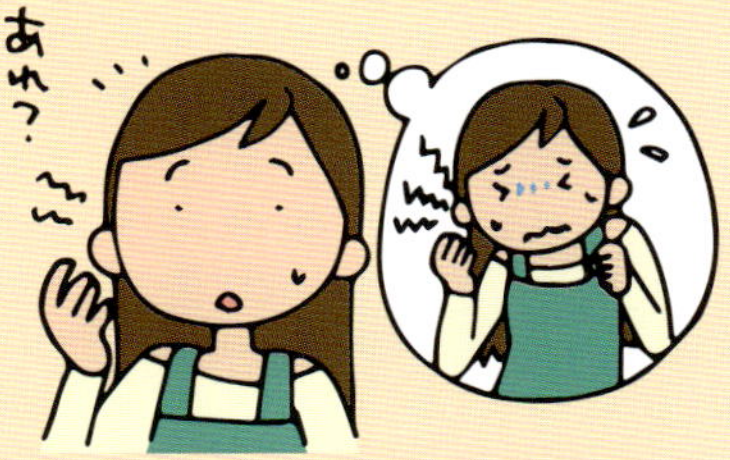

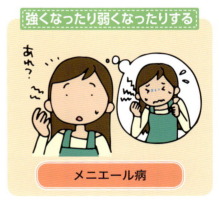

メニエール病

だんだん強くなる

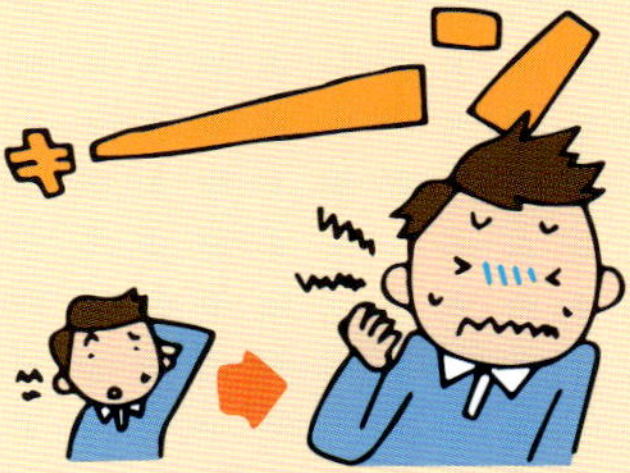

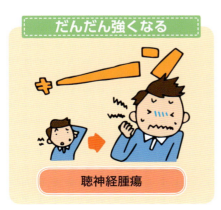

聴神経腫瘍

頭を動かすとゴロゴロ鳴る

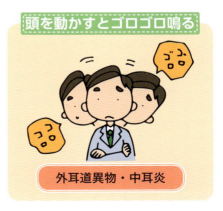

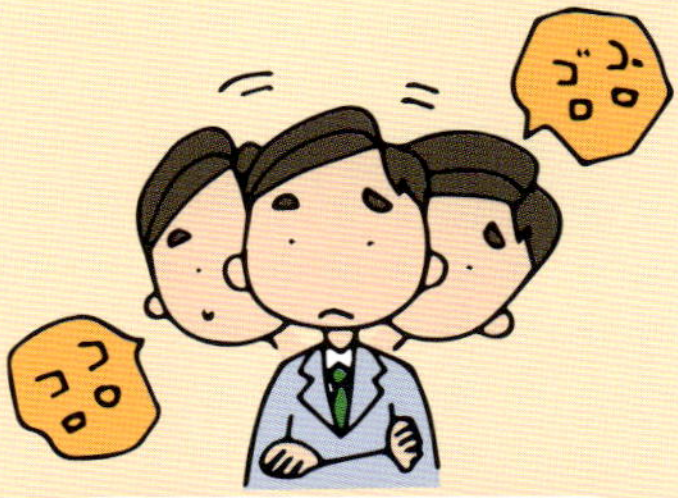

外耳道異物・中耳炎

まずは受診して、自分の病気を確かめよう！

放置せず、病院で検査を

めまいや耳鳴りがあるのに、そのまま放置してしまう人は少なくありません。

その理由のひとつには、めまい・耳鳴りがそれほど珍しい症状ではないことがあるでしょう。

冒頭で紹介したように、エレベーターや交通機関を利用時の気圧の変化や視覚的なズレにより、めまいや耳鳴りが起きることは珍しくありません。健康な人でも、過労や睡眠不足、ストレスによってめまいや耳鳴りが生じ、自然と解消されることもあります。日常生活に大きな支障がないので「年齢のせいだ」「なんてことはない」と我慢してしまう人も多いのです。

確かに、めまい・耳鳴りを訴えて病院を訪れる患者さんのなかには、検査をしても特定の病気が発見されない人も多くいます。しかし、耳鳴りを起こしている原因には、深刻な病気が隠されていることもあるので、放置しておくのは、とても危険なことなのです。

また、めまい・耳鳴りをともなう病気には、早期に発見できればスムーズに治療が進み、症状がきれいになくなるものもあります。

めまい・耳鳴りそのものが、不快だったり、日常生活に支障をきたしたりするのならば、たとえ原因がわからなくても症状の軽減を目指す意味はあるでしょう。めまい・耳鳴りを感じたなら、それはあなたのからだからの何らかのサインだと考え、なるべくはやく病院へ行きましょう。

それでは、めまい・耳鳴りでは、どの診療科を受診すればいいのでしょうか。次項で、詳しく説明します。

一人で悩まず、病院へ！

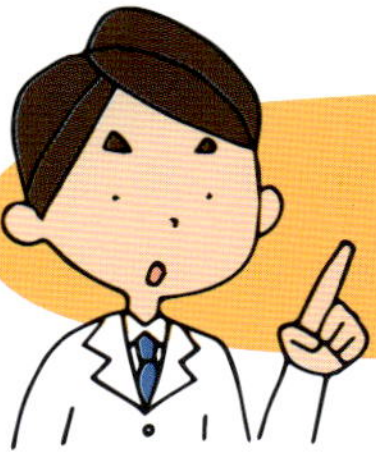

めまいや耳鳴りは体からの危険信号！
深刻な病気が隠れていることもあります

仕事での
ストレス

歳だからと
仕方ないと思う

すぐ治ると
きめつける

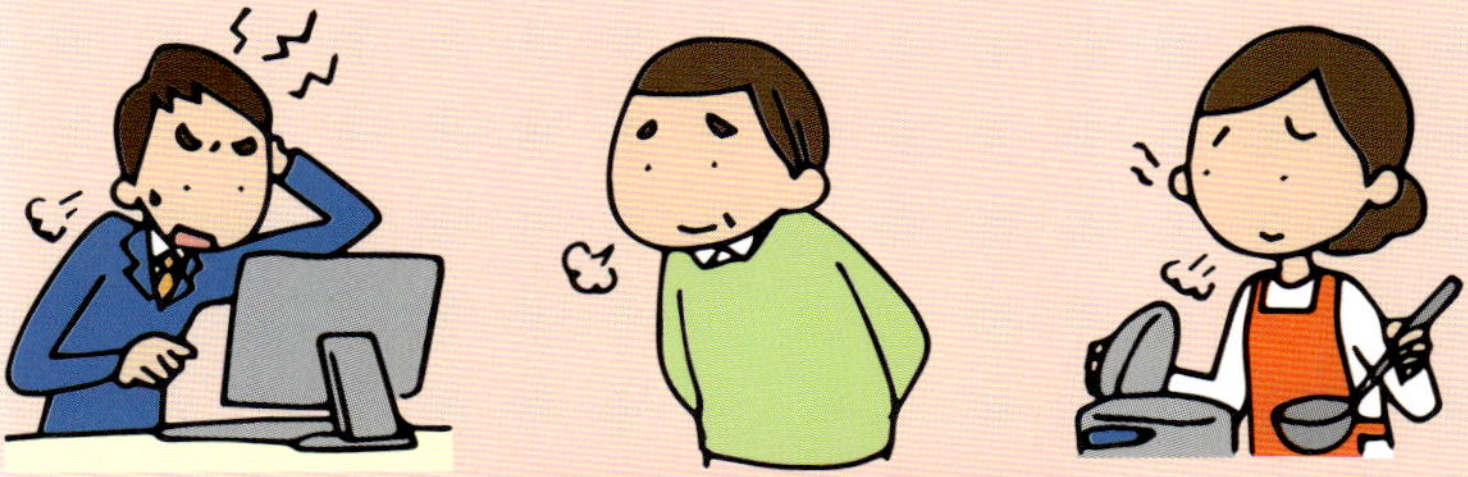

身体からの
危険信号かも?!

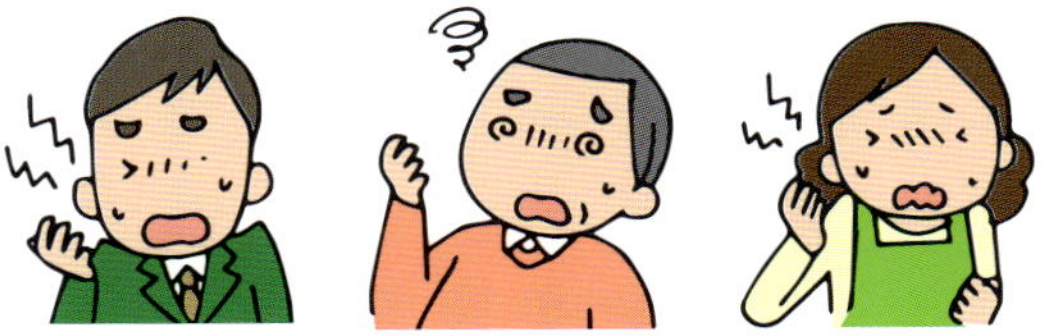

自己診断は危険！
一度病院を受診しよう !!

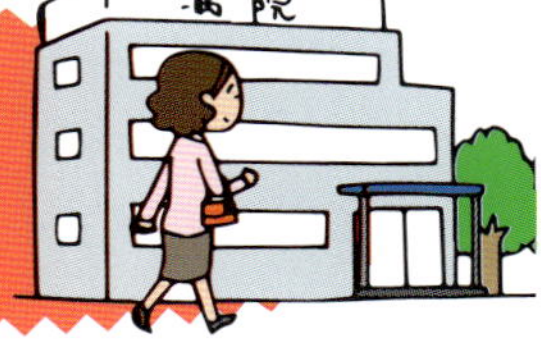

どの診療科に行けばいいのか

ここまで紹介してきたように、めまい・耳鳴りの原因は多様です。症状が出ている頭部だけでなく、全身の状態と関わりがある可能性もあります。

そのため、めまいや耳鳴りが気になったとき、どの診療科を受診すればいいのか悩んでしまう人が少なくありません。とりあえず、かかりつけの内科を受診するという人もいるでしょう。

しかし、めまい・耳鳴りの原因は、患者数からいえば耳の病気が圧倒的に多くなります。内科を受診しても、そこで原因が特定できないときは耳鼻咽喉科の受診を勧められます。

めまい・耳鳴りで、どの診療科を受診するか迷ったら、まずは耳鼻咽喉科のある病院へ行きましょう。

近年は大きな病院などで「めまい外来」や「神経耳科」「平衡神経科」が設けられています。そこでは、めまいの専門的知識と診療技術をもった専門医が診察にあたります。「日本めまい平衡医学会」*のホームページなどでも探すことができるので、そちらを受診してもよいでしょう。

ただし、めまい・耳鳴りとともに「激しい頭痛」「手足のしびれ」「歩行障害」「言語障害」「口がしびれる」「ものが二重に見える」などの神経症状（30頁参照）があるときは、脳の病気が疑われます。重篤な病気の可能性があるので、はじめから「脳神経外科」「神経内科」を受診しましょう。また、一刻もはやい治療を要する病気もあるので、忙しかったり、一度症状が消えたとしても、受診を先延ばしにしてはいけません。

耳や脳の病気が原因でないことがわかった場合は、内科で全身の病気が原因となっていないか調べたり、心因的な可能性がある場合は、心療内科やストレス外来などを受診します。

次章から、めまい・耳鳴りのメカニズムと治療について、詳しく説明しましょう。

用語解説　日本めまい平衡医学会　めまい疾患の診断と治療の発展を目指す学会。専門知識と診療技術をもつ「めまい相談医」認定、医師・技術者向けの講習会などを行う。

まずは、耳鼻咽喉科へ！

何科を受診するかを自己判断で決めない！

症状がめまい・耳鳴りのみ

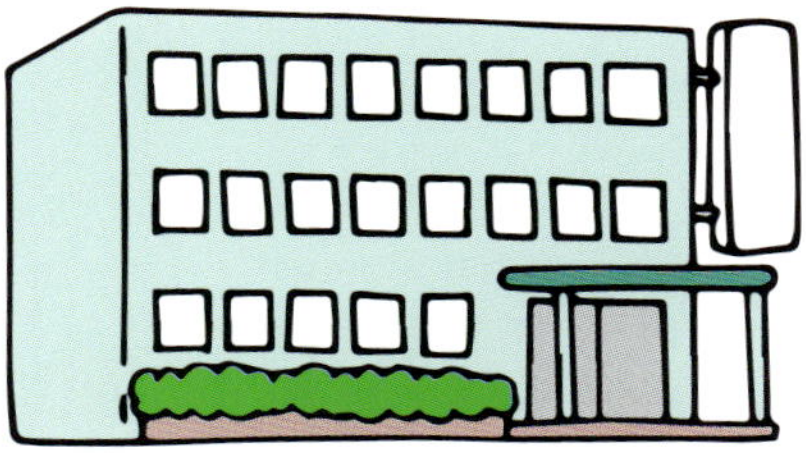

- 耳鼻咽喉科
  「めまい外来」
  「神経耳科」
  「平衡神経科」

症状がめまい・耳鳴り以外にもあれば…

「脳神経外科」
「神経内科」

こんな症状があるときは、一刻も早く受診を！

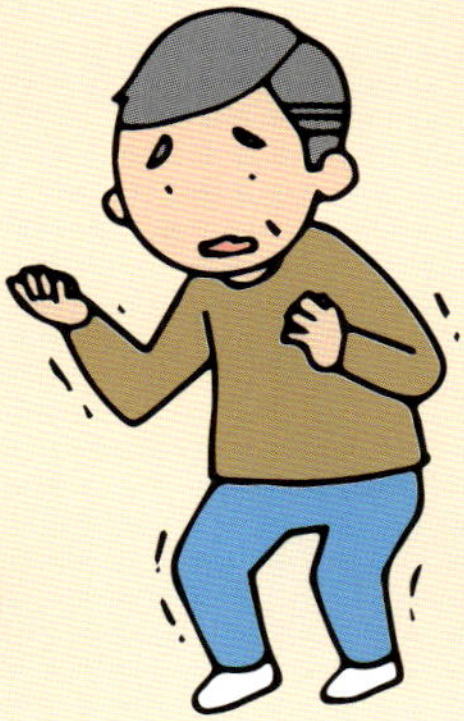

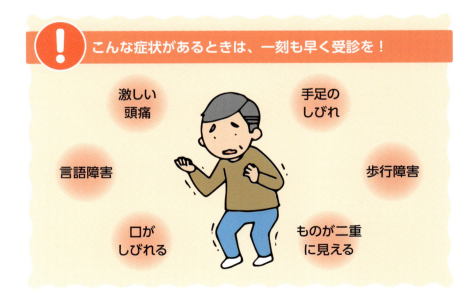

- 激しい頭痛
- 手足のしびれ
- 言語障害
- 歩行障害
- 口がしびれる
- ものが二重に見える

column

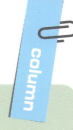

飲酒による“めまい・ふらつき”は大丈夫？

飲酒をしたとき、あるいはその後にめまいやふらつきを感じることがあります。

アルコールを摂取しすぎると、脳幹や小脳の機能が低下して、平衡感覚が乱れます。その結果、めまいやふらつきを引き起こしているのです。

次の日になってもめまいやふらつきが残っているのは、アルコールの影響が残っている、いわゆる“二日酔い”の状態です。

また、アルコールの作用により血管が拡張し、血圧が下がって脳に十分な血液が届けられず、めまいやふらつきにつながる場合もあります。

酒は、昔から「百薬の長」といわれ、適量の飲酒ならばストレス解消やリラックスの効果があるものです。

ただし、それはあくまでも適量を守っているときの話。めまいやふらつきが出るほど深酒してしまうのはよくありません。

もちろん、毎日欠かさず飲まないと過ごせないようになるのも、よいとはいえません。

飲酒はほどほどに、週に何日かは休肝日をもうけましょう。

また、アルコールは少なからず脳幹や小脳に影響するため、めまい・耳鳴りが繰り返し出る人は、飲酒しないようにします。

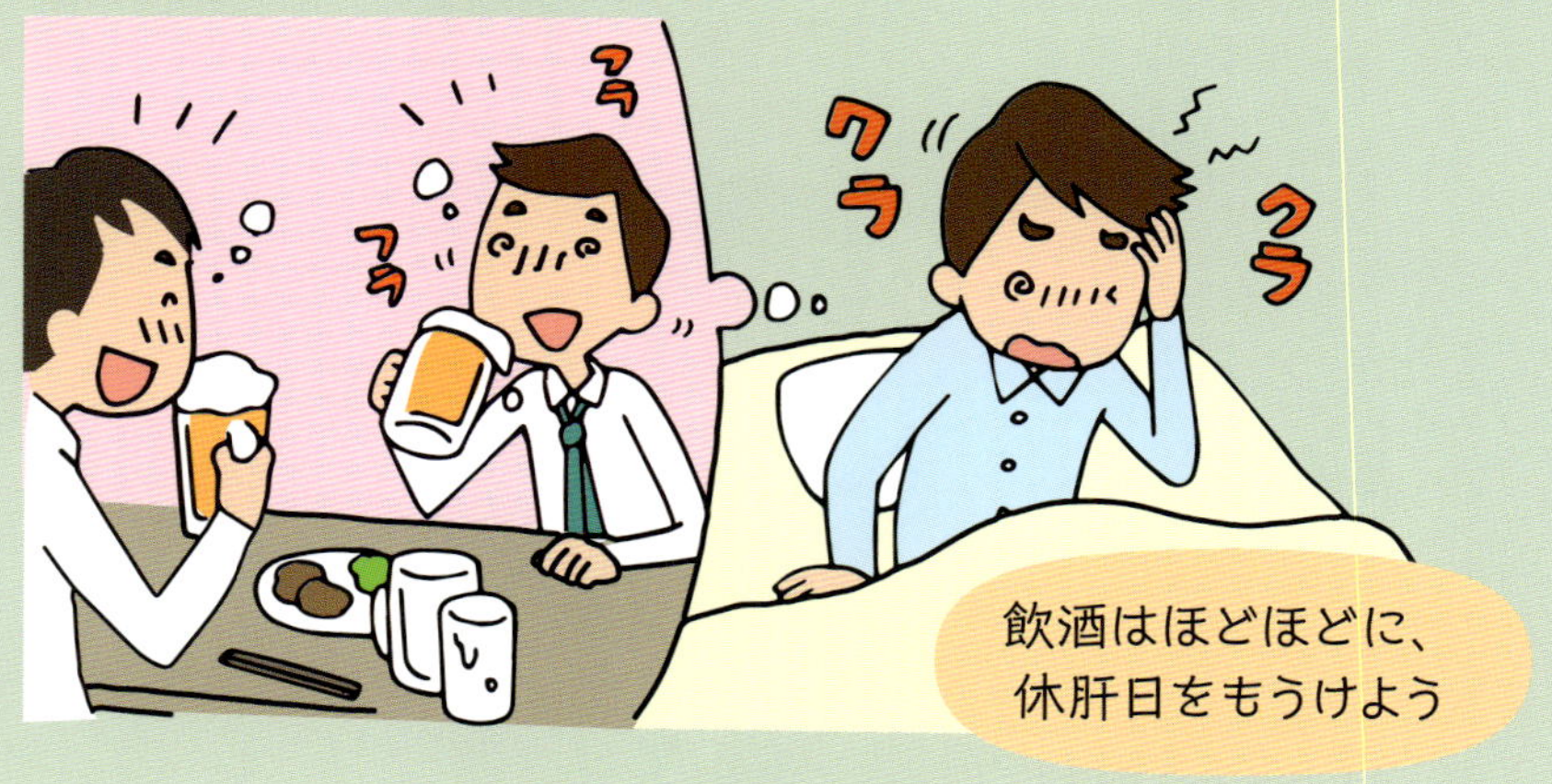
クラ
クラ
クラ
クラ
飲酒はほどほどに、
休肝日をもうけよう

第2章

めまいの正体と治療法

めまいの多くは、耳の病気が原因で起こります。どのような病気なのか、どのような検査がされるのか、どのように治療していくのかを解説します。病院を受診する前や、治療中の心構えとしてお役立てください。

なぜ、めまいは起きるのか？

平衡感覚は目・耳・手足・脳の連携で保たれる

めまいは、からだのバランスを保つ機能に障害が起きることで生じます。

私たちのからだは、立ち上がったり片足で立つときはもちろん、歩いたり、座っているときでさえ、足や腰、首などの関節や筋肉のバランスを取りながら、姿勢を保っています。

そのために、脳は全身のさまざまな器官から情報を集めます。まず、目からは視覚情報が伝わります。全身の筋肉や手足からは、筋肉の伸展の感覚や関節の動きなど感覚、また痛覚や触覚などの知覚感覚が伝わります。そして、耳の奥の内耳からは、からだの回転や重力を感じとる「内耳平衡覚」（48頁参照）の情報が伝わります。

これらの複雑な情報を脳がまとめ、各運動器に指令を出しています。これらの働きをまとめて「平衡感覚」といいます。

たとえば歩くときは、まず目で進む先のスペースや、着地する地面の高さを確認しながら、足の筋肉や関節に指令を出して踏み出します。このとき、同時に、内耳や手足で移動の動きや上半身の揺れを感じとり、それらの情報を統合した脳が、からだが倒れたりしないよう、全身の筋肉に指令を出して、バランスをとります。

私たちの活動は、情報のインプット、インプットされた情報の統合、各運動器への指令のコンビネーションが、膨大な量で行われ成り立っているのです。

このコンビネーションのどこかが障害され、平衡感覚が狂うことで引き起こされるのが、めまいです。

次項では、平衡感覚のかなめとも言える「内耳」のしくみについて説明します。

目・耳・手足・脳が連携している！

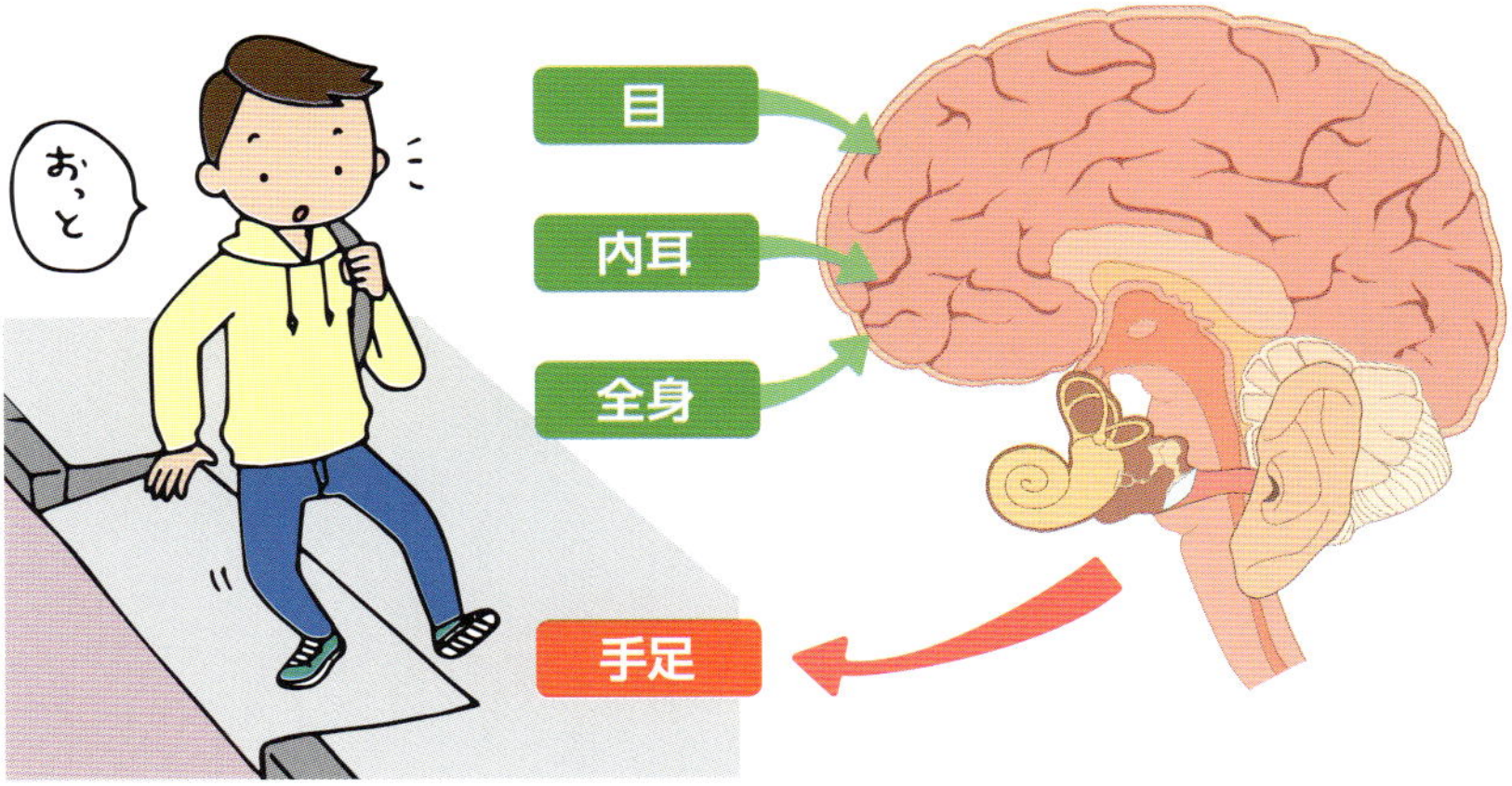
おっと
目
内耳
全身
手足

目・耳・手足からの情報
脳で統合、指令を出す
バランスを保つ
この動きが平衡感覚

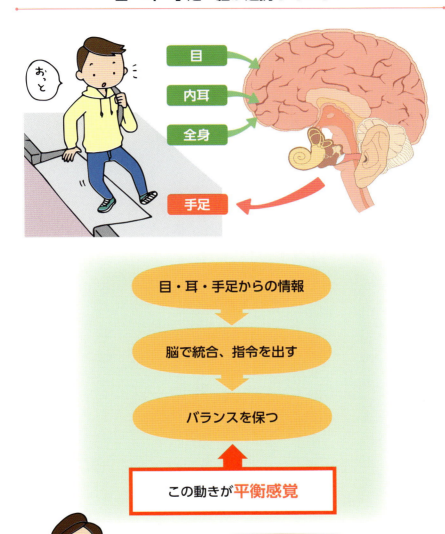

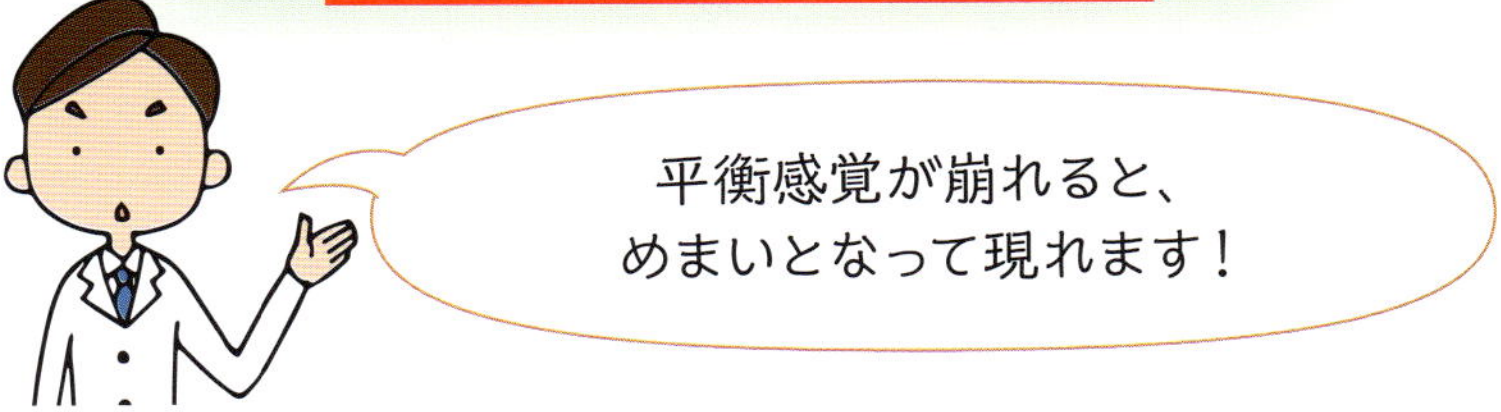
平衡感覚が崩れると、
めまいとなって現れます！

平衡感覚の中心を担う「内耳」

私たちがからだのバランスを取っていられるのは、目、耳、手足、脳が連携して働く平衡感覚のおかげで、その要となっているのが内耳です。

耳は、耳たぶから外耳道までの「外耳」、鼓膜やその奥の空間の鼓室までの「中耳」、一番奥にある「内耳」の3つに分けられます。このうち、内耳が平衡感覚をつかさどっています。

内耳の構造を詳しく見てみましょう。

内耳は、側頭骨のなかにあるとても複雑な形をした空洞で「迷路」と呼ばれます。迷路の骨部分は、「骨迷路《こつめいろ》」といい、その内側に骨迷路と同じ形の膜でできた「膜迷路《まくめいろ》」があります。

骨迷路と膜迷路の間は「外リンパ液」、膜迷路の内側は「内リンパ液」という液体で満たされています。

迷路のうち、管が2巻き半らせん状に巻いている部分が「蝸牛」です。蝸牛は、音を感知します。

蝸牛より中耳側にあるのが、「耳石器《じせきき》（前庭）」と「三半規管」で、合わせて「前庭器官」と呼ばれ、平衡感覚をつかさどっています。耳石器には「球形嚢《きゅうけいのう》」「卵形嚢《らんけいのう》」の2つの膜迷路の袋があり、耳石*が入っています。からだの動きで耳石がずれ、これを感覚細胞が感知して、からだの傾きや重力を認識するのです。

また三半規管は、からだの動きを内部の内リンパ液の流れにより感じる器官です。「前半規管」、「後半規管」、「外側半規管」の3つから成ります。

蝸牛からは、「蝸牛神経」が脳幹までつながっており、聴覚を伝えます。

同様に、前庭器官からは「前庭神経」が脳幹へつながり、平衡感覚を伝えます。この二つは合わせて、「第八脳神経（聴神経）」と呼ばれます。

内耳で感知した情報が脳に伝わるのですが、これがめまいにどう影響するか、次項で説明します。

用語解説

耳石　内耳の卵形嚢と球形嚢のなかにあるカルシウムの小さな結晶。耳石の動きを感じることで、重力などを感知する。三半規管に入り込むと、めまいの原因となる。

内耳は、とても複雑な「迷路」

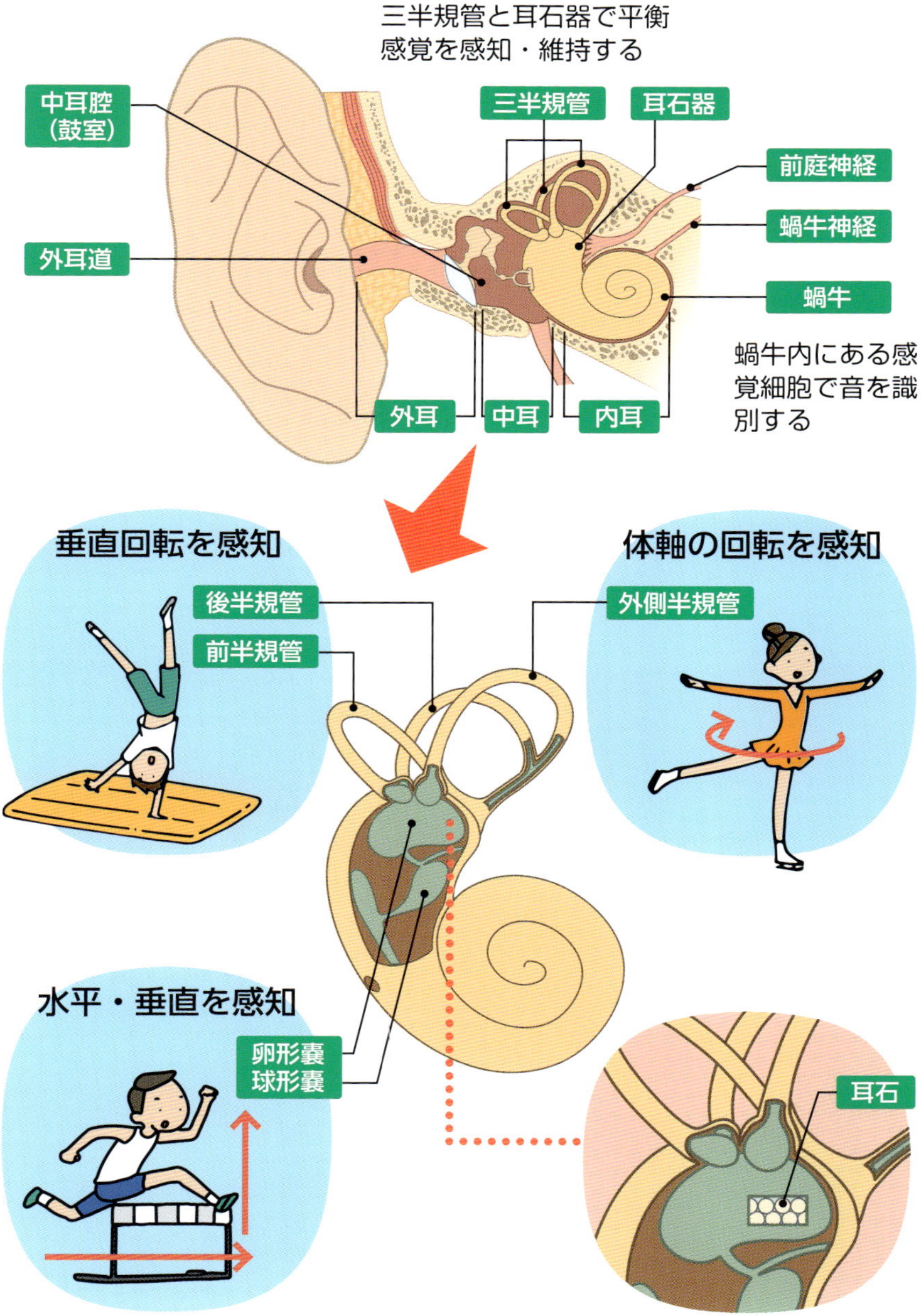

めまいは平衡感覚の機能障害で起きる

私たちは、常にからだのバランスを取りながら活動しています。そのときに欠かせないのが、インプットされた情報を解析し、バランスの乱れを正すための指令を出すフィードバックです。

たとえばからだが傾いたとき、目や内耳、手足の筋肉などが、それぞれ感知したからだの位置や傾き、姿勢などの情報を脳へ送ります。すると、脳は「傾いている」と判断して、からだの各部にどう対応すべきか指令するのです。

この指令は、大きく3種類あります。

1つめが、眼球を動かす指令。頭部の動きと反対方向に目を動かして、視線のブレを防ぎます。

2つめが、手足を動かす指令。そして、3つめが自律神経を働かせる指令です。

自律神経はからだの臓器などをコントロールしているのですが、たとえばからだを起こしたとき、その影響で脳内の血圧が下がってしまわないよう、心臓を活発に働かせて血液を送り出す必要があります。自律神経は普段意識することはないですが、平衡感覚を保つのに重要な働きをしているのです。

これらのインプットと情報処理、フィードバックのシステムのどこかに異常が起きると、平衡感覚が混乱してしまい、めまいが起きるのです。

何らかの障害により、眼球を動かすための脳からの指令が混乱すると、周囲を正しく見ることができなくなります。

手足を動かす指令に障害が起きた場合はからだがうまく動かせず、ふらついたり、転倒したりします。

自律神経に障害が起きると、吐き気や動悸が生じたり、冷や汗をかくなどします。

めまいを改善するためには、その原因である障害がどこで起きているのかを知り、解消する必要があります。次項からは、その検査について説明していきましょう。

バランスを取るためのからだのシステム

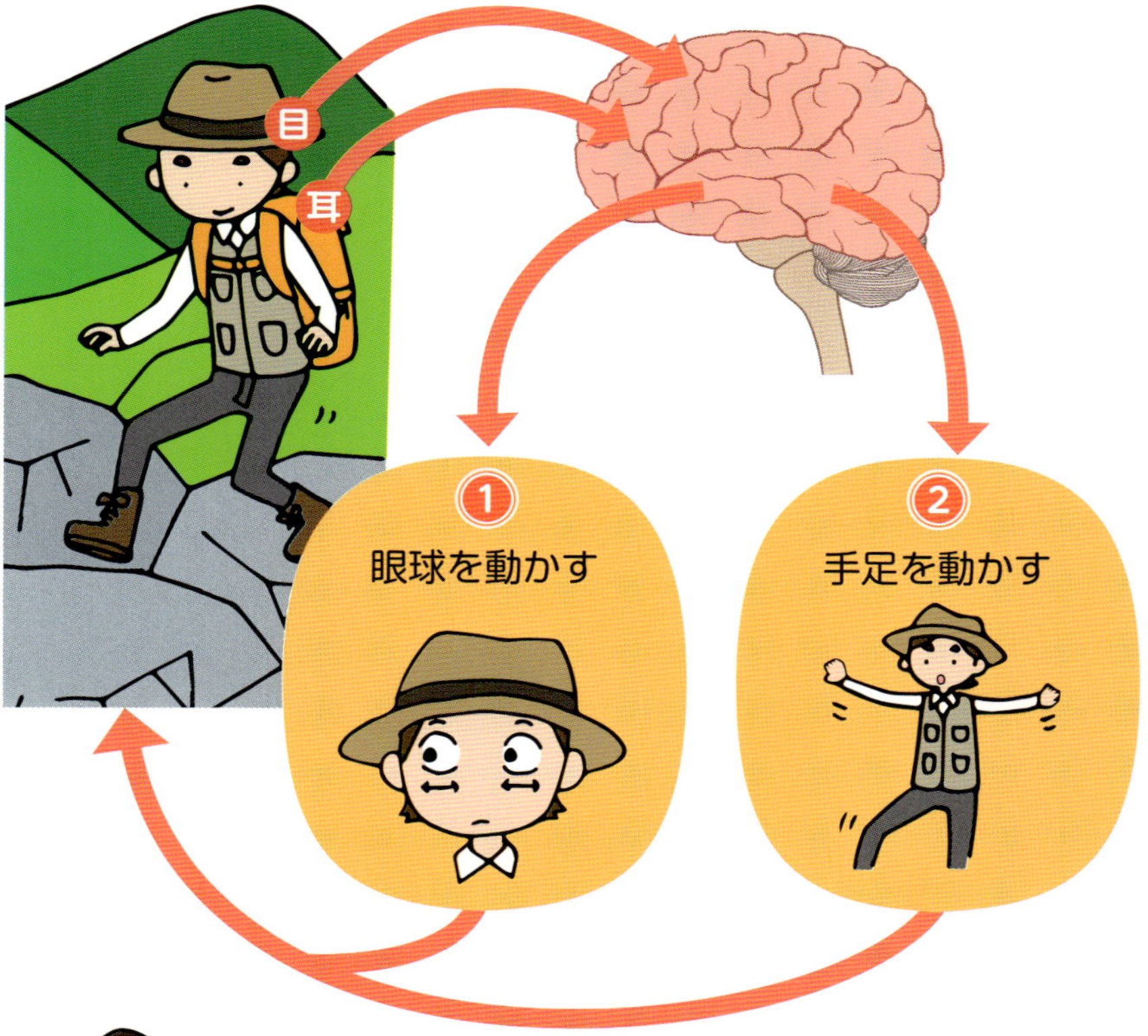
目
耳
①
眼球を動かす
②
手足を動かす

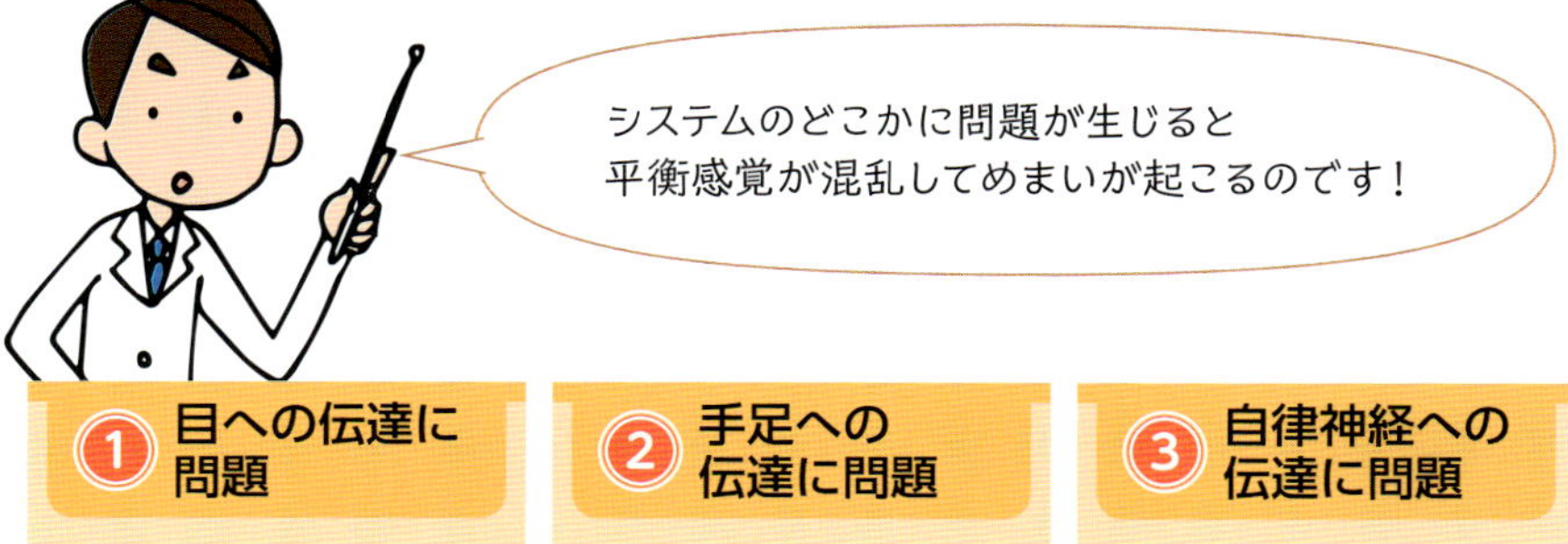
システムのどこかに問題が生じると
平衡感覚が混乱してめまいが起こるのです！

① 目への伝達に問題

- 眼振など

② 手足への伝達に問題

- ふらつき、転倒など

③ 自律神経への伝達に問題

- 吐き気、動悸、冷や汗など

めまいの正体を突き止めるための検査

問診で自分のめまいを正確に伝える

　めまいの治療のために病院を訪れると、診察のはじめに行われるのが問診です。

　めまいの診察では、その原因となっている障害がどこでどのように起きているのかを調べるさまざまな検査が行われますが、医師はどのような検査が必要か、問診から得た情報で判断します。

　問診は、適格な検査を受け、スムーズに治療を進めるための基礎となるものです。

　そこで、患者さんは自分のめまいについて、できるだけ正確に伝える必要があります。

　ただ、めまいは患者本人しか感じられません。めまいの情報を他人に正確に伝えるのは、なかなか簡単なことではありません。

　上手に必要な情報を伝えるためにも、左頁の表を参考に、自分のめまいについてメモするなど、準備をして行くとよいでしょう。

　めまいの問診でとくに重要なのは、「めまいの種類と程度」「いつから、どんなときに起こったか」「めまいの持続時間」「回数」「めまいにともなうほかの症状」などです。

　とくに、めまいにほかの症状がともなう場合は、原因が重篤な病気の可能性もあるので、しっかり伝えるようにします。

　なお、めまいの原因を突き止めるのが難しいケースも少なくありません。1回の診察では診断がつかず、検査を重ねて探っていくこともよくあります。焦らず治療に当たりましょう。

　次項からめまいの原因を調べる検査を紹介していきます。まずは、平衡感覚を調べる検査から説明します。

医師に伝える自分のめまいについての情報

問診の前に、自分のめまいについて
整理しておこう！

1 いつ、どこで、何をしているときに、めまいが起きたか。

2 どんなめまいか
（グルグルの回転性、フワフワの浮動性、グラグラの動揺性）。
目の前がかすんだり、暗くなったか。

3 めまいはどれくらい続いたか。

4 突発的に起きたか、たびたび起きるか、期間をおいて起きるか。

5 耳鳴りや難聴、耳の詰まった感じがあるか。

6 手足のしびれ、ものが二重に見えるなどの神経症状があるか。

7 意識がなくなったり、遠くなったりしたか。

8 吐き気や嘔吐など、自律神経症状はあるか。

9 疲労やストレス、睡眠の状態など

10 持病と過去の病歴

11 服用中の薬、または過去に常用した薬

12 飲酒・喫煙について

13 乗り物酔いの有無

14 アレルギー体質の有無

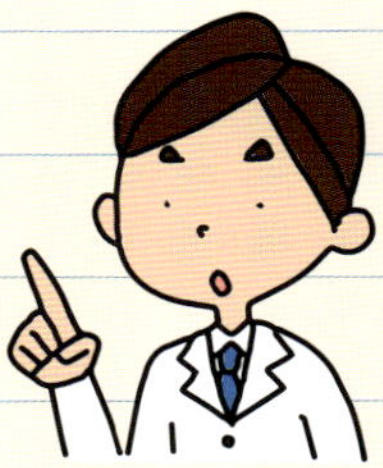

平衡機能を調べる検査

めまいを起こしていると、まっすぐ立っていられなかったり、歩くと左右のどちらかへ傾いてしまったりします。検査では、実際にからだを動かして「からだの偏り」や、もとに戻そうする「立ち直り」を確認し、平衡機能を調べます。

両足直立検査

開眼と閉眼で
30 秒～ 1 分
直立する

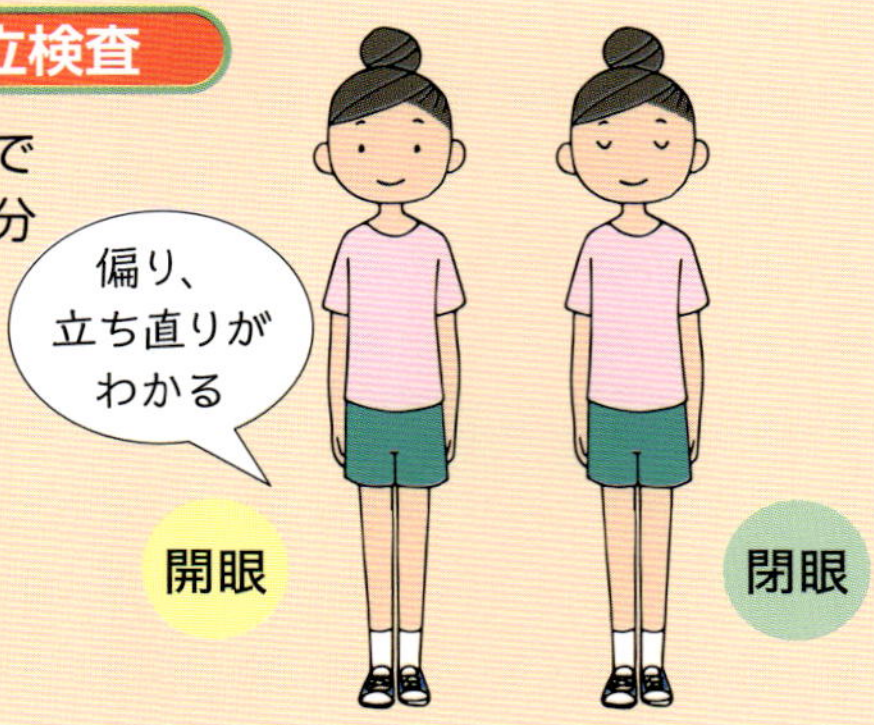
偏り、
立ち直りが
わかる
開眼
閉眼

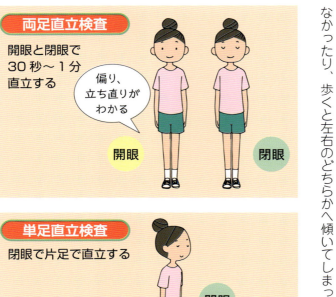

単足直立検査

閉眼で片足で直立する

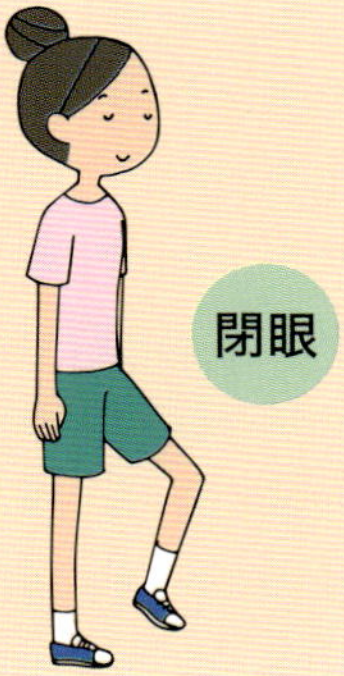
閉眼

マン検査

片足のかかとに
もう一方の足の
つま先をつけて
立つ。開眼と閉
眼で行う

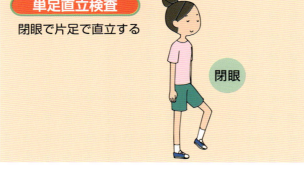

開眼
閉眼

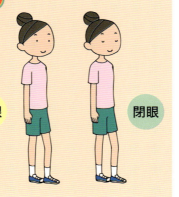

平衡機能を調べる検査

足踏み検査

閉眼で両腕を前方へ上げ、その場で50回（100回）足踏みをする

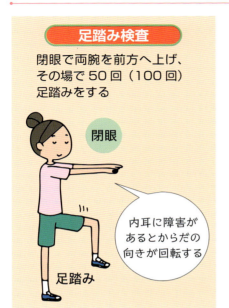

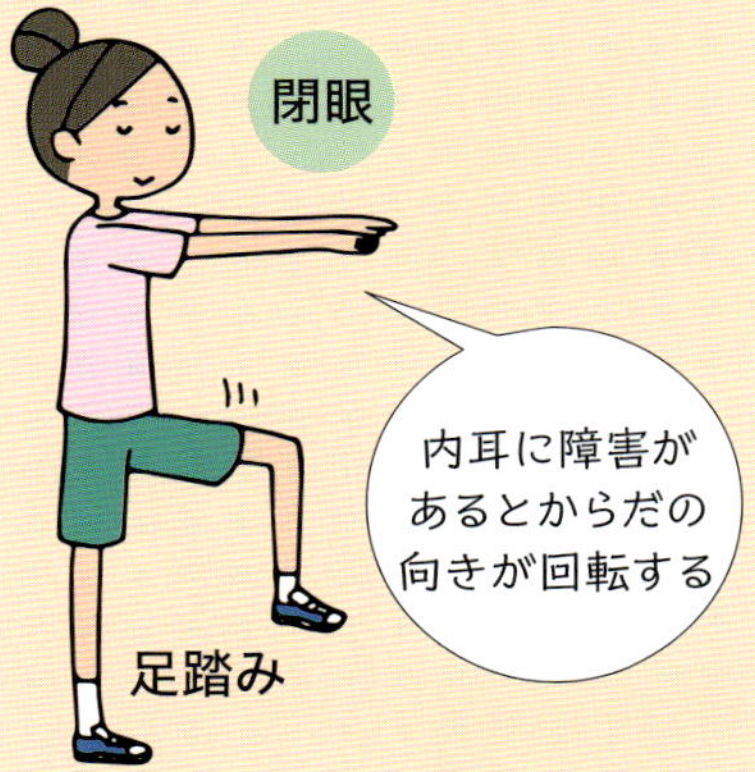
閉眼
内耳に障害があるとからだの向きが回転する
足踏み

歩行検査

内耳に障害があると左右どちらかに傾く

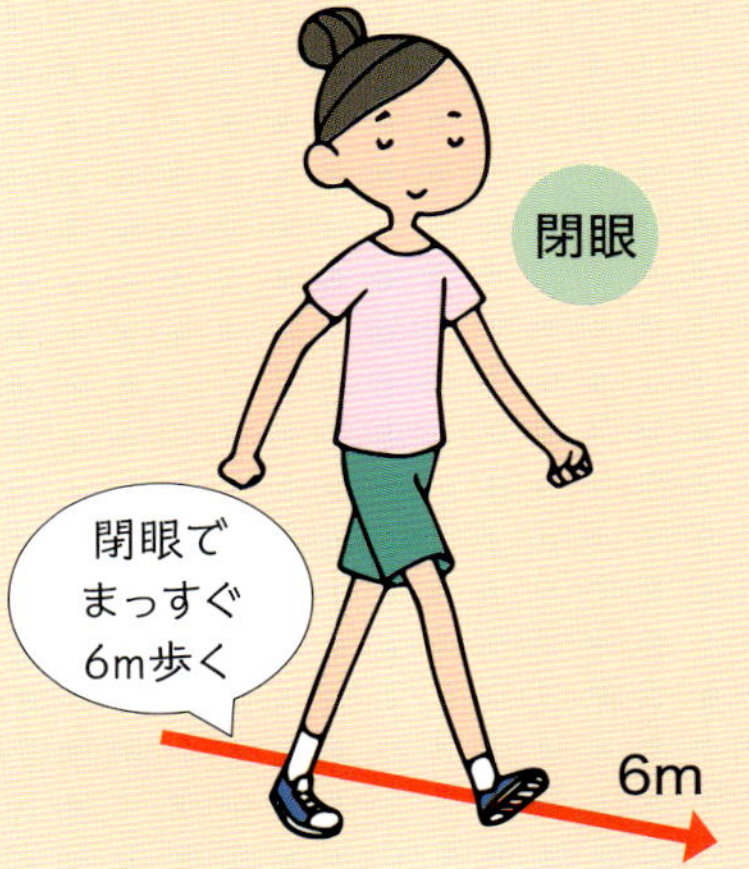
閉眼
閉眼でまっすぐ6m歩く
6m

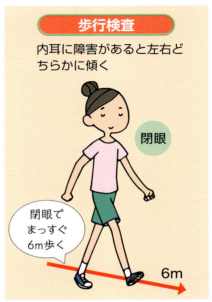

重心動揺検査

開眼と閉眼で、重心動揺器に直立して1分ずつ乗る

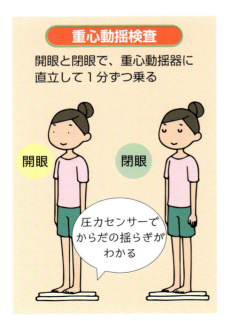

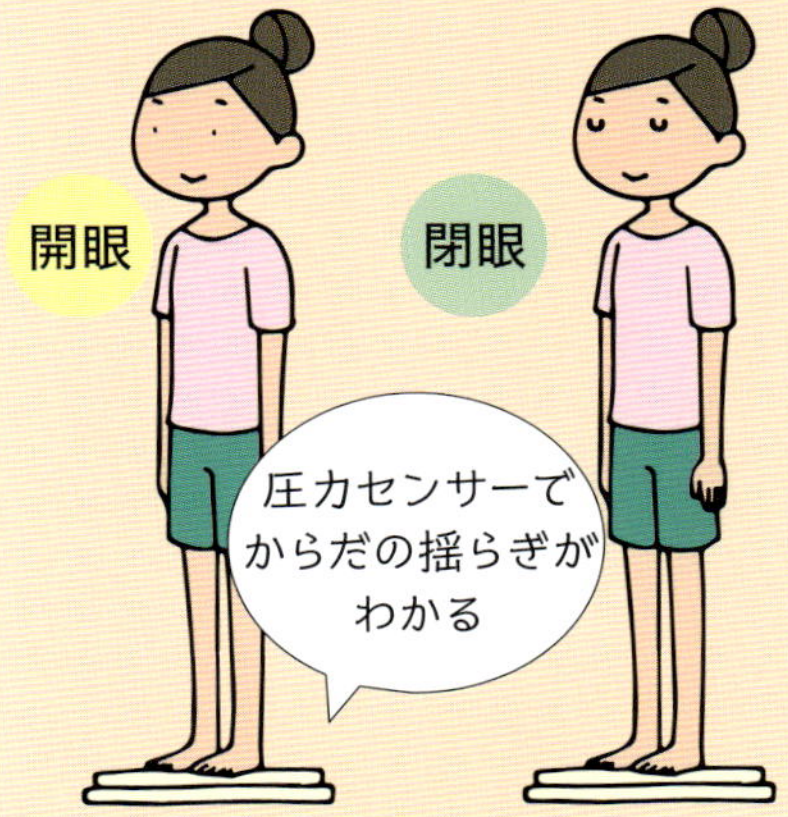
開眼
閉眼
圧力センサーでからだの揺らぎがわかる

遮眼書字検査

開眼で文字を書き、同じ文字を閉眼で書く

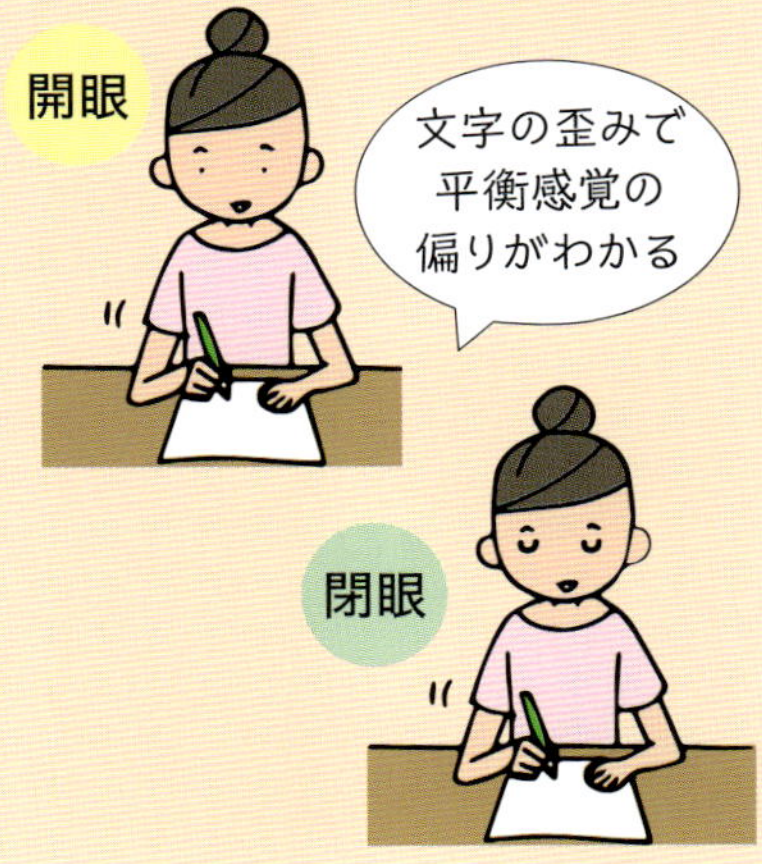
開眼
文字の歪みで平衡感覚の偏りがわかる
閉眼

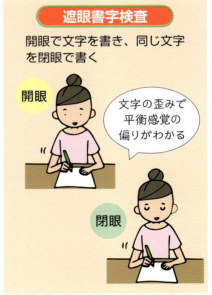

目の動きを調べる検査

右方向に頭部が動くと、眼球は左へ動くことで視線のブレを補正するなど、目はからだの動きに合わせてバランスをとっています。めまいがあると、眼球が自然に、反射的に動きます。これを眼振といいます。目の動きをみる検査で、不自然な動きがないか調べます。

非注視眼振*検査

凸レンズで目が拡大される「フレンツェル眼鏡*」か「赤外線 CCD カメラ*」を装着し検査する

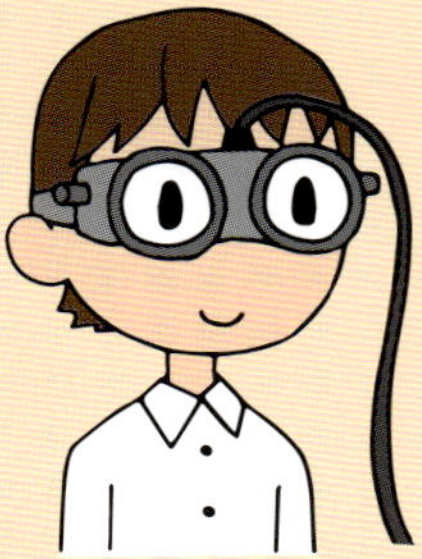

① 頭位眼振検査

仰向けに寝た状態で、左右、正面に動かし、眼球の動きを調べる

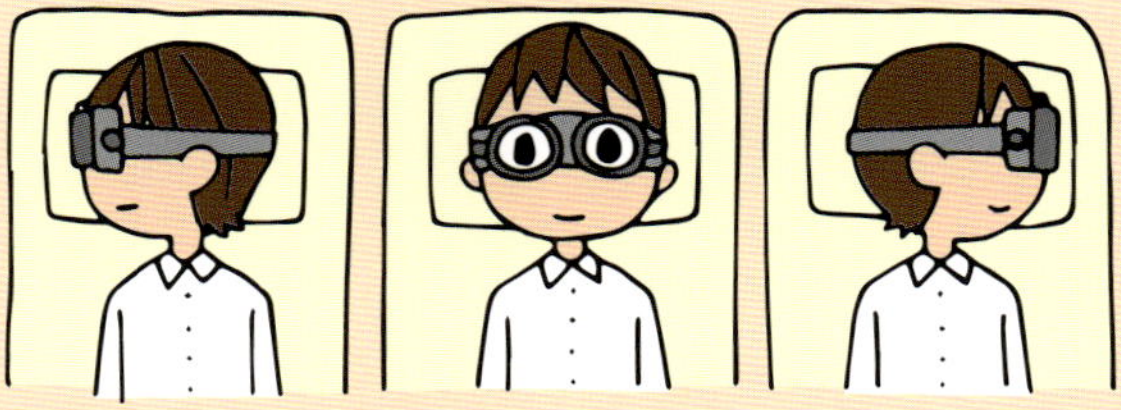

② 頭位変換眼振検査

座位からすばやくあお向けになって、頭を垂れ下げ、また上半身を起こして眼球の動きを調べる

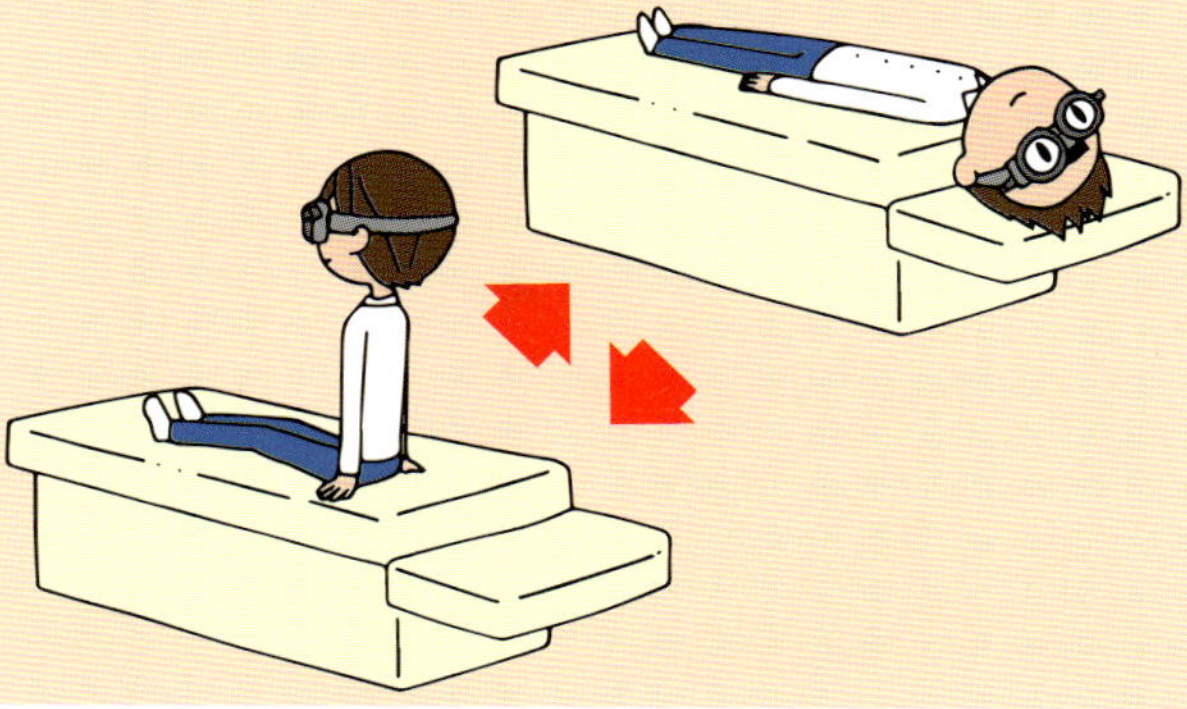

用語解説

眼振　眼球が意識せずに自然に、反復的に動く様子。

フレンツェル眼鏡、赤外線 CCD カメラ　眼振の検査器具で、フレンツェル眼鏡は厚い凸レンズで外から目が大きく見え、赤外線 CCD カメラは小型の CCD カメラがついており映像画面で目の動きを観察できる。

注視眼振検査

裸眼で視点を上下左右に動かして、眼振がないか検査する

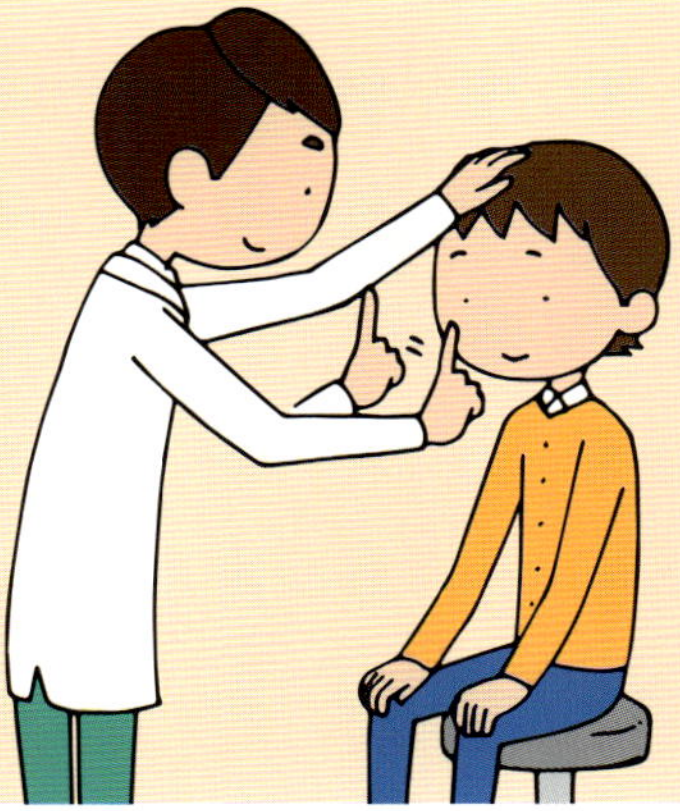

その他の眼振検査

指標追跡検査

目の前の動く指標を目で追い、眼球の動きを電気眼振機で検査する

視運動性眼振検査

上下左右に動く縞模様を目で追い、捉えられるかを検査する

温度刺激検査

（カロリックテスト）

耳の中に冷水や温水を入れて刺激を与え、眼振の出方を調べる

回転刺激検査

からだを回転させ、わざと眼振とめまいを起こして検査する

電気眼振機検査

目の動きを電気的に捉えて検査する

めまいの原因を見つける、その他の検査

めまいの原因は多様です。そのため、平衡感覚の検査や目の動きを調べる検査以外にも、さまざまな検査が行われます。

口腔内検査

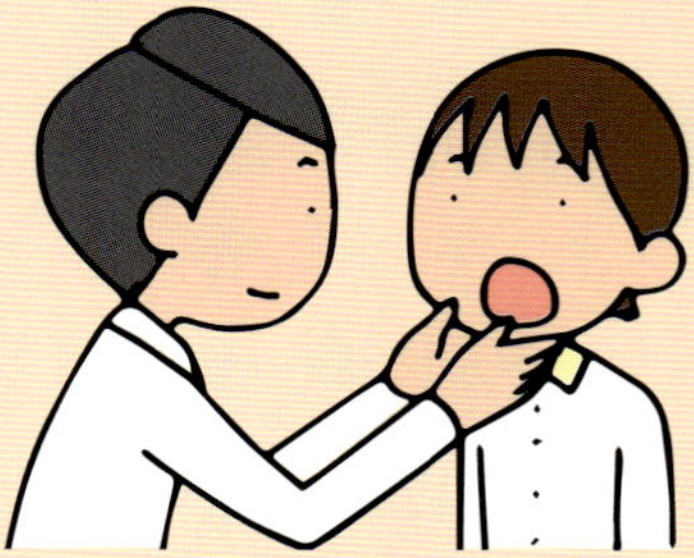

脳神経系に異常がある場合、声帯《せいたい》麻《ま》痺《ひ》、舌筋《ぜっきん》萎縮《いしゅく》、舌の動きの異常などがみられることがあるので、口腔内も調べる

聞こえの検査

めまいは難聴をともなうことも多いため

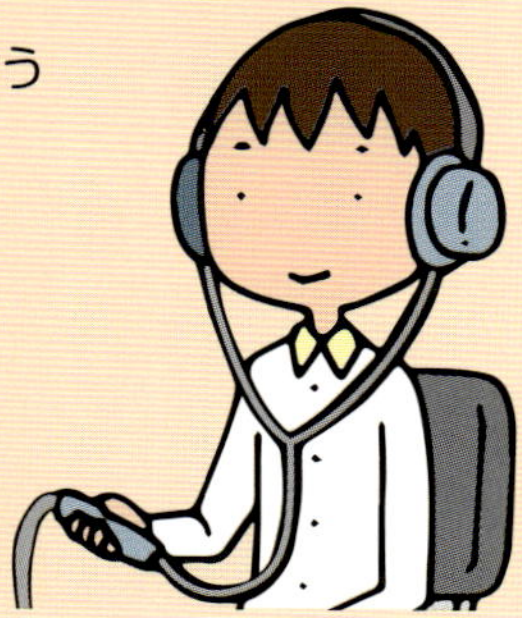

内科的検査

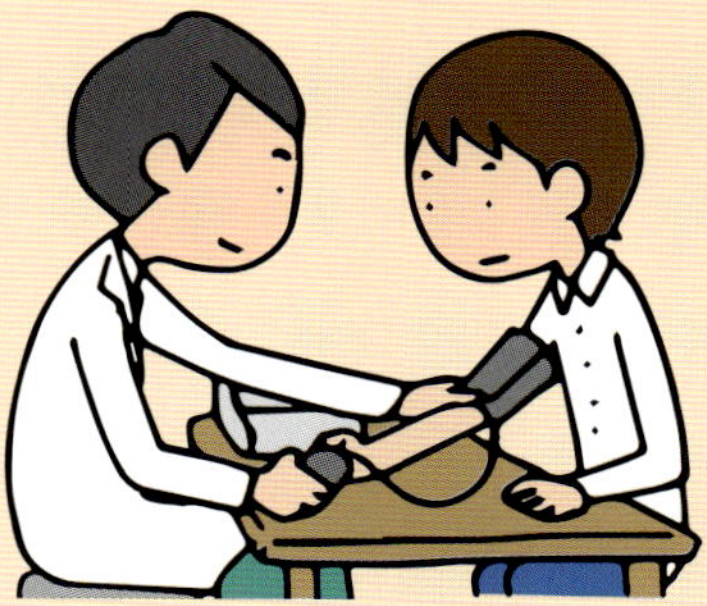

高血圧や糖尿病、不整脈、貧血の有無を知るために血圧測定や心電図、血液検査など

画像検査

CT（コンピュータ断層撮影）、MRI（核磁気共鳴画像）により、脳梗塞や脳出血などの脳血管障害や脳腫瘍などがないか調べる。X線撮影で首の骨を調べることも

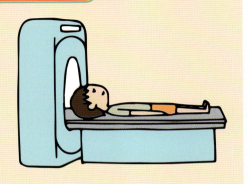

自律神経の検査

次のような検査とともに、ときに性格テストや心理テストを使って総合的に調べます！

起立試験

寝た状態と立った状態で血圧・脈拍数を検査する

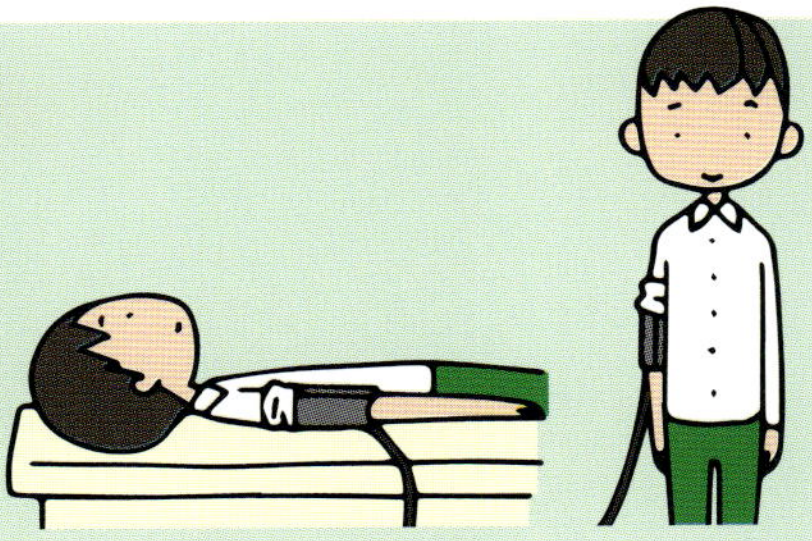

心電図検査

安静状態で心臓の拍動の状態を調べ、乱れがないか確認する

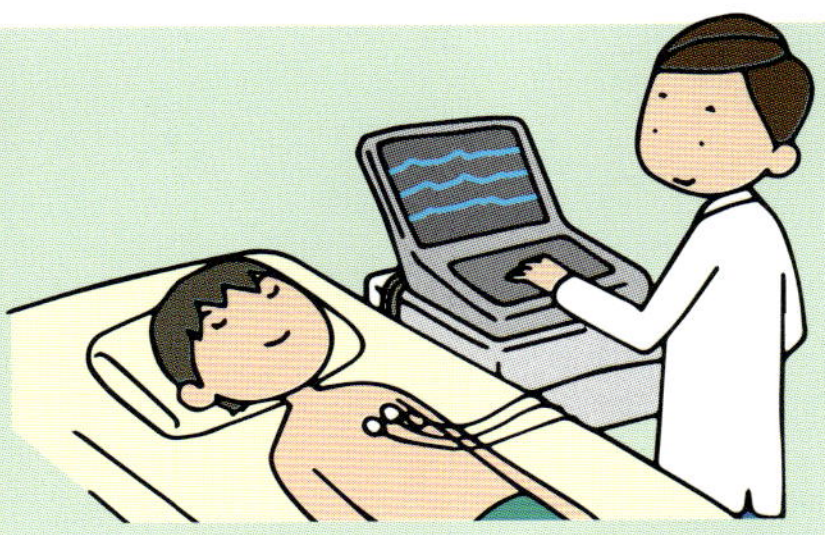

めまいを起こす耳の病気と治療

突然、回転性のめまいを起こす「メニエール病」

何の前触れもなく、突然激しくグルグル回るような回転性のめまいが起きるのが、メニエール病です。症状は数時間から半日程度続き、片耳の耳鳴りや難聴、耳が詰まったように感じる「耳閉塞感」などをともないます。

また、吐き気や嘔吐、冷や汗をかく、顔面が蒼白になる、頻脈などの自律神経症状も多くともないます。

メニエール病のめまいは、繰り返し起きることが特徴です。めまい発作が起きる間隔は一定ではなく、週一回程度から年数回程度までさまざまです。

このメニエール病の原因は、内耳の膜迷路（48頁参照）の水腫（水ぶくれ）です。

膜迷路内に内リンパ液が溜まることで蝸牛管が膨れ、「内《ない》リンパ水腫」になり、蝸牛管と前庭階の仕切りである「ライスネル膜*」が押し上げられると、難聴が生じます。

さらにライスネル膜が破れると、本来成分の違う内リンパ液と外リンパ液が混じり、激しい耳の症状やめまいが引き起こされます。

また、前庭器官の異常は、自律神経にも影響し、吐き気や嘔吐などの自律神経症状につながるのです。

メニエール病では、めまい発作を繰り返すうちに、難聴が進行したり、日常生活に支障をきたすことがあります。難聴は、初期には回復することもありますが、めまい発作を繰り返すうちに、回復しづらくなります。そのため、治療でなるべくよい状態を保つことが大切です。

次項では、治療について説明します。

用語解説　ライスネル膜　蝸牛のなかにある前庭階と蝸牛管の間のしきりとなっている膜のこと。内リンパ液と外リンパ液を分けている。

メニエール病はこうして起こる

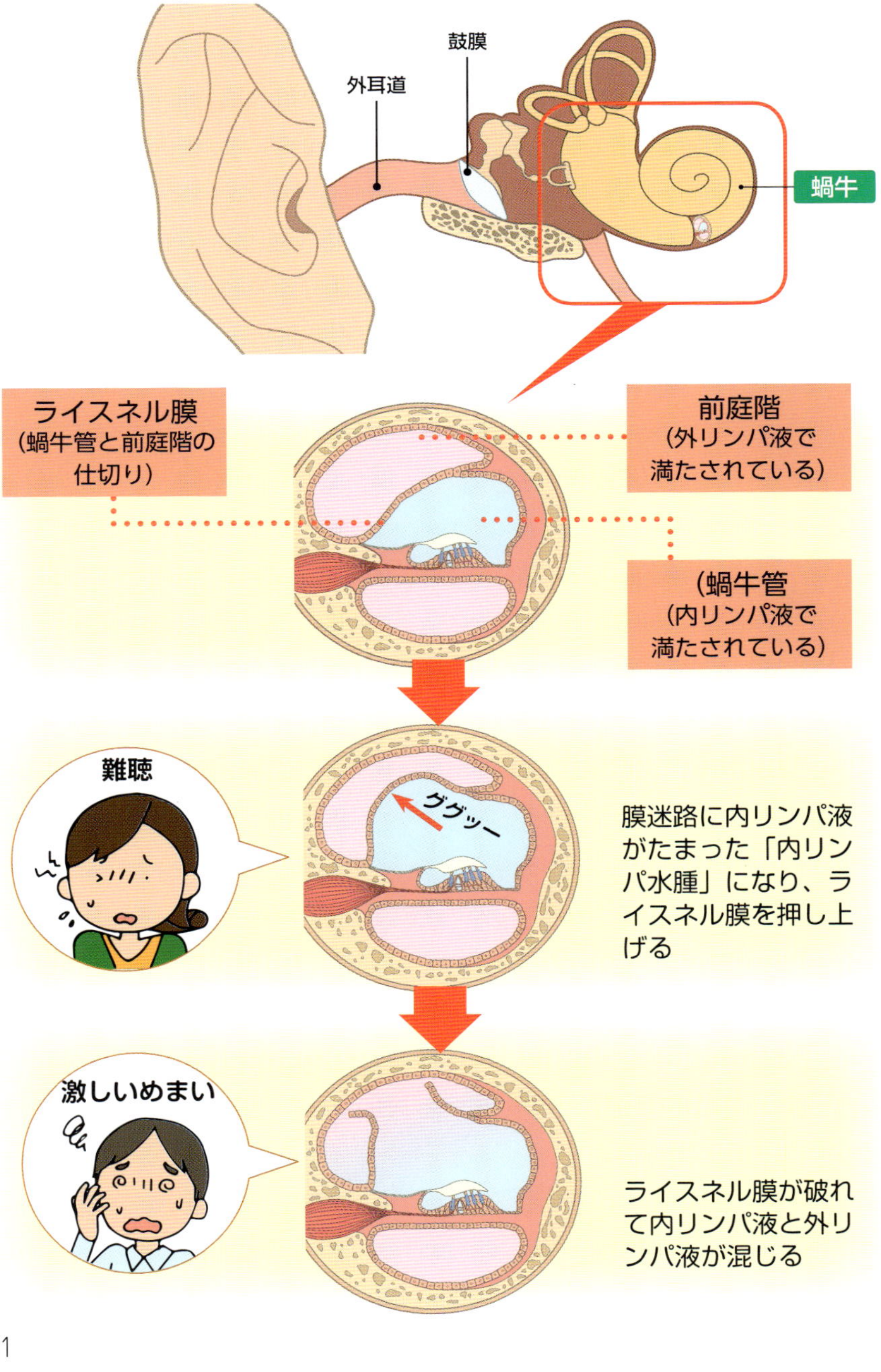

メニエール病の治療① 薬物治療と生活改善

メニエール病は、めまいや耳鳴りなどの症状が激しくつらいのですが、命に関わる病気ではありません。発作時には、まずは安静にして、めまいの症状が落ち着くのを待ちます。

ただし、メニエール病はめまい発作を繰り返すと耳鳴りや難聴が悪化してしまうので、早めに耳鼻咽喉科やめまい外来、神経耳科などを受診します。

メニエール病の治療の基本は薬物療法です。

はじめに、メニエール病の診断の確定のために、利尿剤を使ったグリセロール検査*が行われます。これは、薬の内服前と内服3時間後で聴力検査を行い、どこまで改善したかを調べ、内リンパ水腫（60頁参照）の有無を確認するものです。

メニエール病と確定したのちは、状態に合わせて抗めまい薬や、血流改善薬、ビタミン剤、利尿薬などで治療します。難聴が急激に進んだり、聴力の変化が大きいときにはステロイド剤を使うこともあります。めまい発作が激しいときには、吐き気を止める薬や抗不安薬を使います。

メニエール病の治療で薬物療法と並んで大切なのは、生活の改善です。

メニエール病の直接的な原因となる内リンパ水腫はどうして引き起こされるのか、根本的な理由はわかっていません。

しかし、ストレスや過労がメニエール病の発作を誘発したり、悪化させることがわかっています。

適度な運動や気分転換を心がけ、十分な睡眠・休息をとり、できる限りストレスをためない生活を送りましょう。

メニエール病は、薬物療法と生活改善で8割の症状が軽くなるとされています。ただ、これらを行っても十分に改善しない場合は、手術を考えることもあります。

次項で、詳しく説明しましょう。

用語解説 グリセロール検査　利尿作用のあるグリセロールを飲み、その前後で聴覚に違いがあるかを調べる検査。内リンパ水腫の有無を知る手がかりとなる。

メニエール病の治療の基本は薬物療法と生活の改善

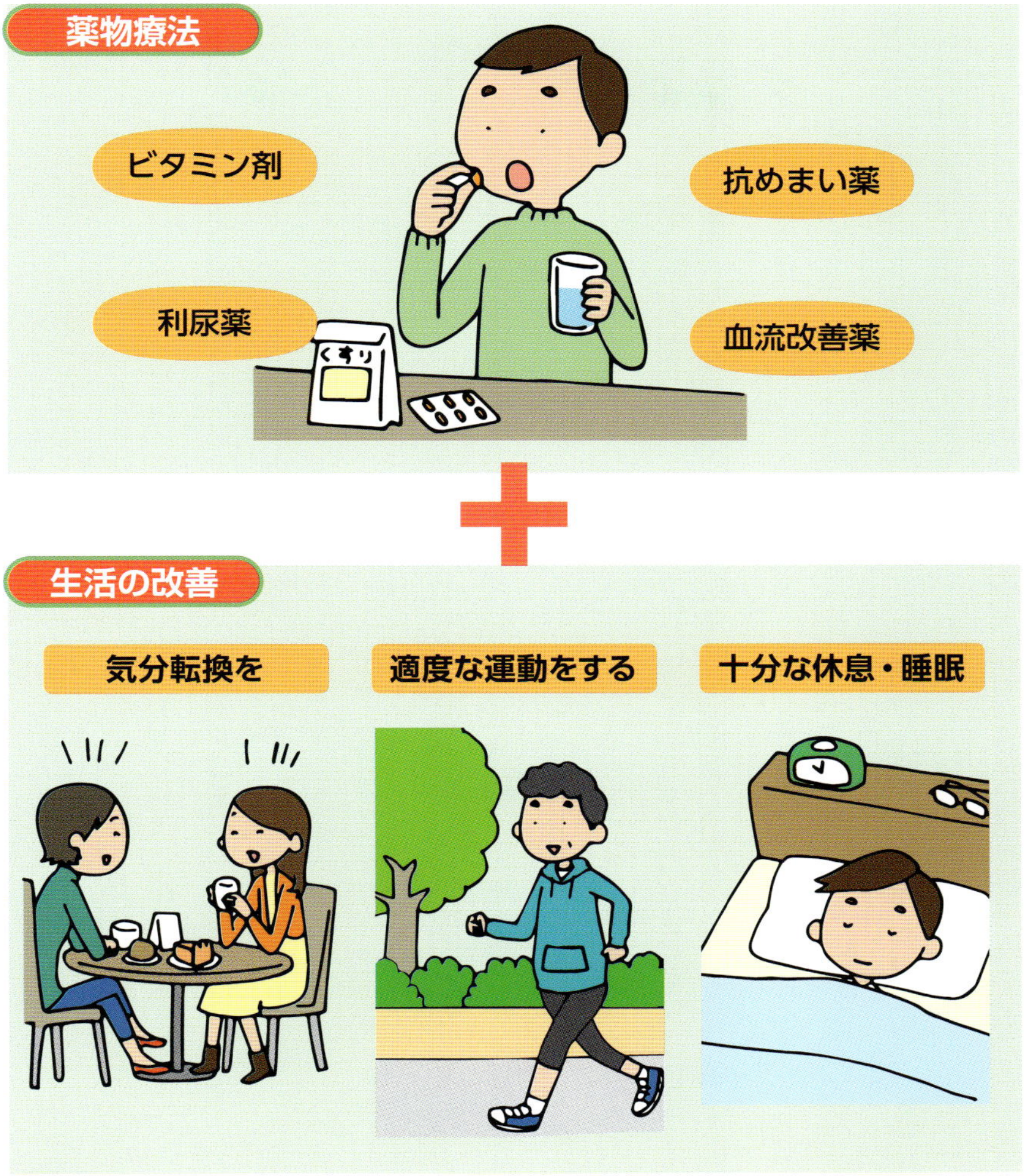
薬物療法
ビタミン剤
抗めまい薬
利尿薬
血流改善薬
くすり
生活の改善
気分転換を
適度な運動をする
十分な休息・睡眠

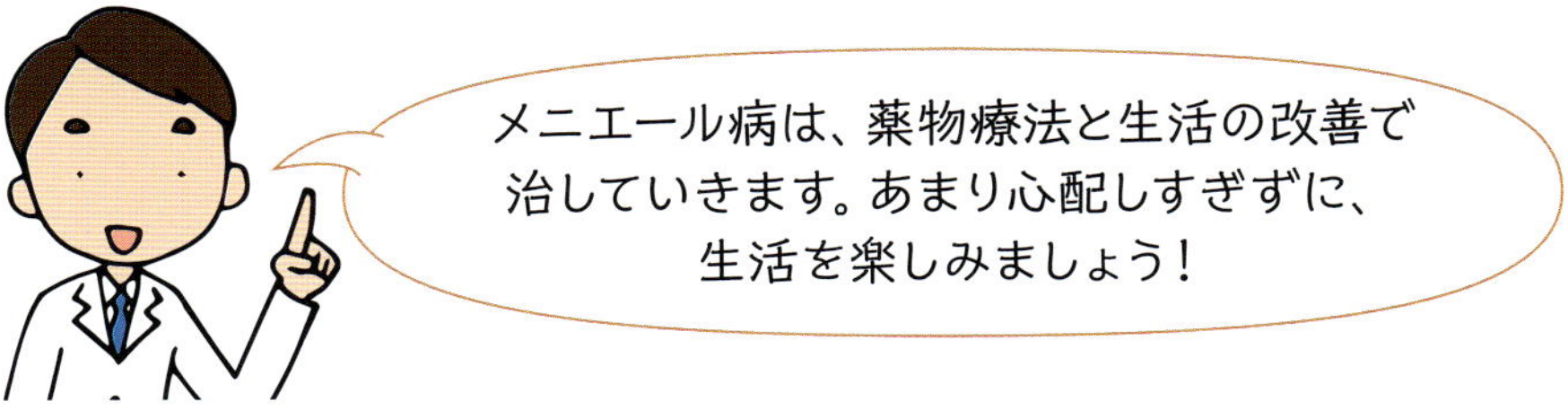
メニエール病は、薬物療法と生活の改善で
治していきます。あまり心配しすぎずに、
生活を楽しみましょう！

メニエール病の治療② 手術

メニエール病は、適切な薬物療法と生活改善を行っていけば、症状が軽減されます。

しかし、少数ではありますが、治療を受けていてもめまい発作を月に何度も繰り返したり、聴力が急激に悪化してしまう患者さんがいます。その場合には、手術により症状を抑えることを考えます。

メニエール病で行われる主な手術は、「内リンパ嚢《のう》開放術」です。

内リンパ嚢開放術は、耳の後ろから切開し、内リンパ液が溜まっている小さな袋の「内リンパ嚢」を切開する手術です。余分な内リンパ液を排出して、めまいの軽減をはかります。内耳機能が温存され、また後遺症で難聴になるリスクも低い手術です。ただ、再発の可能性が残ります。

改善をみない場合に選択的に前庭機能を破壊することもあります。これには、内耳中毒物質鼓室内注入療法と前庭神経切断術があります。

内耳中毒物質鼓室内注入療法は、ゲンタマイシンなどの抗生物質の溶液を鼓室に注入して、前庭・半規管の機能を破壊することにより、めまいを改善します。副作用で難聴になることがあるため、行うかどうかは医師と十分相談することが必要です。

前庭神経切断術は、平衡感覚をつかさどる前庭神経を切断し、前庭・半規管からの異常な情報を遮断して、めまいを消失させる手術です。音を聞くために必要な蝸牛神経は残すので、聴力は温存しうるのですが、副作用でふらつきなどが残ることがあり、こちらも医師とよく相談することが大切です。

メニエール病の手術は、繊細な器官である耳にメスを入れるため、神経など傷つけたり、難聴などのリスクもあります。ほかの治療で消えない症状と手術で起こりうるデメリットをよく検討し、納得した上で治療を進めることが大切です。

次項は良性発作性頭位めまい症についてです。

メニエール病の手術による治療法

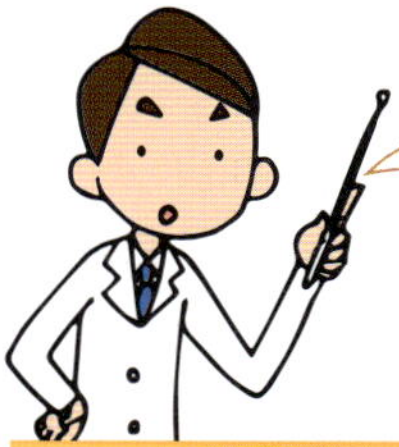

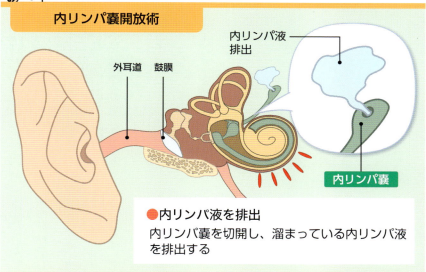

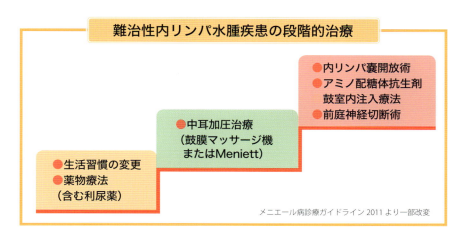

薬物療法と生活の改善でも、なかなか症状が改善しない場合は、手術も選択肢となります

内リンパ嚢開放術

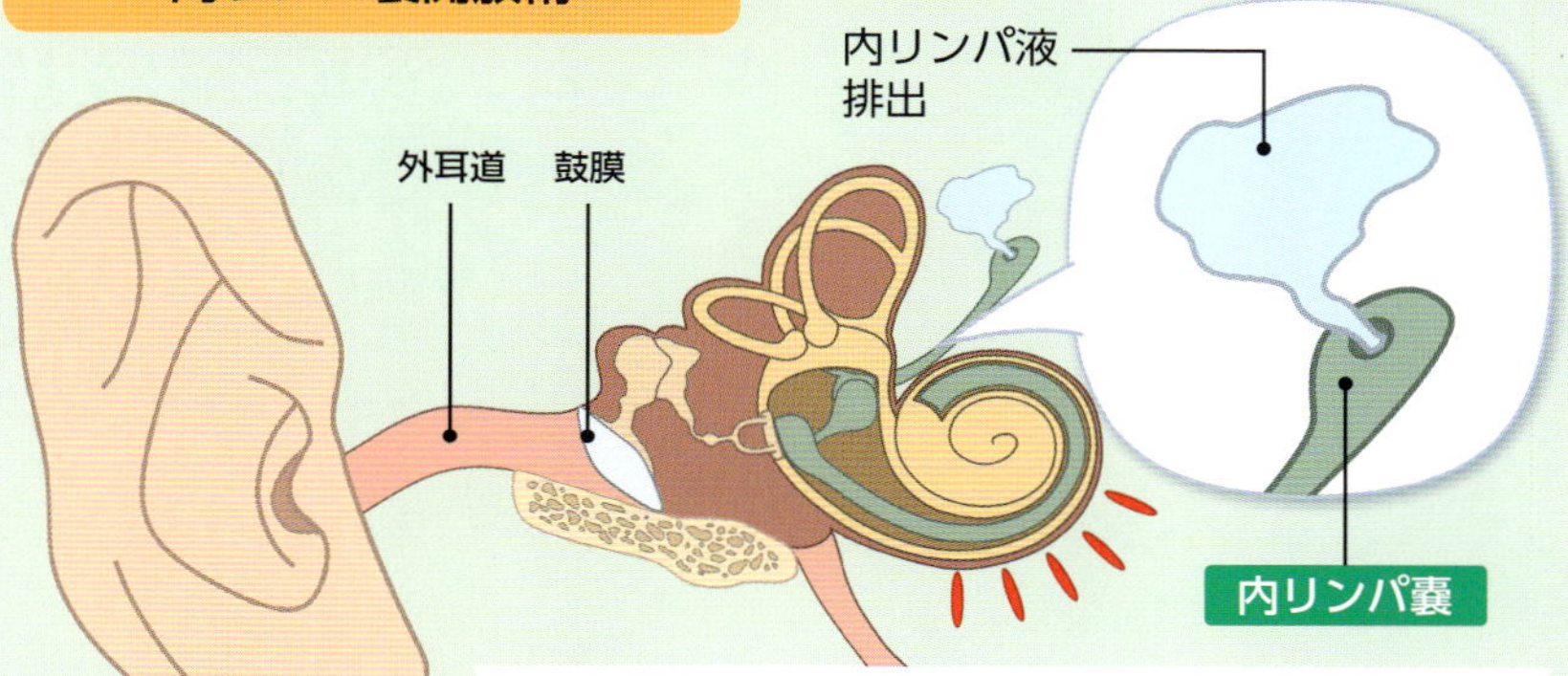

●内リンパ液を排出

内リンパ嚢を切開し、溜まっている内リンパ液を排出する

難治性内リンパ水腫疾患の段階的治療

- ●生活習慣の変更
- ●薬物療法（含む利尿薬）

- ●中耳加圧治療（鼓膜マッサージ機またはMeniett）

- ●内リンパ嚢開放術
- ●アミノ配糖体抗生剤鼓室内注入療法
- ●前庭神経切断術

メニエール病診療ガイドライン 2011 より一部改変

頭を特定の位置にすると起きる「良性発作性頭位めまい症」

寝返りをうったとき、あるいは靴ひもを直そうと屈んだときなど、ある特定の位置に頭を動かしたときに、めまいが起きてしまうことがあります。これは良性発作性頭位めまい症といい、めまいを起こす頭位を「めまい頭位」と呼ばれています。

めまいは、寝返りをうつなど、からだを左右に回転させたときや、上を向いたときや下を向いたときなどに起こります。

グルグル回るように感じる回転性めまいやグラグラ感じる動揺性めまいで、数秒から1、2分続きますが、頭の位置をそのままにしていれば、自然とおさまります。しかし、頭を動かすとまためまいが起こります。

吐き気を感じたり、吐いてしまうこともありますが、難聴や耳鳴りなどの他の症状はありません。

良性発作性頭位めまい症の原因は、はっきりとは解明されていませんが、耳石器からはがれ落ちた耳石が、三半規管のなかに入って浮遊したり、半規管内で内リンパ液の動きを感知する役割を果たしているクプラに付着することで、過剰な刺激となり、めまいが起きるとされています。

良性発作性頭位めまい症は、耳鼻咽喉科の外来で、もっとも多いめまいです。めまい発作がたびたび起きるので不安に感じる患者さんも多いのですが、命にかかわる病気ではありません。めまい頭位に慣れると症状が消えていく場合が多く、症状が軽ければ、特に治療しないで様子をみることもあります。

めまいとともに起きる吐き気が強い場合には、制吐剤や抗めまい薬を使います。「平衡機能訓練」を行うこともあります。

特に症状が強い場合は、三半規管*内に浮遊している耳石を耳石器に戻す「浮遊耳石置換法（エプリー法）」などの理学療法を行います。

用語解説　三半規管　内耳にある半円（半規）の平衡感覚をつかさどる器官。前半規管、後半規管、外側半規管の３本からなり、合わせて三半規管とも呼ぶ。

良性発作性頭位めまいの治療法

治療法

浮遊耳石置換法（エプリー法）

三半規管の浮遊耳石を耳石器に戻す

右耳の後半規管に
浮遊耳石がある場合

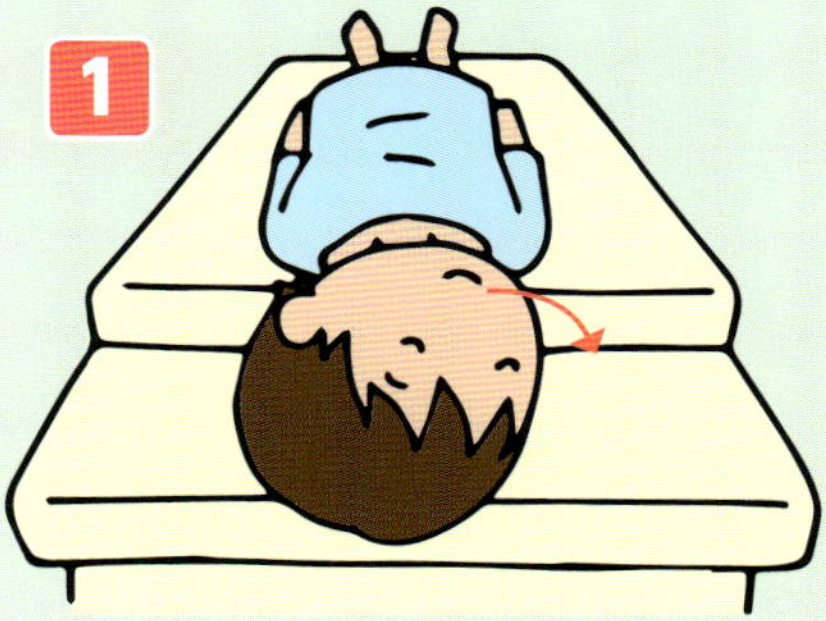

頭を垂れ下げた状態で寝そべり、
頭を右へ 45°ゆっくり動かす

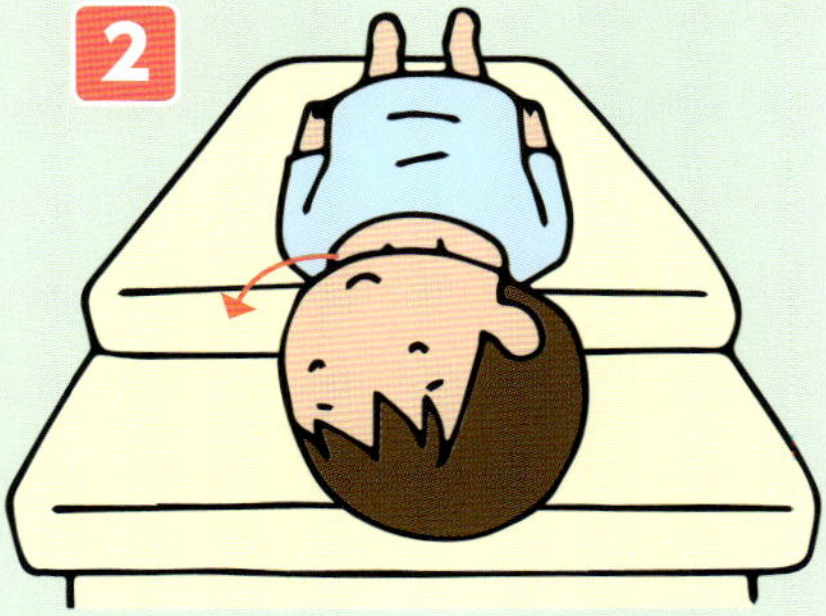

次は頭を左へ 45°動かす

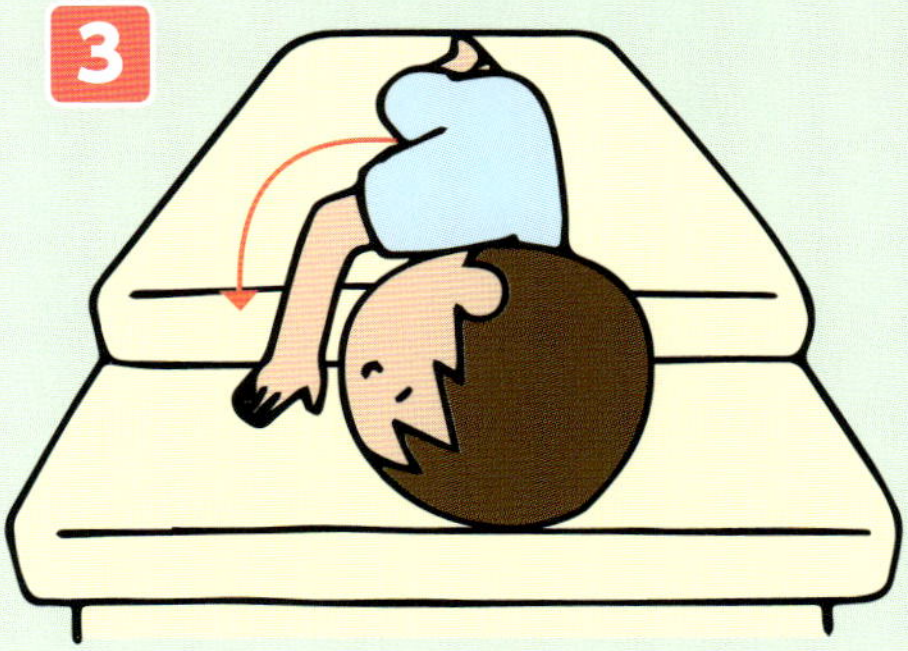

さらに体全体を 90°左へ動かす

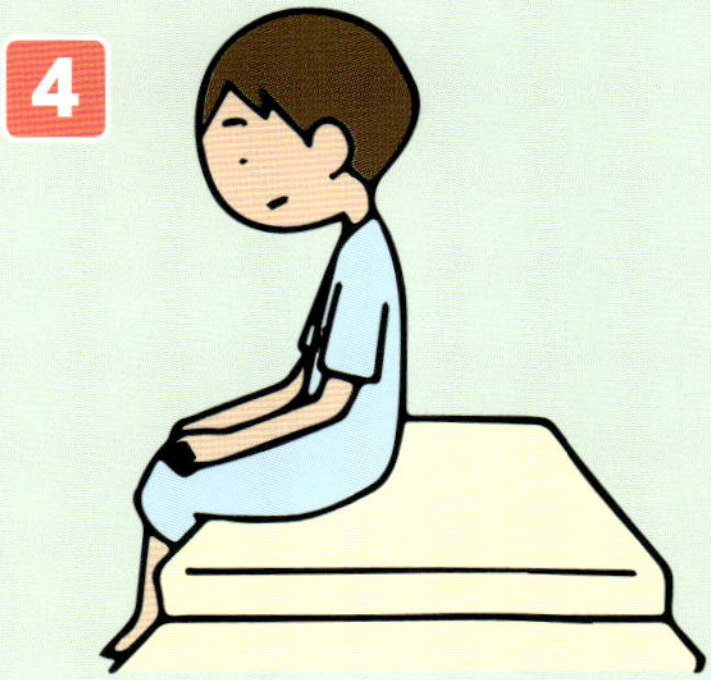

ゆっくりと座位に戻る

吐き気をともなうめまいやふらつき感がある「前庭神経炎」

三半規管と、卵形嚢、球形嚢に分布している感覚神経が、前庭神経です。傾きに関する情報を脳へと伝え、平衡感覚を保つ役割を果たしています（48頁参照）。

前庭神経炎は、前庭神経に炎症が起きて障害され、めまいが起きる病気です。

突然激しいめまいが起き、1日〜1週間ほど続きます。めまいは、グルグル回るように感じる回転性のめまいです。

吐き気や嘔吐などの自律神経症状をともないますが、難聴や耳鳴りなどの聴覚症状はありません。

めまいが起きるのは一度きりなのですが、神経そのものが傷つけられてしまい、めまい発作がおさまった後も、ふらつきや頭の重い感じが、数ヵ月から半年ほど続くことがあります。

前庭神経炎の原因は、はっきりとは解明されていませんが、ウイルスが前庭神経に感染することではないかとされています。前庭神経炎の患者さんの3割程度に、めまいが起きる前に、かぜのような症状が出ています。

治療は、激しいめまいが起きているときは安静にして、抗めまい薬、吐き気をおさえる制吐剤や抗不安薬、ステロイドを使います。

めまいがおさまった後は、頭部の運動・歩行訓練などのリハビリテーションを行います。なるべくはやくリハビリをはじめた方がよいとされています。

前庭神経炎はめまいが激しく、その後もふらつき感が続くなど、つらさを感じることもあるかもしれません。しかし、しっかりリハビリを行えば必ず改善していくので、あきらめず根気強く病とつき合っていきましょう。

前庭神経炎のしくみと治療法

しくみ

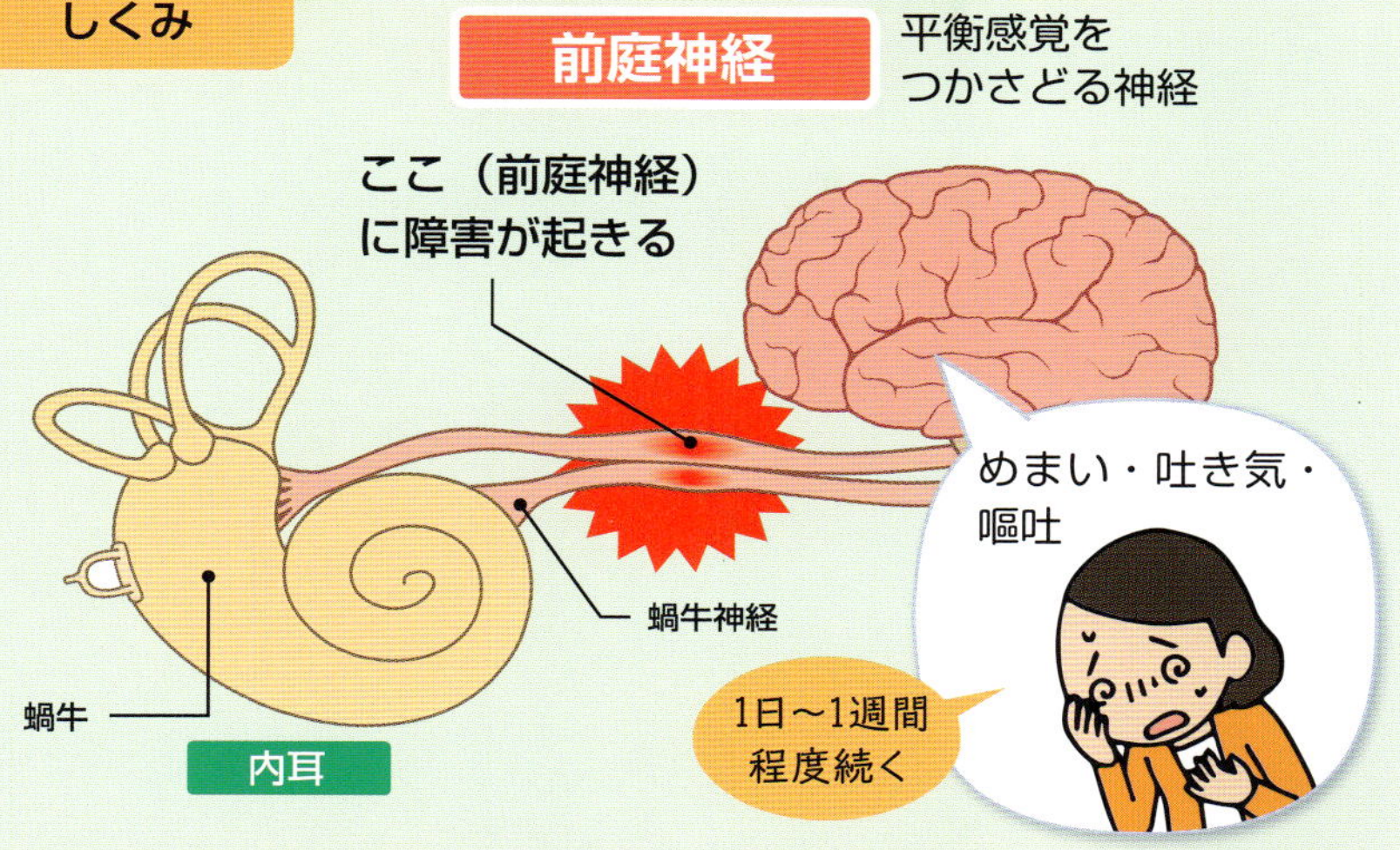

治療法

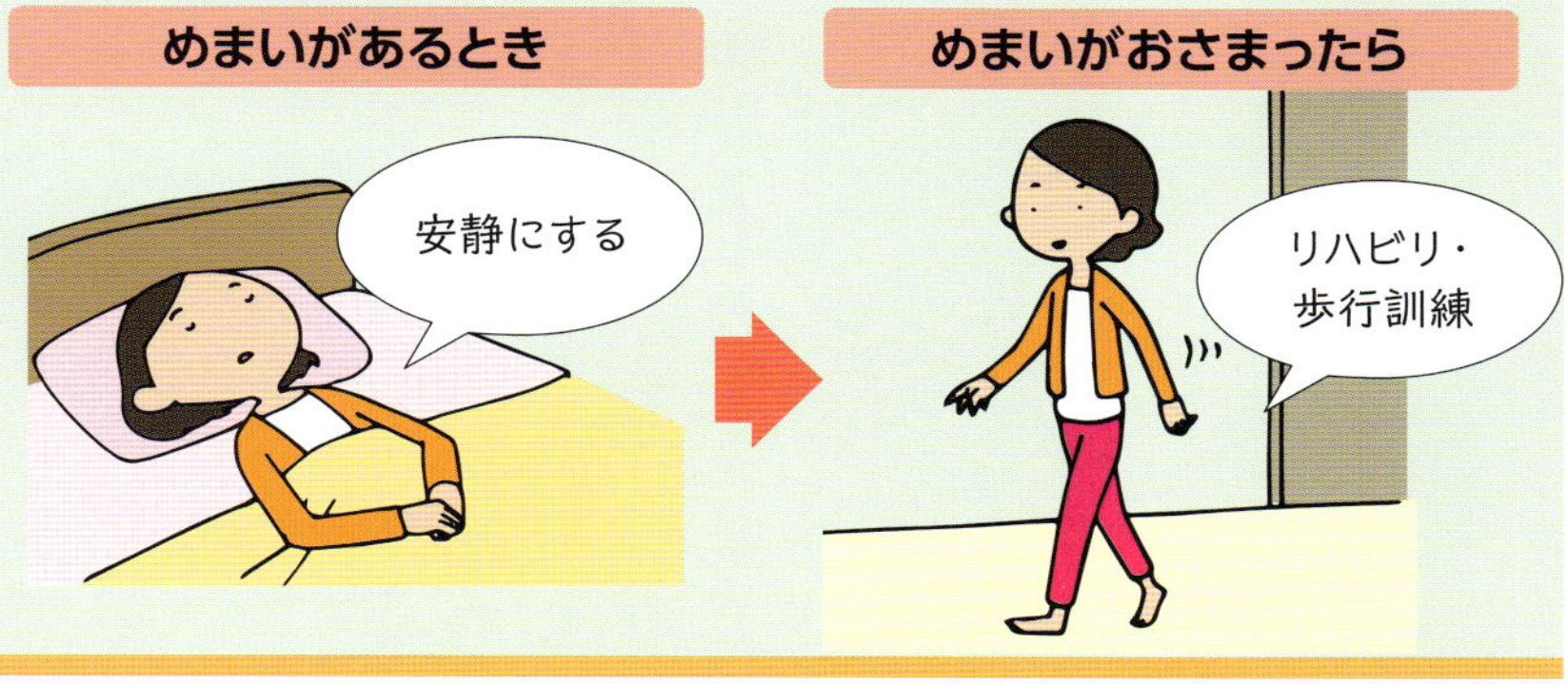

ふらつき感が長く残ることもありますが、
必ず改善していきます。
あきらめないで、つき合っていきましょう！

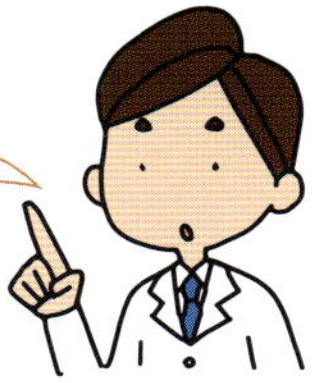

その他の耳の病気① 慢性中耳炎

中耳炎がもとで内耳が障害され、めまいが起きることもあります。

かぜなどがきっかけで中耳にウイルスや細菌が感染し、炎症を起こすのが「急性中耳炎」です。

中耳は、耳管で鼻とつながっているため、鼻の粘膜で増殖したウイルスや細菌が、中耳に入ってくるのです。

急性中耳炎の治療が不完全だったために、鼓膜に穴が開き、感染を繰り返すようになると、「慢性中耳炎」と呼ばれます。

急性中耳炎や慢性中耳炎の急性憎悪（急に症状が悪化すること）により、炎症が内耳に及ぶと、めまいが引き起こされます。

さらに、鼓膜の穴から皮膚組織が入り込んで蓄積し、「真珠腫*」ができることがあります。「真珠腫性中耳炎」と呼ばれています。

真珠腫性中耳炎になると、中耳や内耳の骨が徐々に破壊されて、難聴が進行したり、めまいが起きやすくなります。さらに進行すると顔面神経麻痺や頭蓋内の症状を起こすことがあります。

真珠腫性中耳炎の治療は、まず感染を抑えることが大切で、抗生物質の投与や耳の洗浄が行われます。そして、手術により真珠腫を除去します。

中耳炎は小さな子どもに多く発症し、比較的なじみのある病気です。そのため、軽く考えてしまう人も少なくないのですが、きちんと治療を受け、完治させないと、めまいなどの原因となることがあるのです。

また、鼻をすする癖のある人は、真珠腫性中耳炎になりやすいとされています。

思わぬことからめまいが起きている可能性もあるので、注意しましょう。

次項では、ラムゼイ・ハント症候群、遅発性内リンパ水腫を取り上げます。

用語解説 真珠腫　鼓膜の一部が内側にへこみ、そこに剥がれた鼓膜や外耳道の皮膚組織が溜まって塊になってできる肉芽。進行すると周囲の骨を溶かして広がっていく。

中耳炎のしくみと治療法

しくみ

急性中耳炎

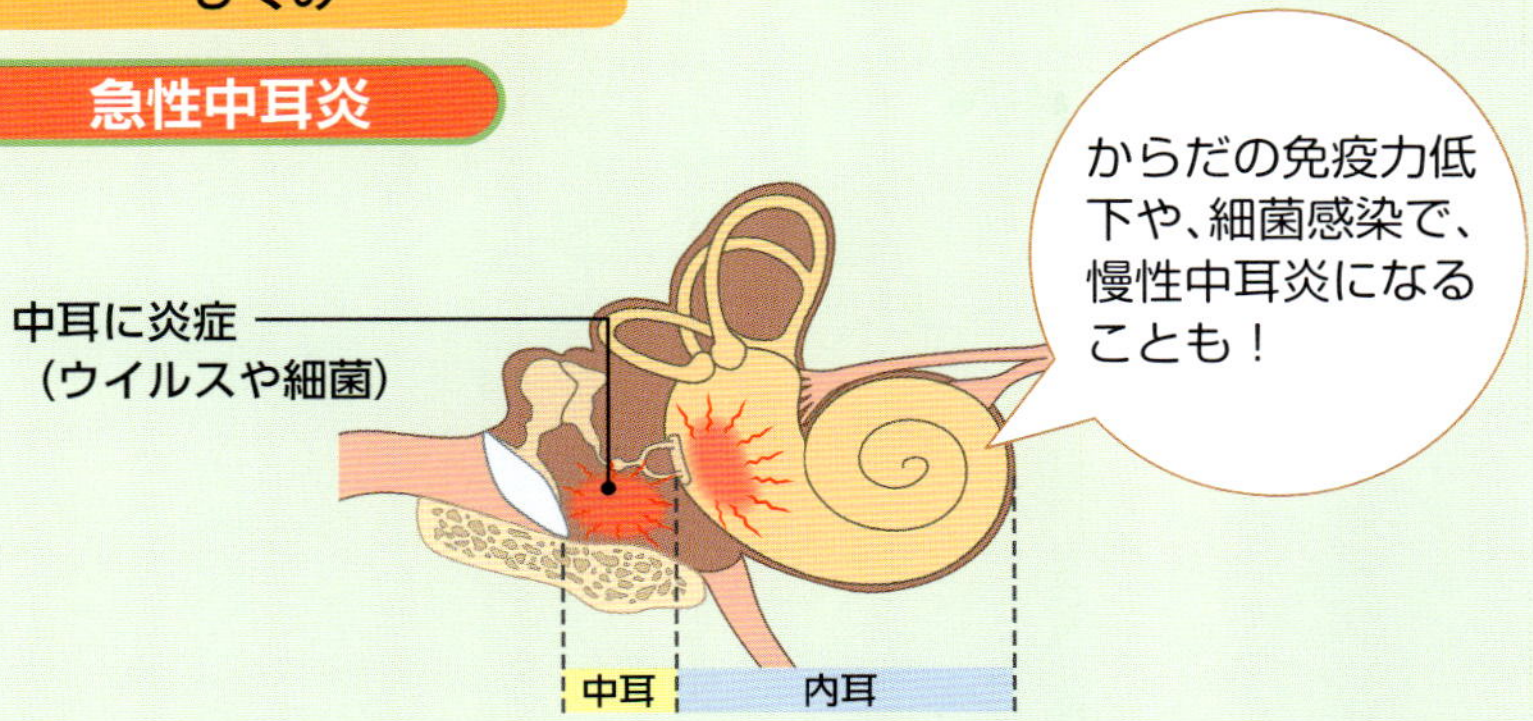

慢性化膿性中耳炎

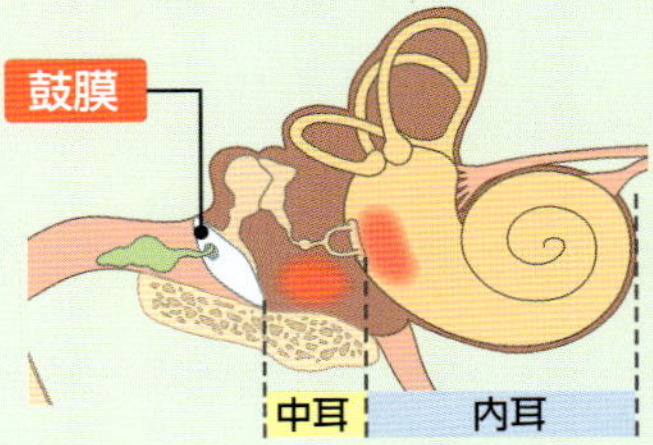

鼓膜の穴がふさがらず、化膿を繰り返す

真珠腫性中耳炎

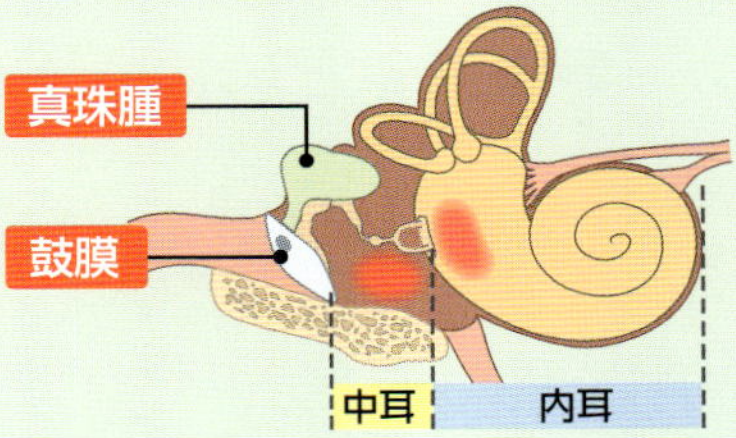

鼓膜の穴から皮膚組織が入り、「真珠腫」となって内耳に悪影響！

治療法

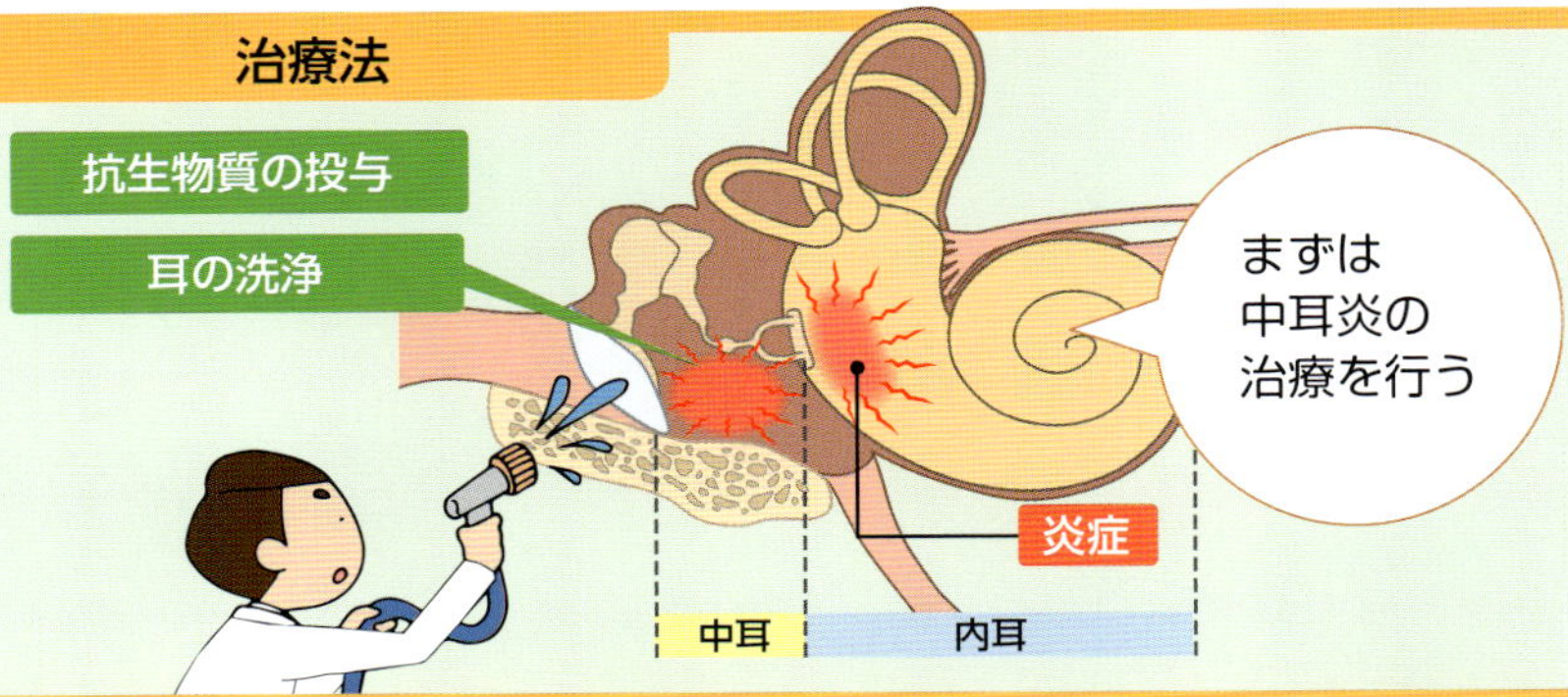

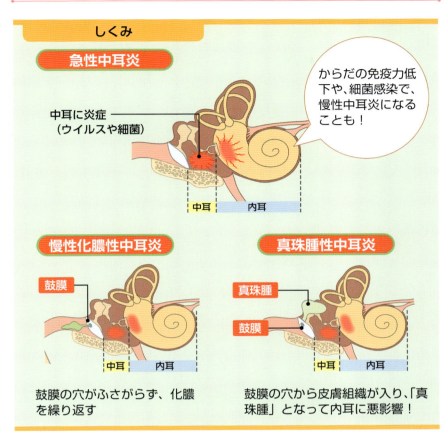

その他の耳の病気②
ラムゼイ・ハント症候群、遅発性内リンパ水腫

過去に患った病気が、長い時間がたったのち新たな病気となって現れ、その病気からめまいを起こすことがあります。

「ラムゼイ・ハント症候群（耳帯状疱疹）」*と「遅発性内リンパ水腫」です。

頭痛や耳の痛みからはじまり、耳の穴周辺に水ぶくれができ、回転性のめまいや耳鳴り、難聴や顔面麻痺をきたすのがラムゼイ・ハント症候群（耳帯状疱疹）です。

ラムゼイ・ハント症候群を引き起こす原因は、水痘・帯状疱疹ウイルス（VZV、Varicella Zoster virus）、つまり〝水ぼうそうのウイルス〟で、過去に水ぼうそうを患ったあとに神経節に潜んだものが再活性化したことによります。

治療は、抗ウイルス薬やステロイド、消炎鎮痛薬が使われます。

ラムゼイ・ハント症候群では、顔面神経麻痺が軽減しても後遺症として一部残る場合があるため、早めに治療を受けることが大切です。

「遅発性内リンパ水腫」は、すでに重い難聴の人に回転性のめまいが起きる病気です。

幼児期のおたふくかぜなどで難聴になって、数年から数十年たって、めまい発作を繰り返すようになります。原因は、内リンパ水腫とされ、メニエール病（60頁参照）と似ています。

治療はメニエール病と同様に、薬物療法で内リンパ水腫を軽減することを考えます。

遅発性内リンパ水腫は、発生のメカニズムなど、まだ解明されていないことが多く、予防も難しい病気です。しかし、おたふくかぜなどから難聴になっている人は、定期的に検診を受けるなど、普段から気をつけ、めまいや耳鳴り・耳閉感などが起こった際には、早めに病院を受診しましょう。

用語解説 ＊ラムゼイ・ハント症候群　帯状疱疹のうち、耳やその周辺に水胞が出て、難聴やめまい、顔面神経麻痺、痛みなどの症状をともなうもの。

ラムゼイ・ハント症候群、遅発性内リンパ水腫のしくみ

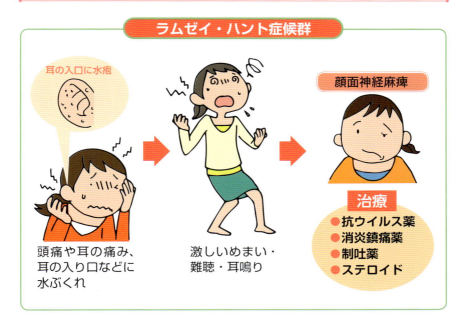

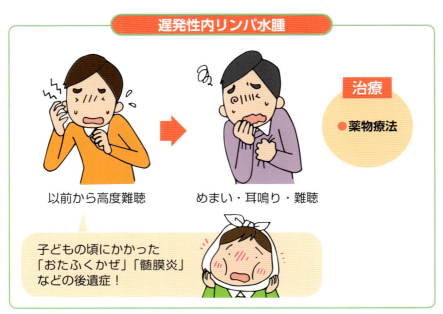

ラムゼイ・ハント症候群

頭痛や耳の痛み、
耳の入り口などに
水ぶくれ

激しいめまい・
難聴・耳鳴り

顔面神経麻痺

治療

- 抗ウイルス薬
- 消炎鎮痛薬
- 制吐薬
- ステロイド

遅発性内リンパ水腫

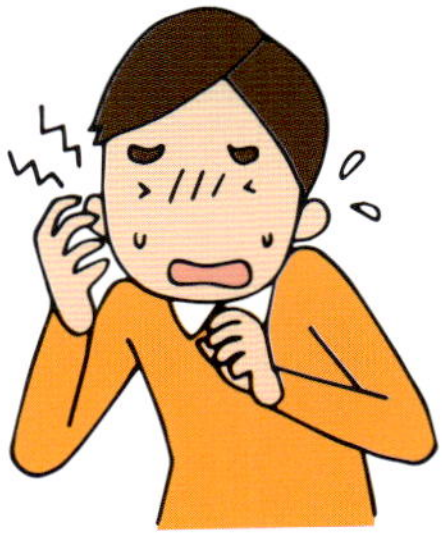

以前から高度難聴

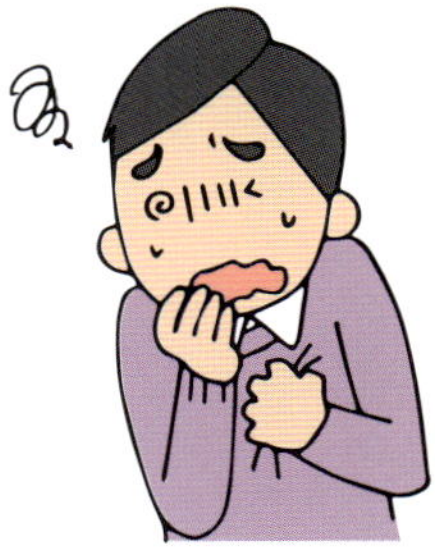

めまい・耳鳴り・難聴

治療

- 薬物療法

子どもの頃にかかった
「おたふくかぜ」「髄膜炎」
などの後遺症！

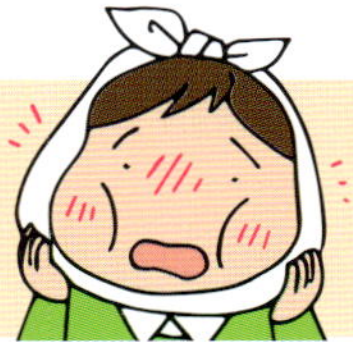

めまいを起こす脳の病気と治療

腫瘍が大きくなるにつれてめまいが現れる「聴神経腫瘍」

内耳の聴器から脳に聴覚を伝える蝸牛神経と、前庭や半規管から脳に平衡感覚を伝える前庭神経は、第八脳神経もしくは聴神経と呼ばれています。

第八脳神経を取りまく鞘《さや》のような組織に良性の腫瘍ができるのが、聴神経腫瘍です。

聴神経腫瘍は、多くが前庭神経から発生して、何年もかけて大きくなっていきます。すると、蝸牛神経や顔面神経、ついで顔の感覚を脳に伝える三叉《さんさ》神経*、脳幹や小脳が圧迫されてしまいます。

症状は、軽いめまいやふらつきのほか、難聴、耳鳴りなどが見られます。かなり進行すると、顔に麻痺が起きる「顔面神経麻痺」になったり、手足がうまく動かせなくなったり、ものが飲み込めなくなることもあります。

聴神経腫瘍は良性腫瘍なので、小さい場合は定期的に画像検査を行って、様子を見ることもあります。大きな腫瘍や急速に増大する場合は手術となりますが、蝸牛神経や顔面神経の機能へのダメージをなるべく減らすことを考えます。

また、定位放射線照射（ガンマナイフ）などで、治療を行うこともあります。

ガンマナイフとはガンマ線という放射線を患部に照射する治療です。聴神経腫瘍のような小病変でも周囲の組織にダメージを与えず、聴神経腫瘍のみを〝ナイフで切り取る〟ように治療することができます。

次項では、脳血管に異常が起きておこるめまいについて取り上げます。

用語解説 三叉神経　顔の感覚と咀嚼筋をつかさどる神経。脳幹から太い神経が出て、途中３本に枝分かれし、さらに細かく分かれて顔や頭に伸びている。

聴神経腫瘍

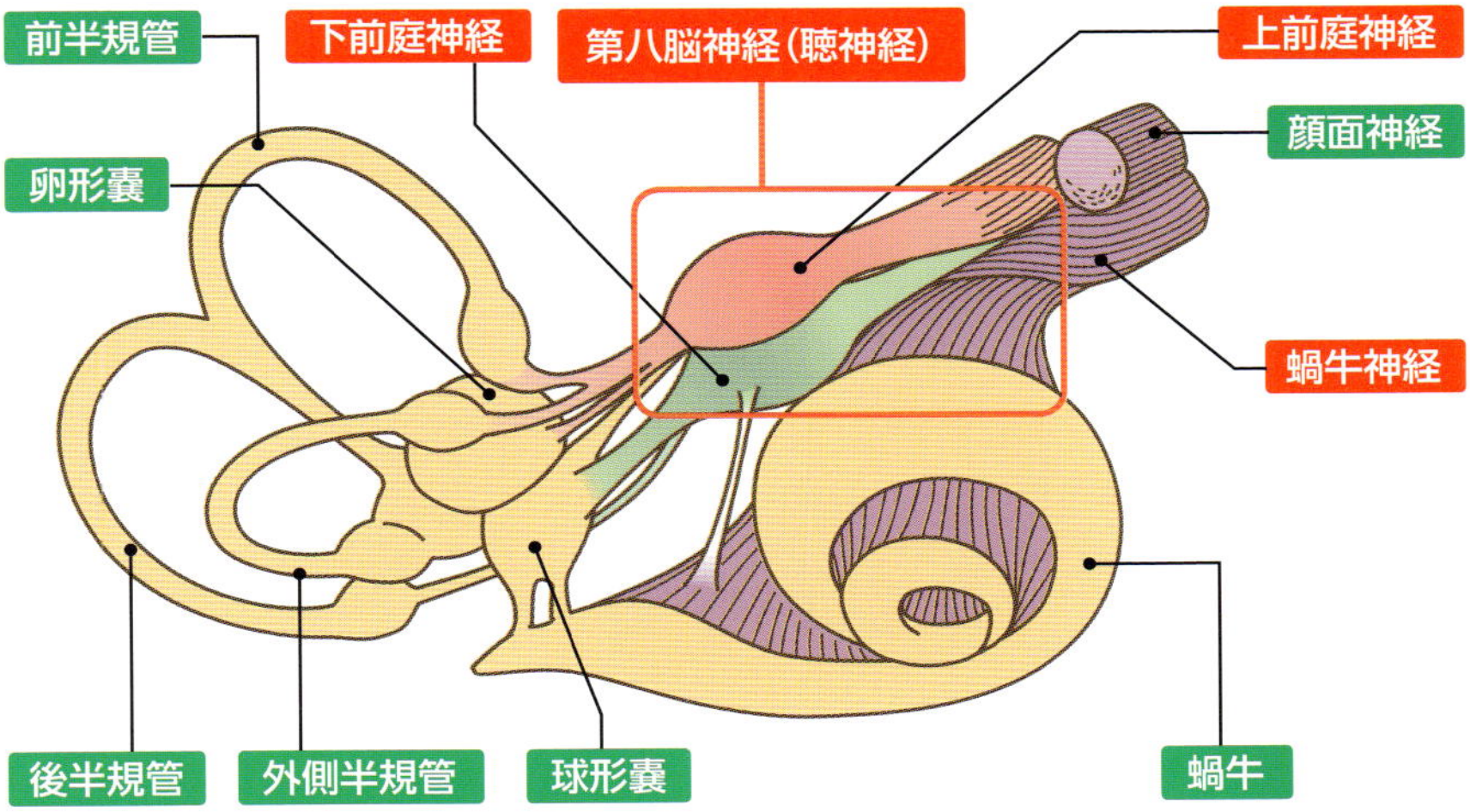

進行はゆっくりだが、重症になるまで気づきにくい「聴神経腫瘍」

聴神経の神経鞘に腫瘍	数年かけて腫瘍が大きく
↓	
蝸牛神経を圧迫	軽度の難聴、耳鳴り
↓	
三叉神経、顔面神経を圧迫	難聴、耳鳴り、顔面に軽度の筋力低下
↓	
脳幹や小脳を圧迫	激しいめまい、ふらつき、顔面の麻痺、ひどい聴力障害

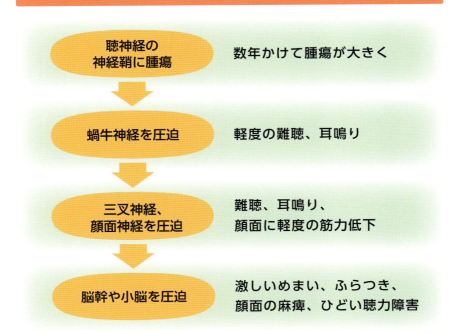

脳血管に異常が起こる「脳梗塞」「脳出血」

　めまいのなかでも、とくに早期に見つけたい病気が、脳の血管に異常が起こる脳梗塞や脳出血です。これらは数としてはまれなのですが、ときに命の危険もある病気です。

　脳梗塞は、血管壁にLDL*コレステロールが沈着して血管が狭くなり、やがて詰まって血流がなくなり、脳の組織が壊死してしまう病気です。

　脳梗塞が起きて脳幹や小脳への血流が阻害されると、平衡機能が乱れて、グルグル回るような回転性の激しいめまいやふらつきなどの症状が出ます。

　治療は、血栓溶解薬や抗血小板薬、脳保護薬の投与が中心となりますが、手術が行われることもあります。

　脳梗塞の前段階として、脳の血管が一時的に狭くなる「一過性脳虚血発作」（TIA）が起きることもあります。一過性脳虚血発作では、めまいや手足のしびれ、片麻痺が現れますが、2分～10数分で改善します。しかし、一過性脳虚血発作は脳梗塞による卒中発作の前触れともされており、脳が危険な状態にあるので、見逃さず病院に行くことが重要です。

　一過性脳虚血発作では、抗凝固薬や抗血小板薬による治療や、血管を拡張する手術が行われます。

　脳出血は、脳の血管に動脈瘤ができ、それが破れることで脳内に出血する病気です。出血した部位や量により、頭痛などさまざまな症状が出ますが、脳幹や小脳に近い場所で起きると、激しいめまいが引き起こされます。多くはグルグル回るように感じる回転性ですが、非回転性のこともあります。

　脳出血では、出血そのものも脳の機能にダメージを与えますが、出血により脳圧が上がったり、血液が固まって血腫となると、さらに影響が大きくなります。治療は、降圧薬で血圧、抗脳浮腫薬などで脳圧を下げます。脳圧を下げる脳室ドレナージ*や、血腫摘出の手術を行うこともあります。

用語解説　**LDLコレステロール**　低比重リポたんぱく質と結びついたコレステロール。血流に乗ってコレステロールを各臓器に運ぶ働きをしている。いわゆる悪玉コレステロール。**脳室ドレナージ**　出血や腫瘍などで脳内の圧力が上がってしまったとき、骨に穴を開けチューブで髄液や血を外に排出し、脳圧をコントロールする方法。

命の危険もある「脳梗塞」「脳出血」

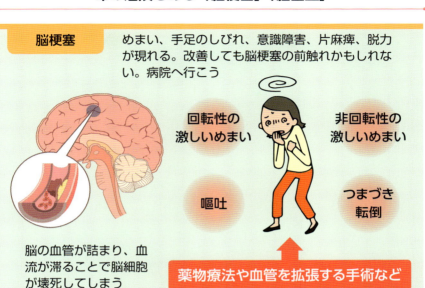

脳梗塞

めまい、手足のしびれ、意識障害、片麻痺、脱力が現れる。改善しても脳梗塞の前触れかもしれない。病院へ行こう

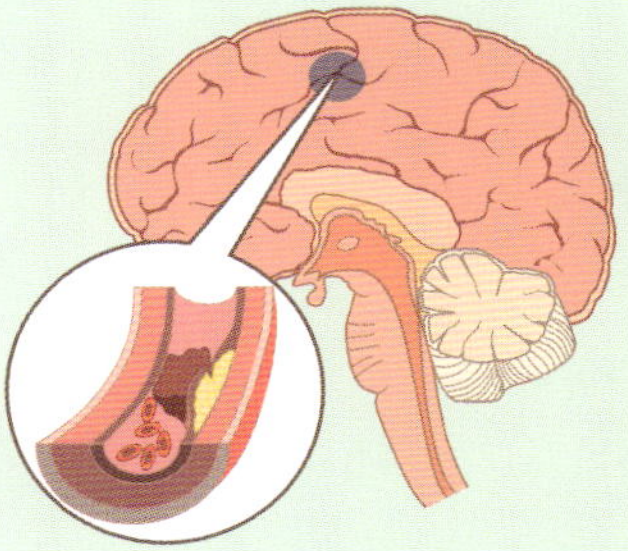

脳の血管が詰まり、血流が滞ることで脳細胞が壊死してしまう

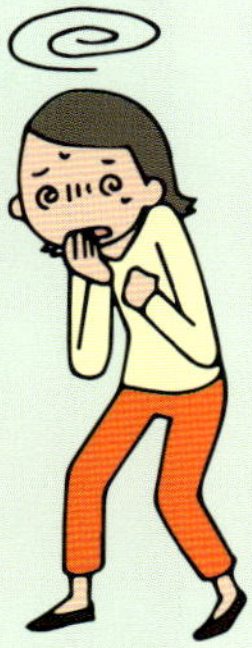

- 回転性の激しいめまい
- 非回転性の激しいめまい
- 嘔吐
- つまづき転倒

薬物療法や血管を拡張する手術など

脳出血

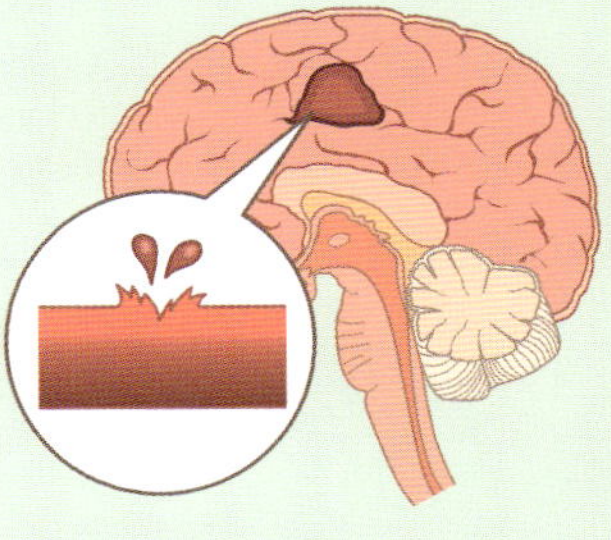

脳の動脈にできた動脈瘤が破れて脳内に出血してしまう

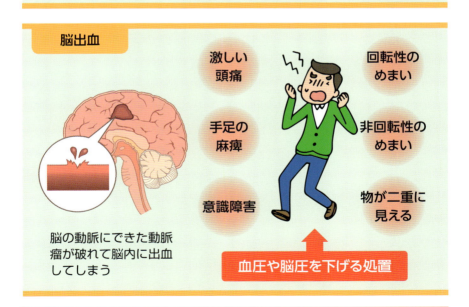

- 激しい頭痛
- 回転性のめまい
- 手足の麻痺
- 非回転性のめまい
- 意識障害
- 物が二重に見える

血圧や脳圧を下げる処置

こんなときは救急車を！

血流の不調で起こる「椎骨・脳底動脈循環不全」

心臓から送り出された血液が脳に到達するための重要な血管が椎骨《ついこつ》・脳底動脈です。椎骨・脳底動脈は、鎖骨下動脈から分岐して脳に向かって走り、脳幹や小脳などに血液を供給しています。

椎骨・脳底動脈循環不全は、椎骨・脳底動脈が狭くなり、一時的に血流が悪くなる病気です。

十分な血液が脳幹や小脳に供給されなくなることから、めまいのほか、吐き気、嘔吐、言語障害、手足の筋力低下などが起こります。

目の前が急に暗くなったり、白っぽく色あせて見える、ものが二重に見える、などの症状が起きることもあります。

椎骨・脳底動脈循環不全のめまいの多くは、グルグル回るように感じる回転性ですが、フワフワするように感じる浮動性めまいなど、非回転性のこともあります。

首を回転させたり、伸ばしたりしたときに、症状は、ふつう数分で終わりますが、治療を受けなければ、何度も繰り返し発作が起きます。

椎骨・脳底動脈が狭くなる主な原因は、動脈硬化による血管の狭窄です。高血圧症、糖尿病、脂質異常症*、肥満などの生活習慣病が動脈硬化を引き起こします。

また、外傷や老化による頸椎の変形で血流が悪くなることが原因になることもあります。

治療は、抗血栓剤、抗血小板薬、脳循環改善薬による薬物療法を中心とします。

また、特定の姿勢や動作でめまい発作が起きる場合は、それを避けたり、急な動作を避けるなど、日常生活で予防を心がけることもあります。

もちろん、動脈硬化を進めてしまう高血圧症、糖尿病、脂質異常症、肥満を改善するよう、食事、運動、休養に心がけるのも必要です。

用語解説 脂質異常症　血液中の脂質の量が多すぎたり、少なすぎる状態。自覚症状がないまま動脈硬化が進む要因となり、心筋梗塞や脳梗塞などを引き起こすことがある。

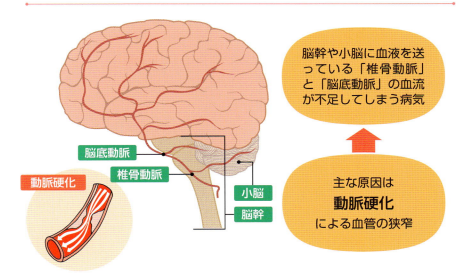

脳幹や小脳への血流が不足してしまう「椎骨・脳底動脈循環不全」

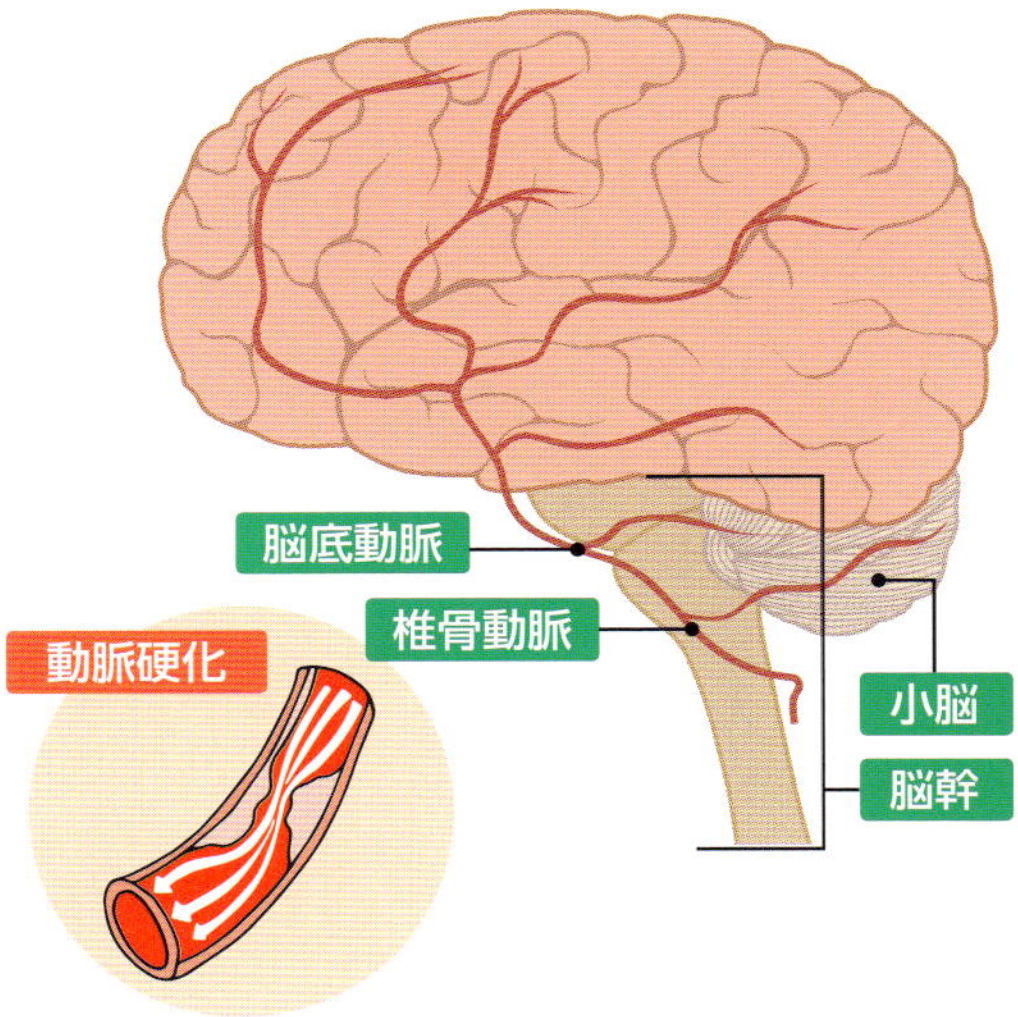

脳幹や小脳に血液を送っている「椎骨動脈」と「脳底動脈」の血流が不足してしまう病気

↑

主な原因は
動脈硬化
による血管の狭窄

こんな症状が…

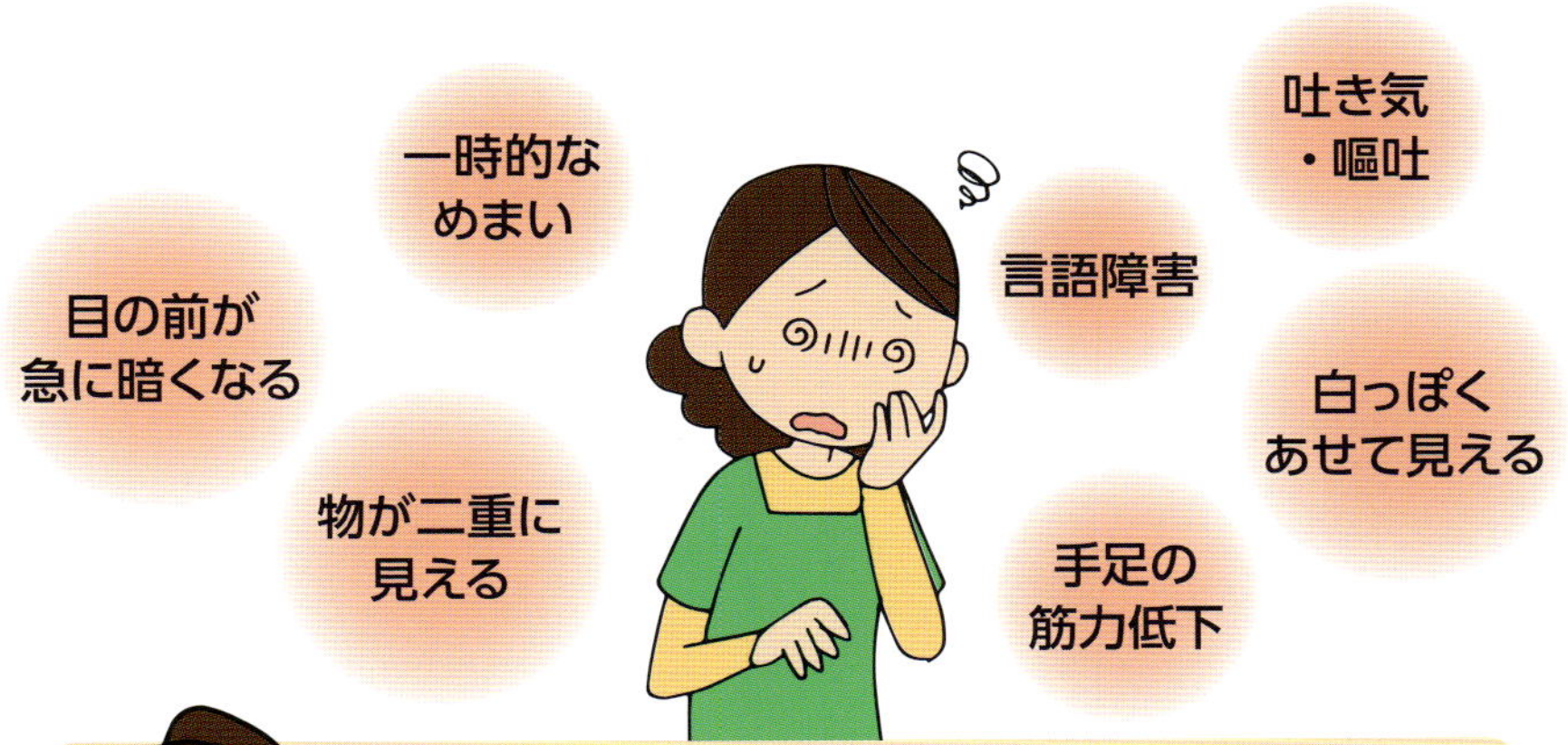
一時的なめまい
目の前が急に暗くなる
物が二重に見える
吐き気・嘔吐
言語障害
白っぽくあせて見える
手足の筋力低下

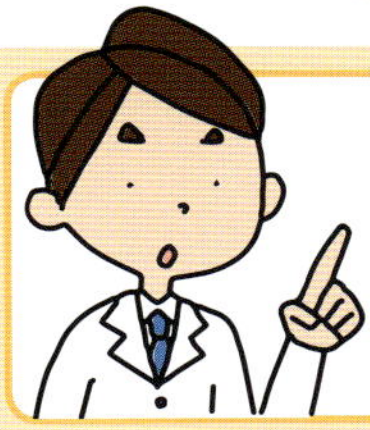

動脈硬化を進行させないためには
日常の生活習慣を正す必要があります。

めまいを起こす全身の病気と治療

「高血圧」と「低血圧」

　これまで耳や脳などの器官の直接の障害で、平衡感覚が乱され、めまいが発生する病気を紹介してきました。しかし、めまいには、全身の病気により引き起こされるものもあります。

　そのひとつが、高血圧や低血圧などの血圧異常によるめまいです。

　人のからだは、通常一定の血圧に保たれているため、脳への血液循環がスムーズに行われます。ところが何らかの原因で血圧が不正に変動すると、血流が乱れ、めまいが起きるのです。

　血圧異常によるめまいは、通常非回転性のめまいで、比較的短めです。

　耳鳴りや頭が重い感じ、肩こりなどの症状がともなうこともあります。

　成人の正常血圧は、収縮期血圧（最高血圧）120㎜Hg、拡張期血圧（最低血圧）80㎜Hgとされ、収縮期血圧が140㎜Hg以上、または拡張期血圧が90㎜Hg以上で、高血圧症とされます（WHO世界保健機関基準）。

　高血圧の治療で降圧薬を使いますが、これが効きすぎて椎骨・脳底動脈循環不全を起こしてしまうことがあります。また、高血圧は動脈硬化、ひいては脳血管障害のリスクを高め、めまいの遠因となります。

　一方、収縮期血圧100㎜Hg以下、拡張期血圧60㎜Hg以下が低血圧ですが、これも脳への血液が十分に行かず、椎骨・脳底動脈循環不全を起こす原因となります。低血圧はふつう治療を行いませんが、低血圧によるめまいがひどい場合は、昇圧薬を使って治療を行うこともあります。

高血圧や低血圧でもめまいは起きる

血圧の基準値を確認しよう

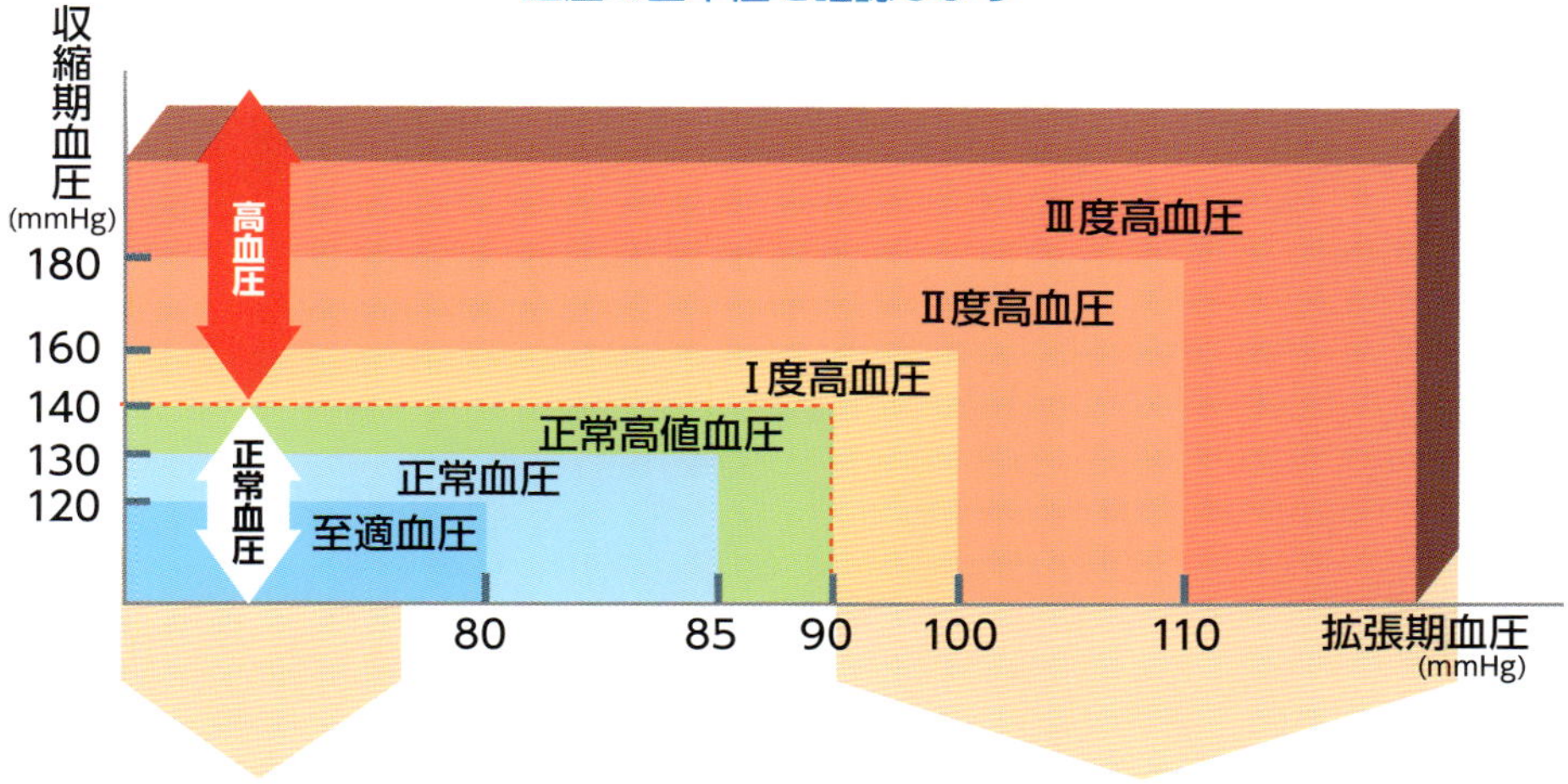
収縮期血圧
(mmHg)
180
160
140
130
120
高血圧
正常血圧
Ⅲ度高血圧
Ⅱ度高血圧
Ⅰ度高血圧
正常高値血圧
正常血圧
至適血圧
80
85
90
100
110
拡張期血圧
(mmHg)

低血圧

- 収縮期血圧
  100mmHg 以下
  または
- 拡張期血圧
  60mmHg 以下

高血圧

- 収縮期血圧
  140mmHg 以上
  または
- 拡張期血圧
  90mmHg 以上

脳に十分な血液が
送られずに起こる
ことも…

降圧薬の効きすぎ
で脳に十分な血液
が送れないために
起こることも…

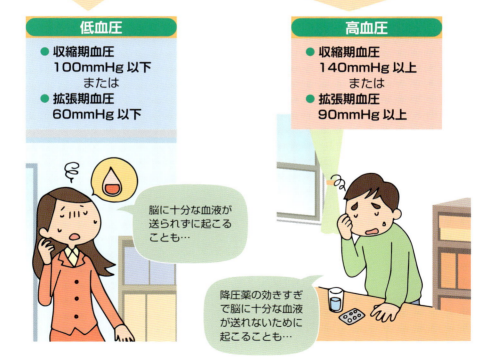

「糖尿病」と「不整脈」

糖尿病がめまいを起こす理由は、3つあります。

糖尿病とは、インスリン*の作用不足により、糖が細胞に正常に取り込まれなくなり、血液中に多すぎる高血糖の状態になる病気です。高血糖の状態が続くと、血管、とくに細い血管が傷つけられ、感覚神経や自律神経が障害されます。その影響でめまいやふらつき、耳鳴り、難聴などが起きてしまうのです。

2つ目は、血糖値を下げるための薬の効きすぎで、低血糖になり、めまいやふらつき、立ちくらみなどを起こすものです。

3つめは、糖尿病で高血糖の状態が続くことにより、動脈硬化が進み、脳血管障害が起きやすくなるものです（76頁参照）。

これらを防ぐためにも、食事療法、運動療法に薬物療法も加えて、糖尿病を治療することが、めまいの改善につながります。

糖尿病はサイレントキラーと呼ばれるように、静かに進行し、自覚症状が出た時には重症になっていることの多い病気です。めまいが出る段階になる前に、薬物療法、生活改善、運動などを取り入れ、改善したいものです。

不整脈は、通常一定のリズムで拍動している心臓が、速すぎたり遅すぎるなど異常なリズムで拍動してしまうものです。脈が1分間に100以上の場合を「頻脈性《ひんみゃく》不整脈」、50以下の場合を「徐脈性《じょみゃく》不整脈」といいます。

徐脈性不整脈では、拍動が極端に遅くなったり、一時的に止まることもあるため、脳への血液供給がうまくいかず、めまいやふらつきの原因となってしまいます。

不整脈は、薬物や手術で心臓にペースメーカーを埋め込むことなどにより治療します。

次項からは、これまで紹介した病気では説明のつかないめまいについて説明していきます。

用語解説　インスリン　膵臓から分泌されるホルモンの一種。血糖値を下げる働きがあり、量が不足したり、働きが悪くなると糖尿病になる。

糖尿病や不整脈によるめまい

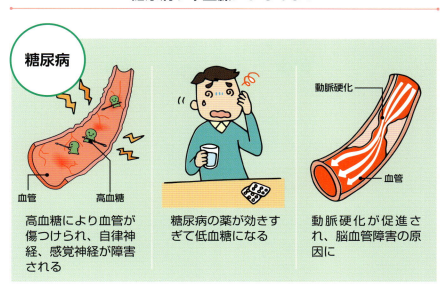

糖尿病

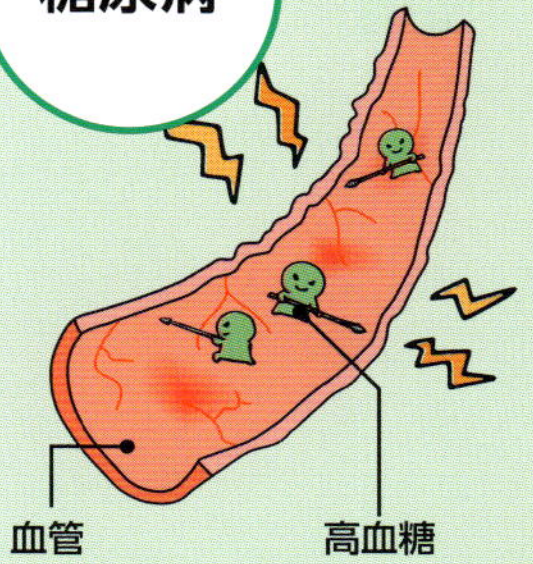

高血糖により血管が傷つけられ、自律神経、感覚神経が障害される

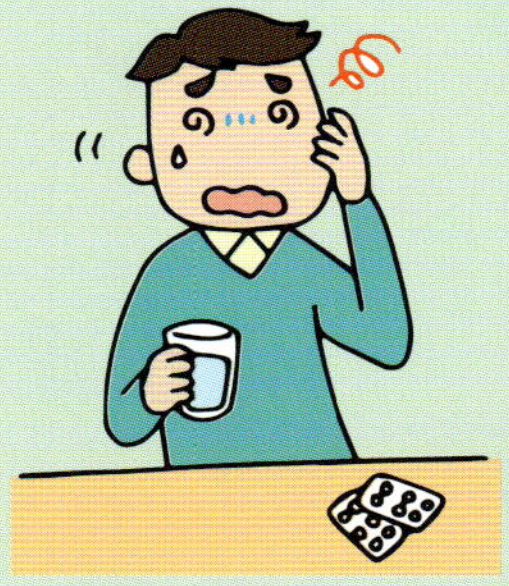

糖尿病の薬が効きすぎて低血糖になる

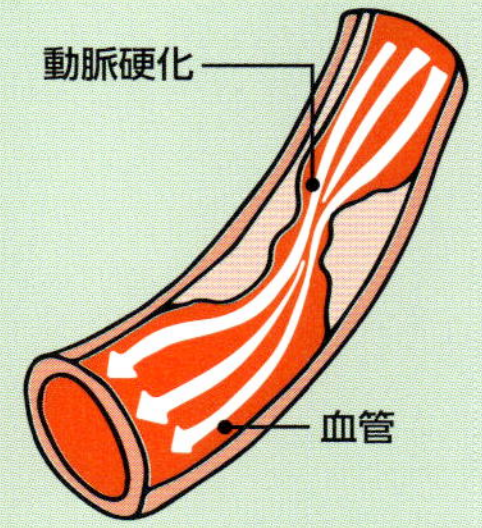

動脈硬化が促進され、脳血管障害の原因に

不整脈

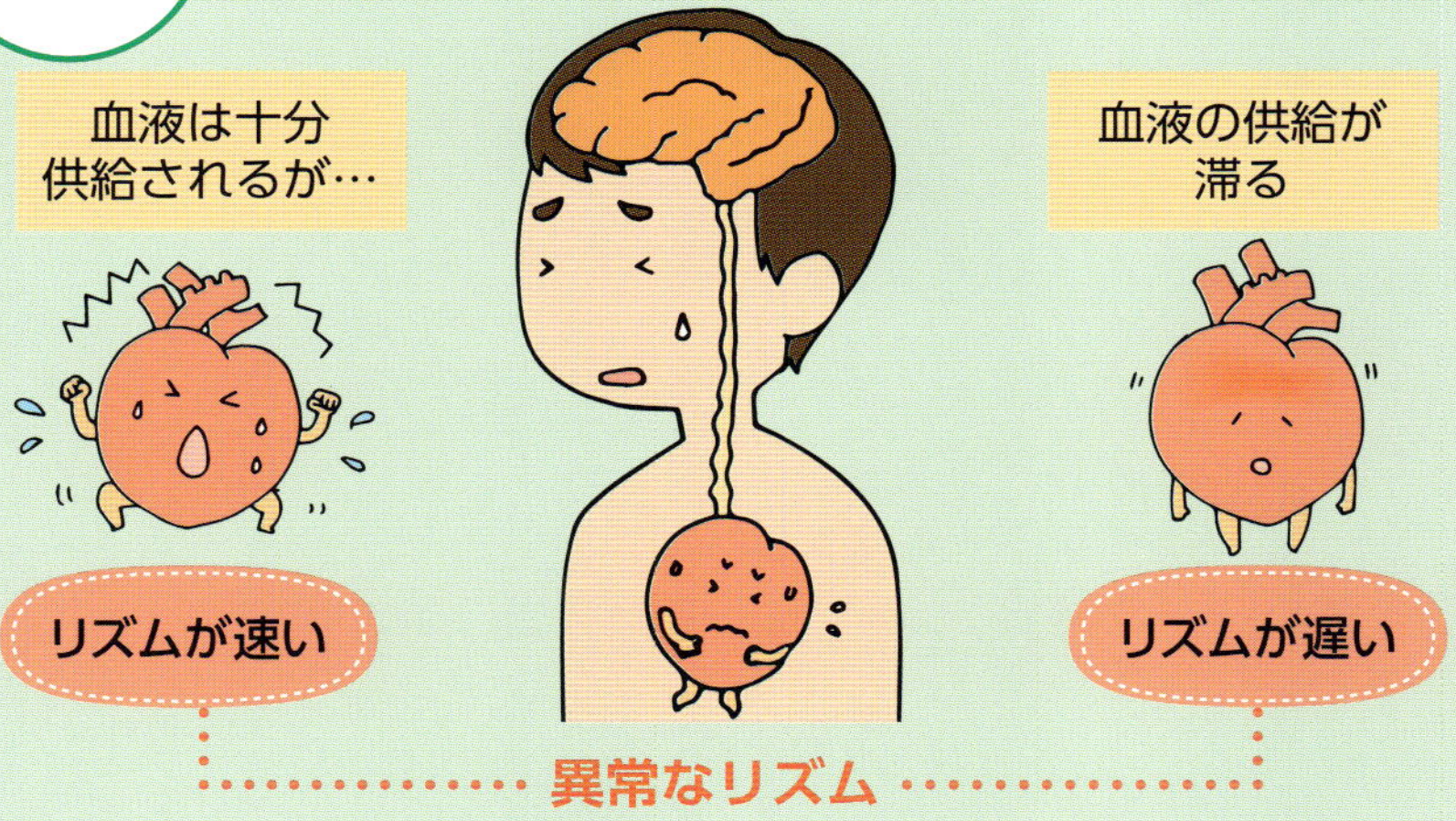

これらが原因でめまい・耳鳴り・難聴が起こる

自律神経の不調から起こるめまい

めまいなどの症状があるにもかかわらず、耳鼻咽喉科や内科でいくら検査を重ねても、身体的な異常が見つからないことがあります。

この場合、自律神経の不調からめまい、耳鳴りが起きていることが考えられます。

自律神経とは、交感神経と副交感神経の2つからなる神経系です。からだの活動を活発にする働きをする交感神経と、リラックスさせる働きのある副交感神経がバランスをとりながら、循環器や消化器、呼吸器、ホルモンの分泌などをコントロールしています。

この2つの神経のバランスが乱れるのが、自律神経の不調ですが、さまざまな疾患の要因になってしまいます。

自律神経の不調からめまいが起こるというと、原因が不明のように感じますが、心療内科や精神科などで自律神経の働きを調べる「自律神経機能検査」を受けることで、自律神経失調症かどうか、はっきりすることもあります。合わせて、心理テストや性格テストを行い、うつ病の可能性などを確認することもあります。

自律神経の不調からくるめまいは、原因がはっきりわからないために、患者さんの悩みは深くなります。さらに、めまいへの不安がストレスとなり、自律神経の乱れを強くしてめまいを悪化させるという、悪循環に陥りがちです。

しかし、めまいが自律神経からくるものだと判明すれば、自律神経調整薬を使った薬物療法のほか、心理療法などの治療が受けられます。また、患者さん本人も日常の生活で無理をせず、十分な睡眠・休養を取るなど、生活リズムを整えることが重要です。

ストレスの多い現代では、誰もがなる可能性のあるめまいと考え、治療にあたりましょう。

自律神経のしくみ

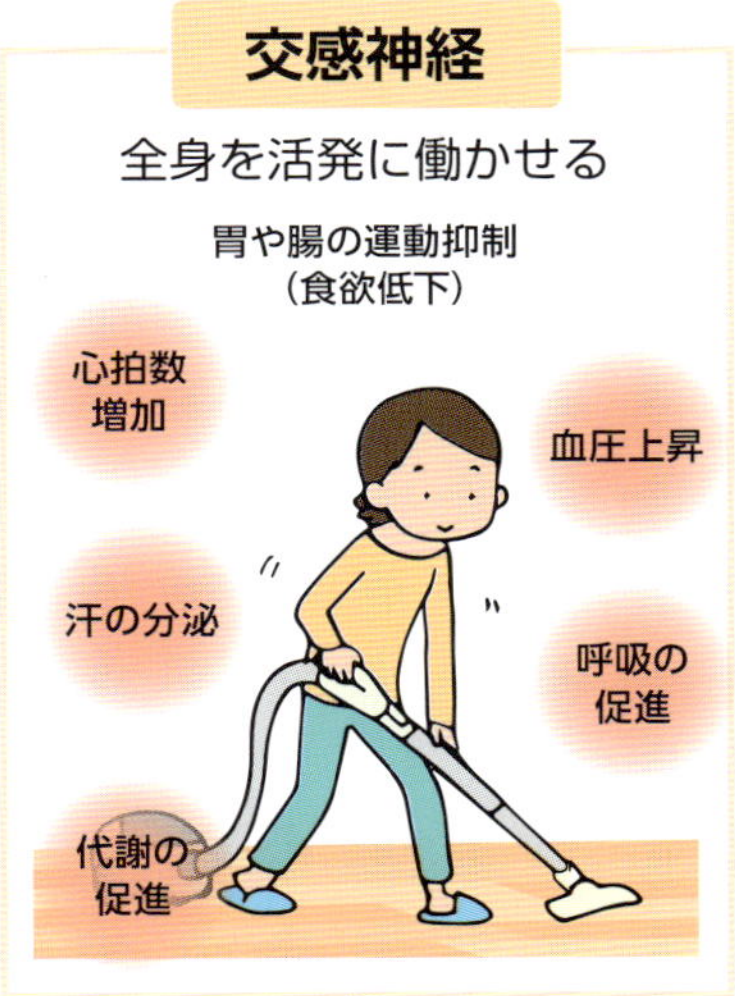

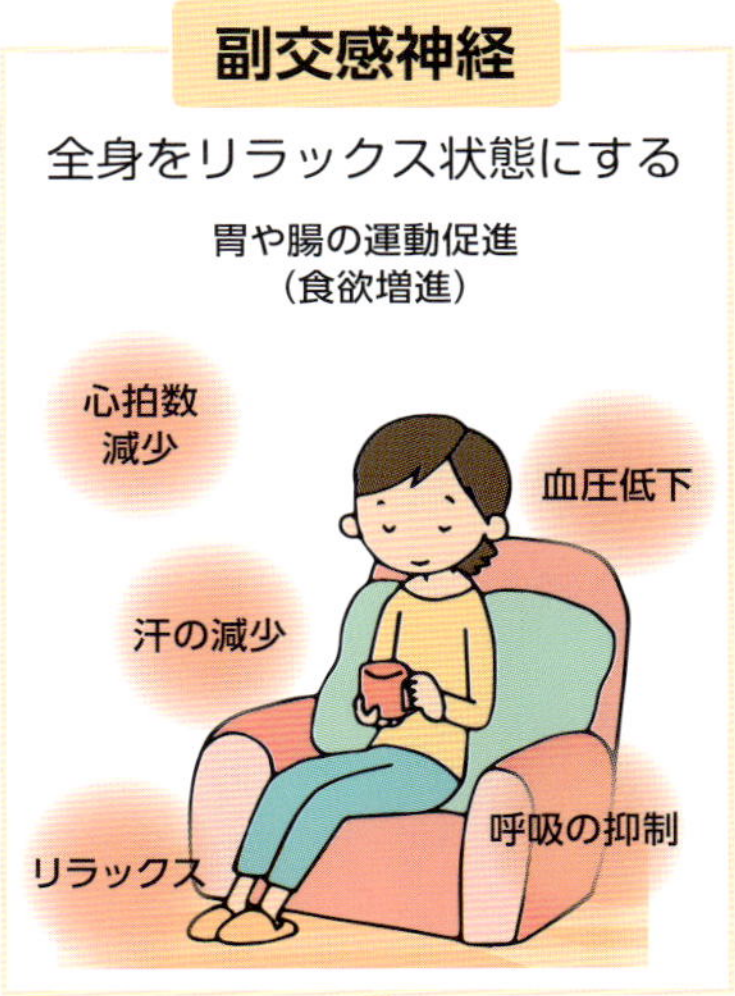
副交感神経
全身をリラックス状態にする
胃や腸の運動促進
（食欲増進）
心拍数
減少
血圧低下
汗の減少
リラックス
呼吸の抑制

交感神経と副交感神経がバランスをとりながら
からだの機能をコントロール！

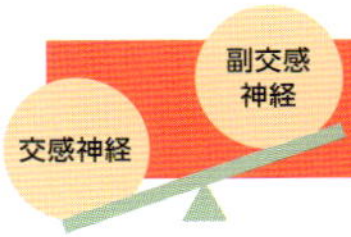

この2つのバランスが乱れると

めまいなどの不調につながる

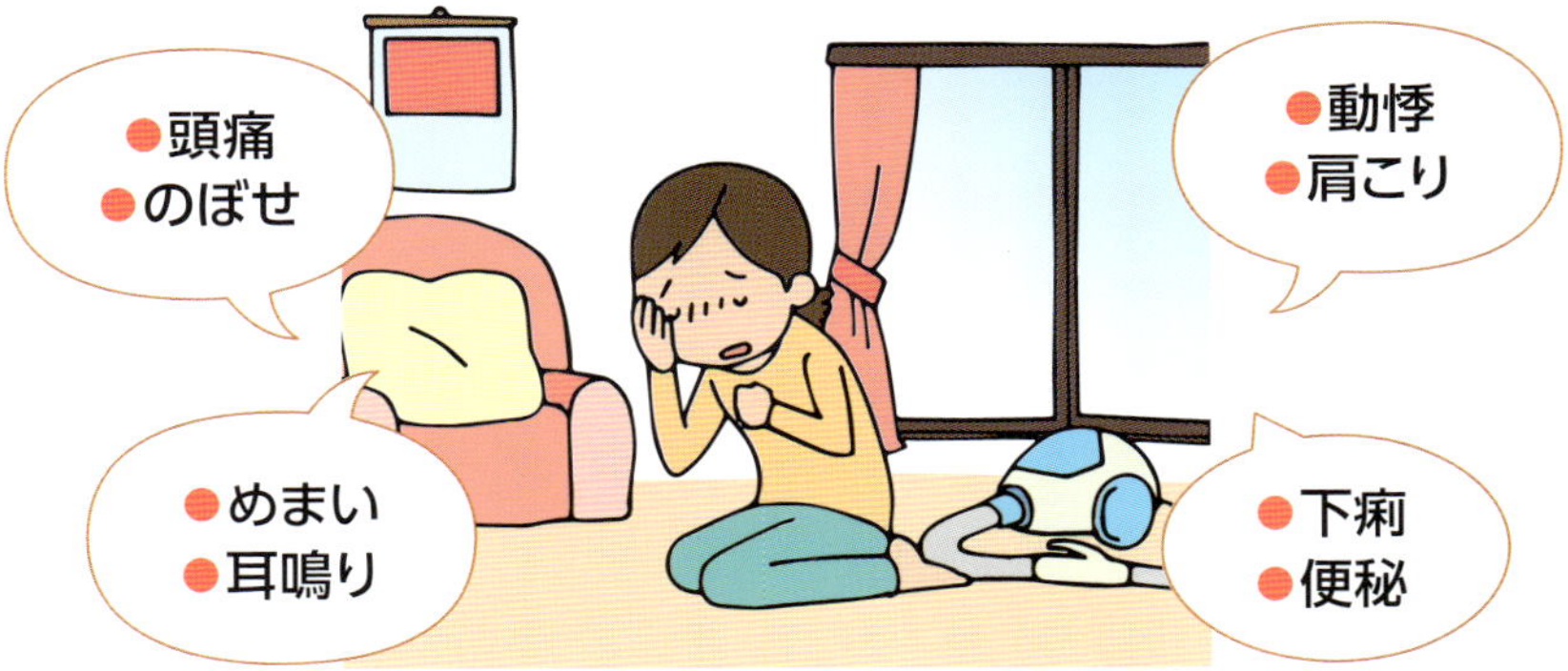
●頭痛
●のぼせ
●動悸
●肩こり
●めまい
●耳鳴り
●下痢
●便秘

更年期障害にともなうめまい

更年期障害のからだへの影響というと、顔のほてりや手足の冷えなどがよく知られていますが、めまいも、その1つです。

更年期とは、40代～50代の閉経の前後5～10年程度の間のこと。この時期に女性ホルモンのエストロゲンの分泌が低下し、自律神経に影響を与えるため、からだや心にさまざまな不調が現れるのが更年期障害です。

症状としてはめまいのほか、耳鳴りや頭痛、動悸、発汗、イライラ、抑うつなどで、これらの症状が重なることも珍しくありません。

更年期障害を起こす時期や期間は、人によって異なり、ほとんど不調を感じない人もいれば、日常生活が送れないほどきつく出る人もいます。

更年期は、子どもの進学や独立、夫や自分の職場での立場の変化、両親の介護など、人生において大きな変化が起きがちな時期と重なります。

その相乗効果で、ホルモンバランスの乱れによるからだの変化だけでは済まず、症状をひどく悪化させてしまうこともあります。

更年期障害によるめまい・耳鳴りなどには、とくに治療の必要はなく、症状が起きたときは無理をせず、安静に過ごすのが基本です。

しかし、あまりつらく感じるときは、医師に相談して、ホルモン補充療法*、自律神経調整薬、漢方薬、心理療法、カウンセリングなどで、症状の軽減をはかります。

更年期障害は、通常、更年期を過ぎればおさまってくるものですが、なかにはつらい症状が消えない人もいます。その場合も、あまり我慢をせず、信頼できる医師に相談しましょう。

次項では、心の病気とめまいの関係について説明していきます。

用語解説

ホルモン補充療法　閉経前後の更年期障害の改善のために、体内で不足しているエストロゲン（女性ホルモン）を薬剤で補充する療法。

女性ホルモンの変化で生じるめまい

更年期障害 閉経前後の女性に起こる不調のこと

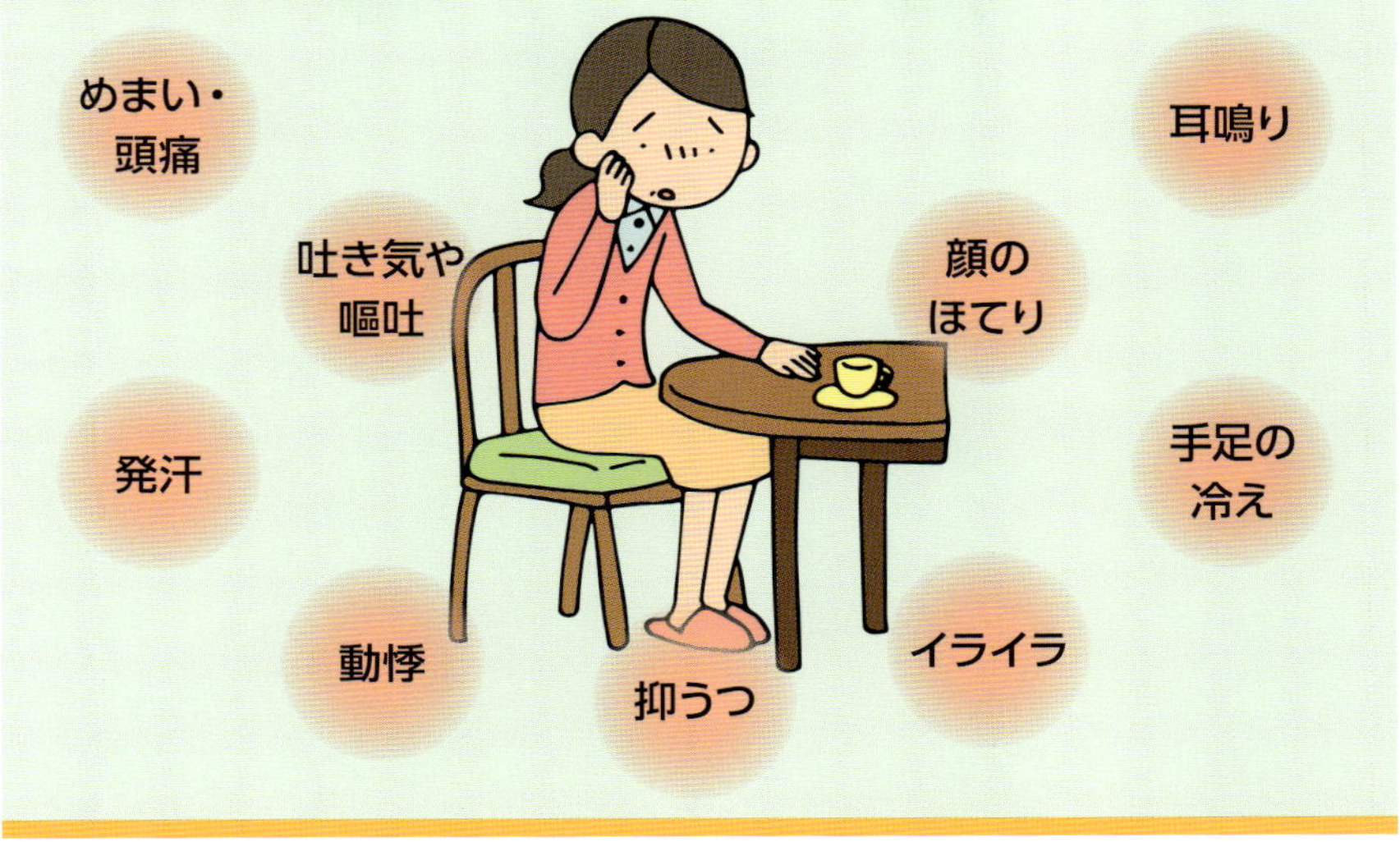
めまい・頭痛
吐き気や嘔吐
発汗
動悸
抑うつ
イライラ
顔のほてり
耳鳴り
手足の冷え

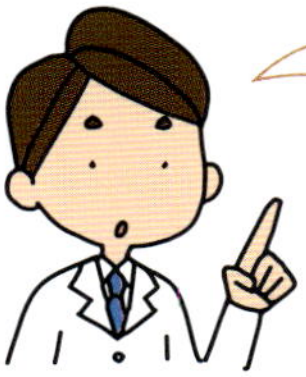

更年期障害は女性ホルモンの分泌低下が原因ですが、子どもの独立、夫や自分の職場での立場の変化、親の介護などのストレスも影響します。しかし、更年期を過ぎれば症状はおさまります。

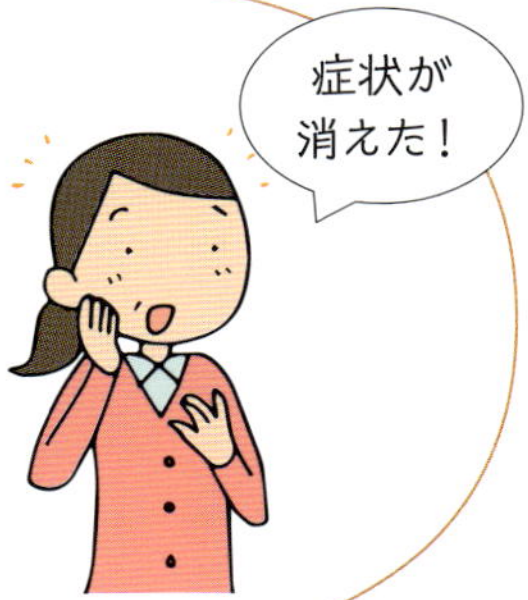
症状が消えた！

つらいときは…

- 自律神経調整薬
- カウンセリング
- ホルモン補充療法
- 漢方薬
- 心理療法

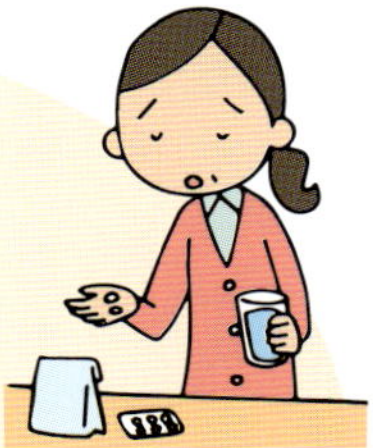

めまいを起こす心の病気と治療

「うつ病」と「精神障害」

めまいや耳鳴りなどの症状があるのに、耳鼻咽喉科や脳神経外科、神経内科などでいくら検査を重ねても、異常が見つからないことがあります。

実は、めまいや耳鳴りは、耳や脳、あるいは全身に病気がなくても、強い緊張や精神的なストレスなどにより、引き起こされることもあるのです。

それらのめまい・耳鳴りを「心因性のめまい・耳鳴り」と言います。うつ病や精神障害の症状のひとつとして、めまいや耳鳴りが起きていることもあります。

症状は、グルグル回るように感じる回転性、グラグラ揺れるように感じる動揺性、目の前が暗くなる感じ、平衡感覚が失われる感じなど、感じられるめまいは多種多様です。また、耳鳴りのほかに、耳のつまった感じ、頭の重い感じ、肩こり、不眠、気分がすぐれない、脱力感などの自律神経症状やさまざまな不定愁訴があります。

きっかけとなるのは、過労や不眠による生活リズムの乱れや、同じ姿勢を取り続けなければならない仕事などによる強度の緊張状態、女性ならば月経前や更年期障害が影響することもあります。

耳鼻咽喉科や内科の検査で身体的な異常が見つからない場合は、医師と相談のうえ精神神経科、心療内科を受診するとよいでしょう。

治療は、問診や心理テストなどで、めまい・耳鳴りの誘因を見つけ、緊張のもとやストレス源を解消します。生活習慣を改めたり、環境を整えることも重要です。

ここまでめまいについて解説しましたが、次章は密接な関わりのある耳鳴りについて説明します。

心因性のめまい

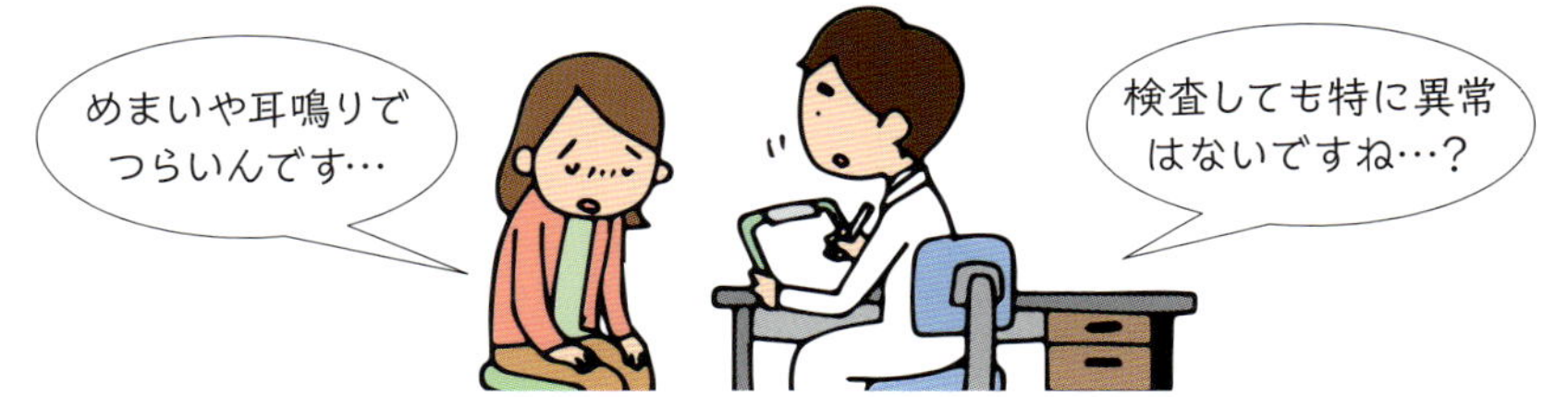
めまいや耳鳴りで
つらいんです…
検査しても特に異常
はないですね…？

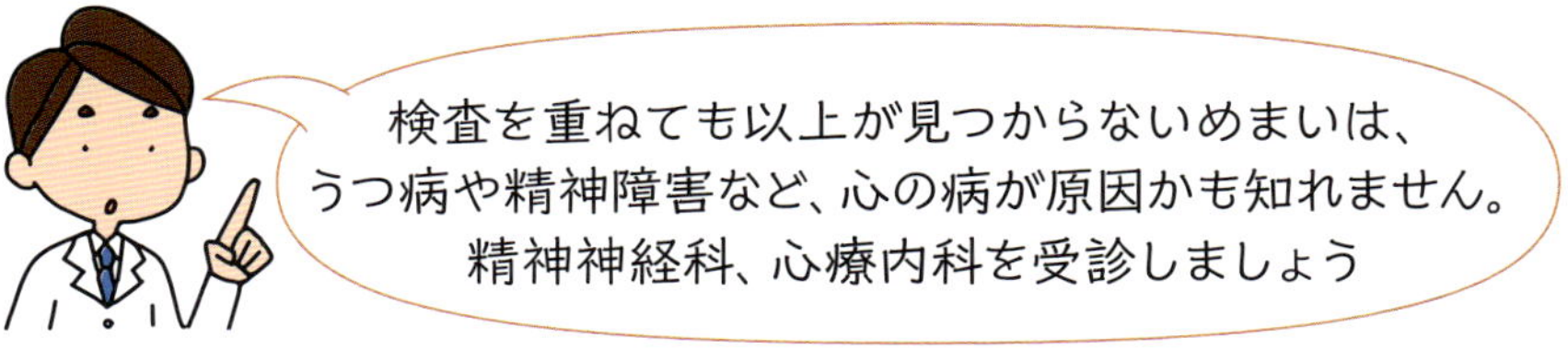
検査を重ねても以上が見つからないめまいは、
うつ病や精神障害など、心の病が原因かも知れません。
精神神経科、心療内科を受診しましょう

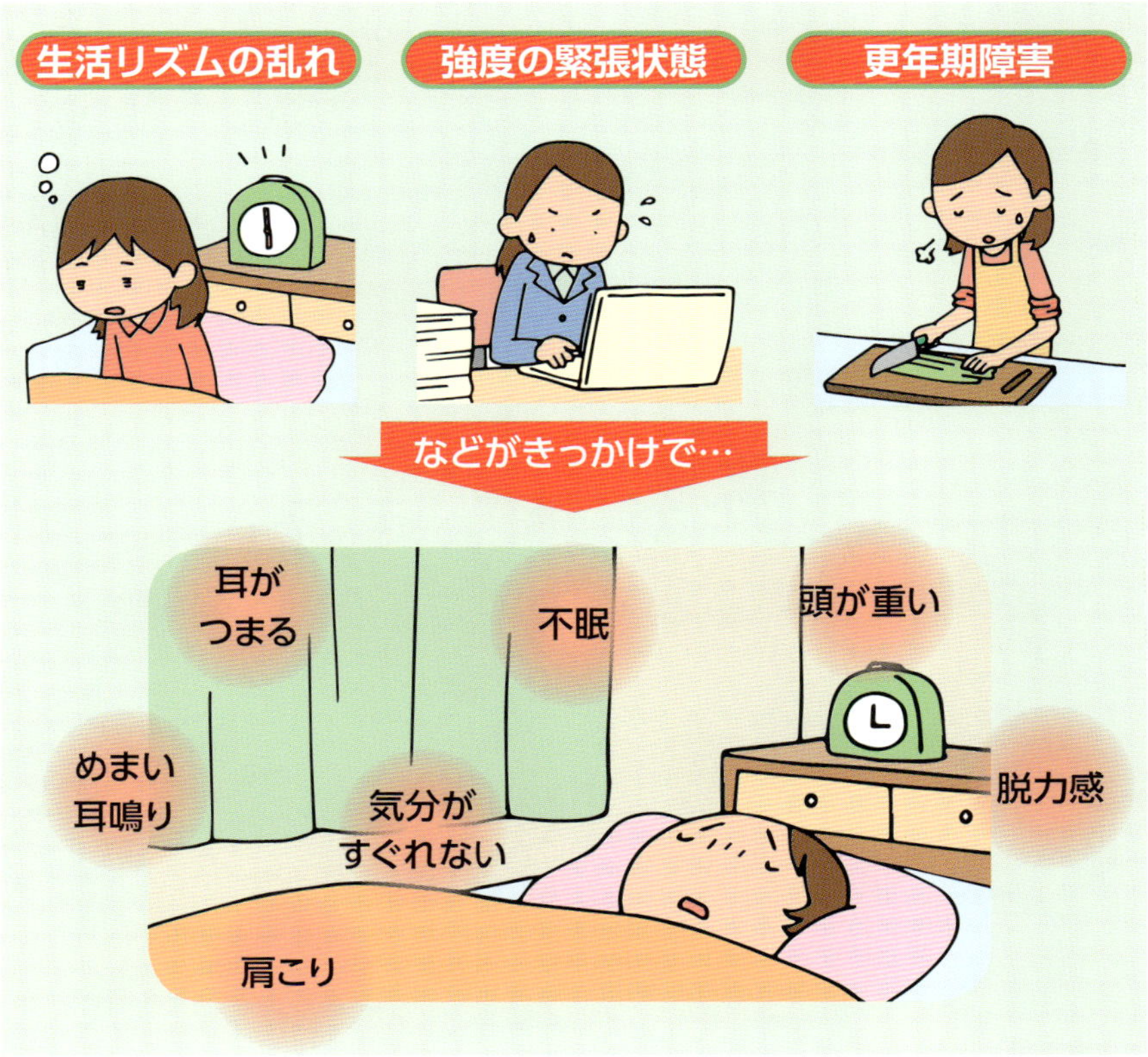
生活リズムの乱れ
強度の緊張状態
更年期障害
などがきっかけで…
耳が
つまる
不眠
頭が重い
めまい
耳鳴り
気分が
すぐれない
脱力感
肩こり

column

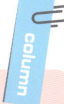

めまい・耳鳴りとカフェインの関係

めまい・耳鳴りがある人に、ひとつ気をつけて欲しいものがあります。

それは"カフェインの過剰な摂取"です。

実は、カフェインは、めまい・耳鳴りにとってあまりよいものではないのです。カフェインは、興奮作用や利尿作用が知られています。とくに興奮作用により、コーヒーなど眠け覚ましや、気分のリフレッシュ、だるさの解消などの効果が得られ、朝食や仕事の合間などに好んで飲まれる理由となっています。

しかし、カフェインには、神経を興奮させるほか、血管を収縮させる作用もあり、めまいや耳鳴りを悪化させる原因となるのです。健康な人では問題ない飲み物でも、めまい・耳鳴りのある患者さんでは、症状を悪化させかねません。

実際に、めまいや耳鳴りの患者さんに、コーヒーや緑茶、紅茶などを日常的に多く摂取している人が少なくないようです。

また、市販のエナジードリンク*には、多量のカフェインが含まれており、とくに注意が必要です。

カフェインはほかに、番茶やウーロン茶、ココア、コーラなどの炭酸飲料、栄養ドリンクなどにも含まれているので、飲みすぎには気をつけましょう。

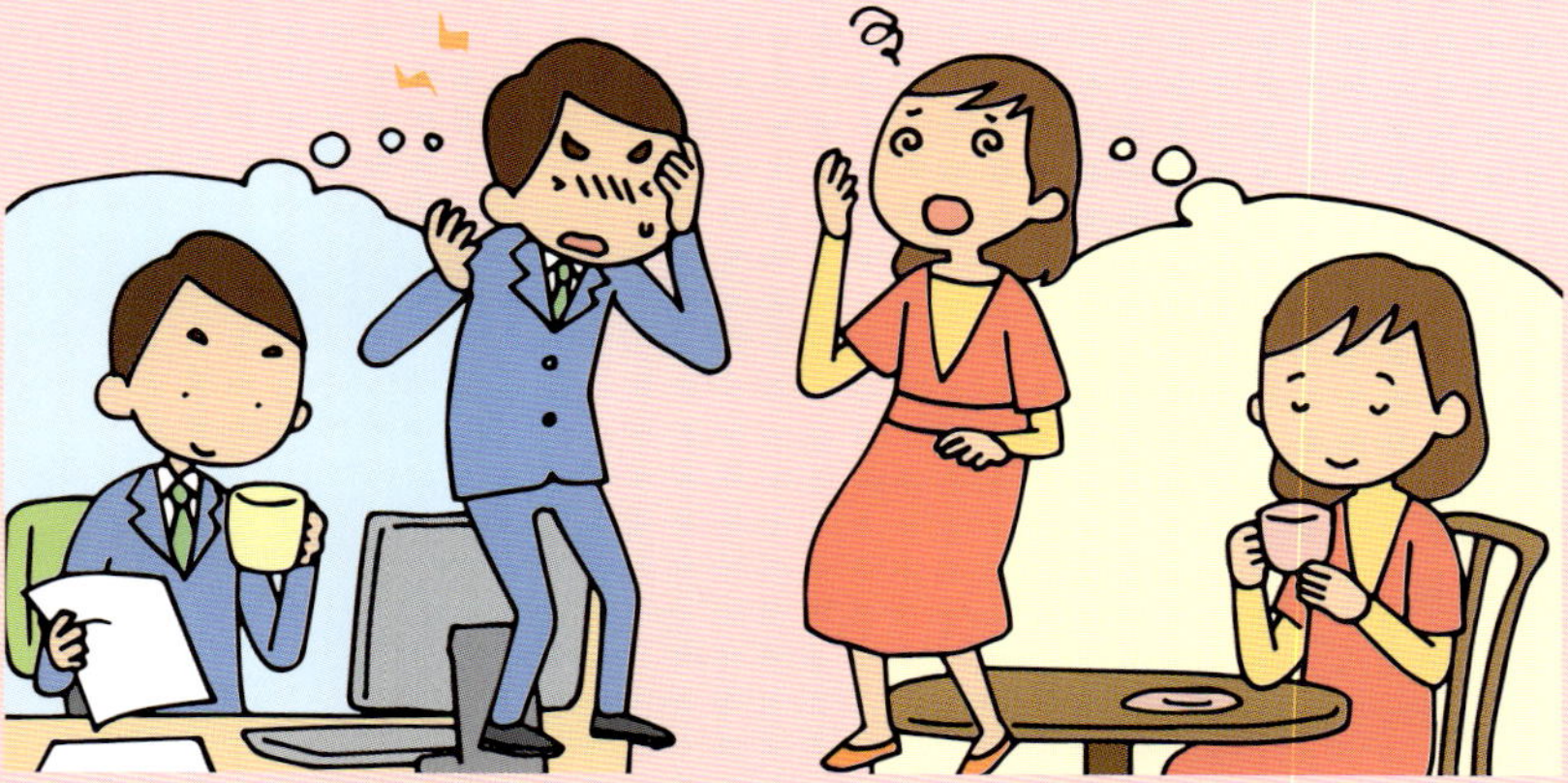

用語解説 エナジードリンク　カフェインやアミノ酸、ビタミン類などが配合されていることで人気の飲料。多くは甘い炭酸飲料で分類は「清涼飲料水」。

第3章

耳鳴りの正体と治療法

なぜ、耳鳴りを起こすのか、そのメカニズムと病気の診断・検査法、病気の治療法を紹介します。耳鳴りを軽減し、生活の質の向上にお役立てください。

なぜ、耳鳴りは起きるのか？

空気の振動を伝える耳のしくみ

ゴー、ザー、キーンなど、不快な音が聞こえてしまうのが、耳鳴りです。耳鳴りが起こるしくみを理解するために、まず私たちがどうやって〝音を聞く〟のか、そのメカニズムを説明しましょう。

私たちは、人の声、風の音、音楽など、さまざまな音を聞き分けています。それぞれ高低や大きさなど違いがありますが、すべての音の正体は空気の振動です。

空気の振動を人体で一番はじめにキャッチするのは耳介《じかい》、つまり私たちが〝耳〟と呼んでいる顔の横についている部分です。耳介は、空気の振動を広く集める役割をしています。

耳介で集められた〝音〟は、外耳道（耳の穴）を通り、その先の鼓膜を振動させます。外耳道にはラッパのように共鳴することで、特定の音域の振動を増幅させる働きもあります。

鼓膜の奥には、鼓室《こしつ》という空洞があり、「耳小骨《じしょうこつ》」という小さな骨があります。耳小骨は、「ツチ骨」「キヌタ骨」「アブミ骨」の3つの小さな骨でできています。広い面積の鼓膜の振動エネルギーが、順にアブミ骨の小さな底まで伝わる間に振り幅が狭まり、テコの原理で振動が約30デシベル増幅されます。また、ツチ骨とキヌタ骨には筋肉がついていて、大きな音＝過剰な振動が伝わらないよう振動の量を調整し、内耳を守る役割があります。

耳介から鼓膜までが外耳、鼓膜からアブミ骨の底までが中耳です。ここまでは、音は振動として伝えられていますが、内耳に入ると〝音〟として感知されます。次項では、内耳で音を感じる仕組みについて、詳しく説明しましょう。

耳のしくみ① 空気の振動〜中耳まで

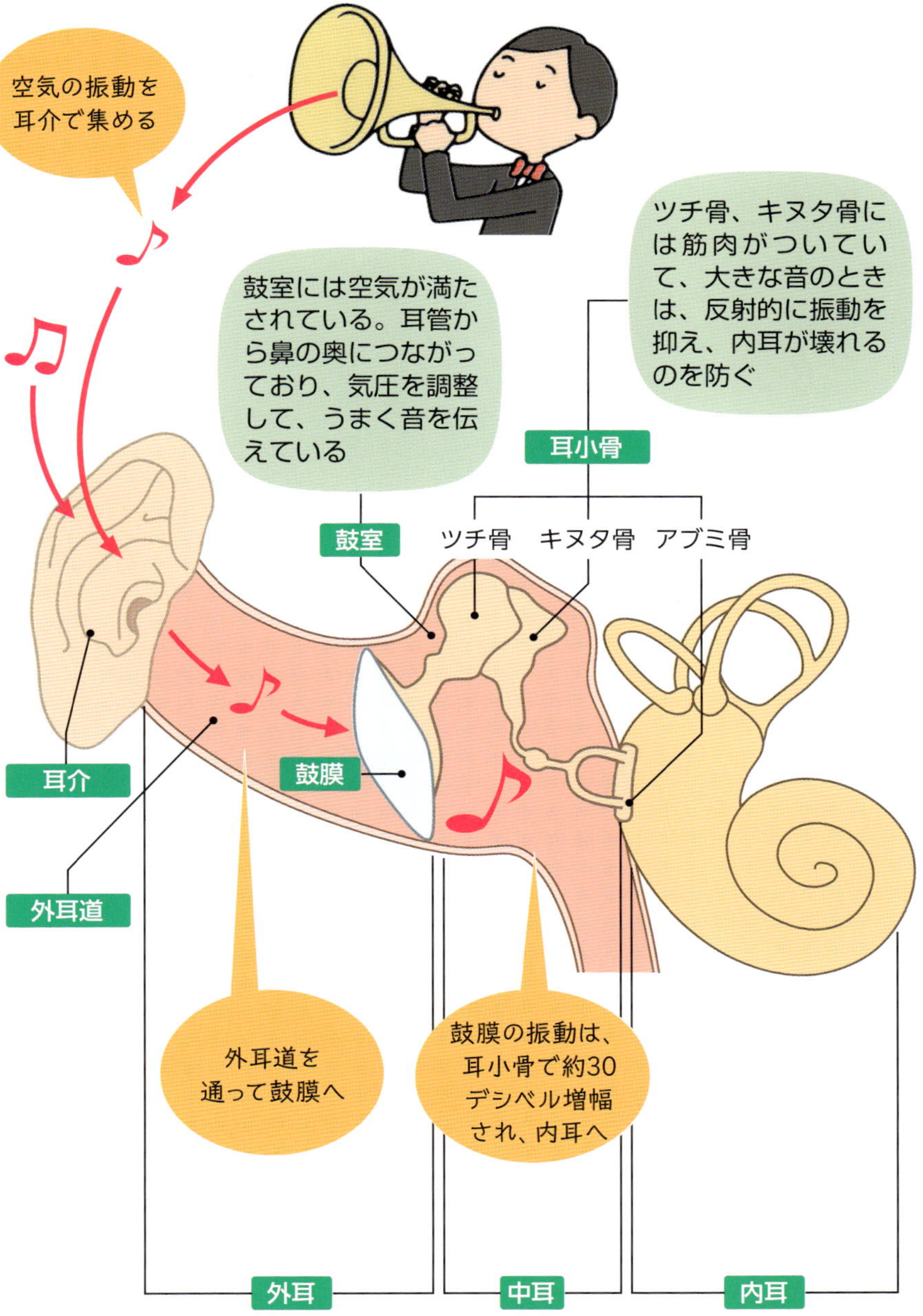

空気の振動は、内耳で電気信号に変換される

耳介で集められ、外耳、中耳と伝わってきた空気の振動は、内耳で電気信号に変換され、脳へ伝えられて〝音〟として認識されます。内耳で〝音〟を感知する仕組みを詳しく見てみましょう。

中耳の耳小骨から伝わってきた振動は、内耳の蝸《か》牛《ぎゅう》へ入っていきます。蝸牛は、その名のとおりカタツムリのようならせん状の組織です。中は膜で仕切られた層になっており、上段が「前庭階《ぜんていかい》」、下段が「鼓室階《こしつかい》」、その間に「蝸牛管」があります。前庭階と鼓室階は外リンパ液、蝸牛管は内リンパ液で満たされています。

振動は、アブミ骨から前庭階の外リンパ液に伝えられ、蝸牛の上部「蝸牛頂」に向かっていきます。このとき、音の高さによって、蝸牛の特定の部位が強く振動して、音を感知します。音を感知するのは、蝸牛管の底にあるコルチ器です。蝸牛管は、上部は薄い「ライスネル膜」、下部は丈夫な「基底膜」からなっています。

基底膜の上にコルチ器があり、中に音を感受する「有毛細胞」があり、揺れが電気信号に変換され、蝸牛神経から脳へと伝えられます。そして電気信号が脳で処理されることで〝音〟として感知されます。

〝音を聞く〟ための経路のうち、空気の振動を伝える外耳から中耳までを「伝音系」、振動を音として感知するための内耳から聴神経、脳までが「感音系」と呼ばれています。これらの経路のどこかに異常をきたすと、耳鳴りや難聴が起きるのです。

ところで、音の伝わり方には、もうひとつの経路があります。それは、外耳から入った空気の振動が、側頭骨から蝸牛へ伝わる「骨導《こつどう》＊」です。耳小骨を経て増幅される「気導《きどう》＊」の方が大きく聞こえるのですが、難聴には気導が低下することによる伝音難聴、骨導が低下することによる感音難聴、気導・骨導の両方が低下する混合難聴があります。

用語解説
気導・骨導　外耳道から入った音の伝わり方。「気導」は鼓膜、耳小骨経由で主に空気の振動として伝わり、「骨導」は側頭骨経由で振動として内耳に向かって伝わる。

耳のしくみ②　内耳で音として感知

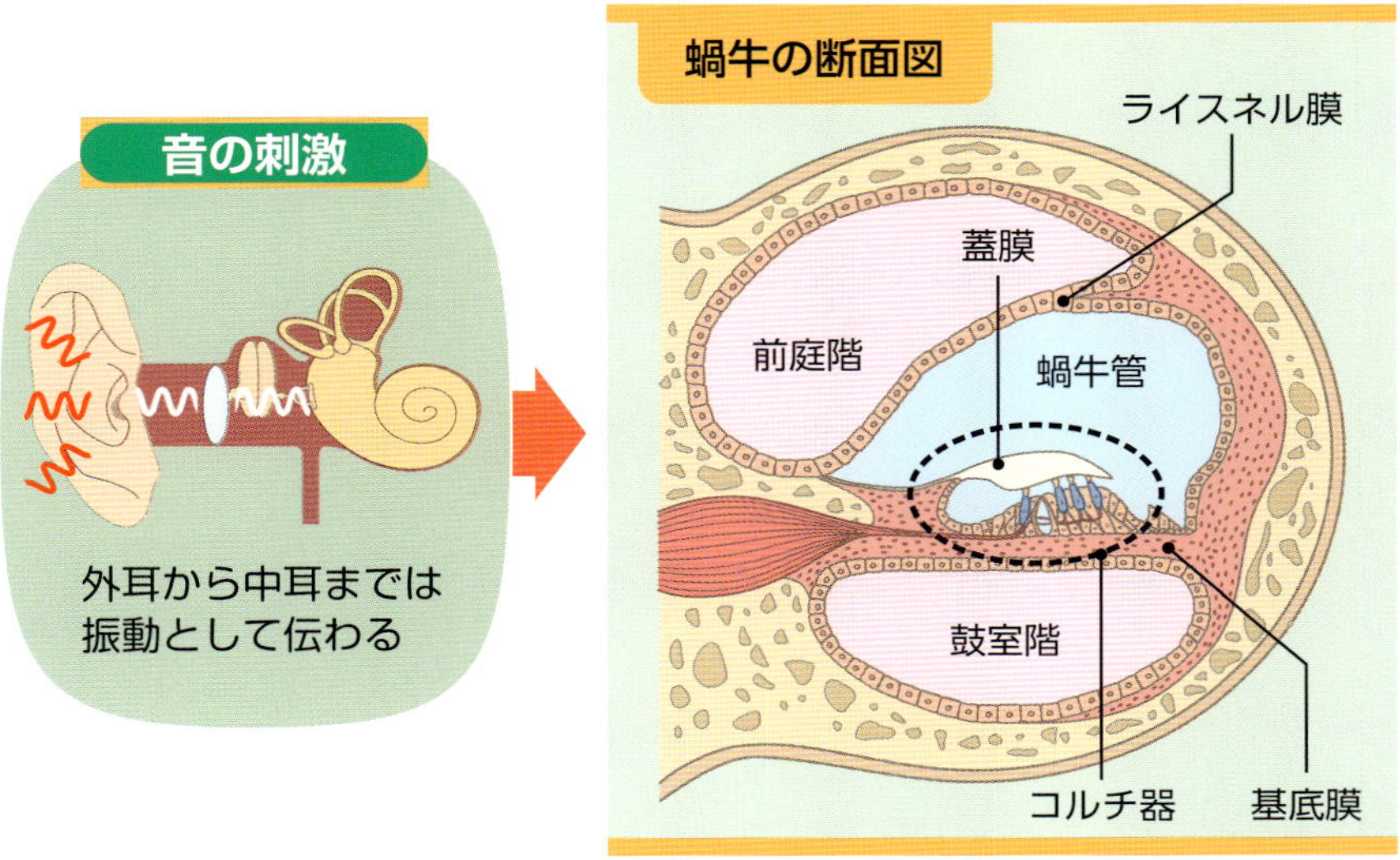

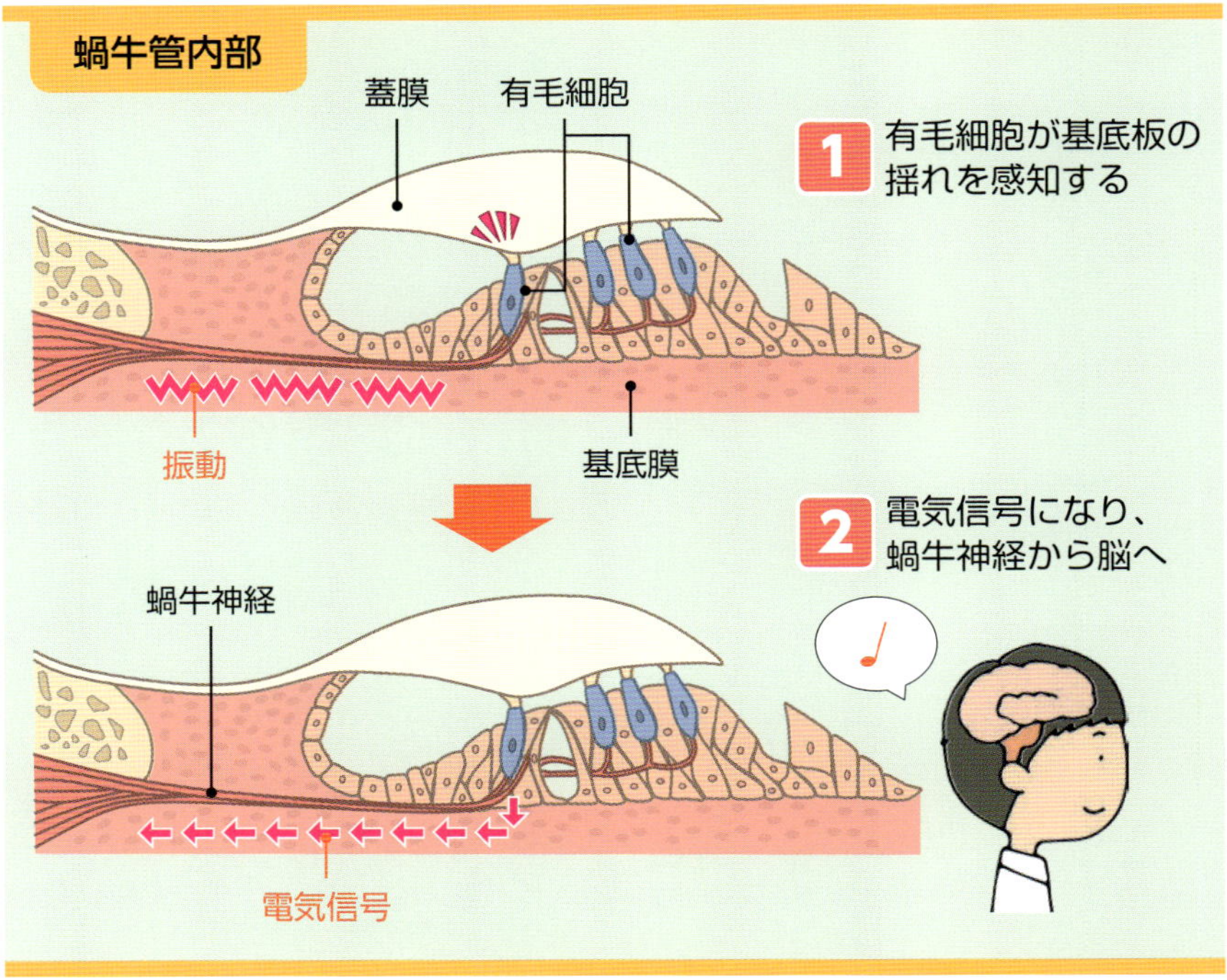

内耳の故障で耳鳴りが発生

空気の振動を伝える外耳から中耳までの伝音系と、振動を音として感知する内耳から聴神経、脳までの感音系、この二つのどこかに異常があり、発生してしまうのが耳鳴りです。なかでも多いのは、内耳の異常が原因となるケースです。

耳鳴りが発生しているとき、内耳で何が起きているのか、詳しく説明しましょう。

音を感知するのは、内耳のなかでも蝸牛管の基底膜の上にあるコルチ器です（94頁参照）。コルチ器のなかには感覚受容器細胞である有毛細胞があり、感覚毛が揺れを電気信号にしています。

この有毛細胞に障害が発生すると、誤った信号が脳に送られ、耳鳴りが引き起こされると考えられています。

ちょうど有毛細胞をオルガンの鍵盤のようなものと考えるとわかりやすいでしょう。通常は、鍵盤を押すことで電子信号が送られ、脳で〝音が鳴り〟ます。しかし、鍵盤が壊れてもとに戻らなくなった結果、脳で音が鳴り続けてしまい、耳鳴りとなっているのです。

耳鳴りとともに難聴があると訴える患者さんは多いのですが、これは耳鳴りが原因で難聴になっているのではなく、難聴と同じ原因から耳鳴りも引き起こされることが多いためです。そのため難聴を改善することで、耳鳴りが改善する場合もあります。

このように内耳が原因で起きる耳鳴りのほかに、〝聞こえ〟の神経がいたんだり、ストレスやうつなどで脳が疲労してしまったときにも、音を聞く仕組みのバランスが崩れ、耳鳴りが引き起こされることがあります。

次項では、耳鳴りとともに引き起こされることの多い難聴について詳しく説明します。

内耳の故障で耳鳴りが発生

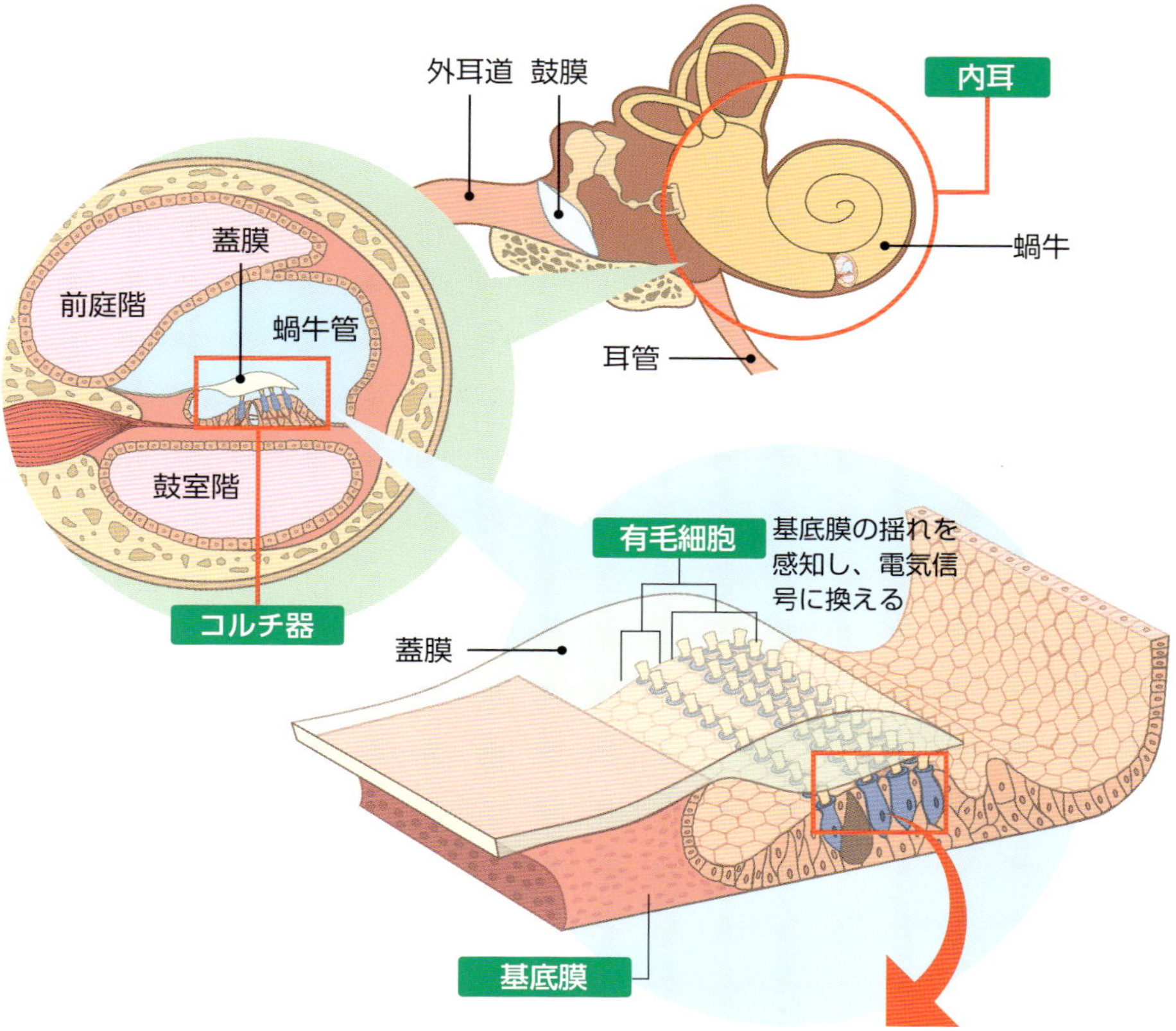

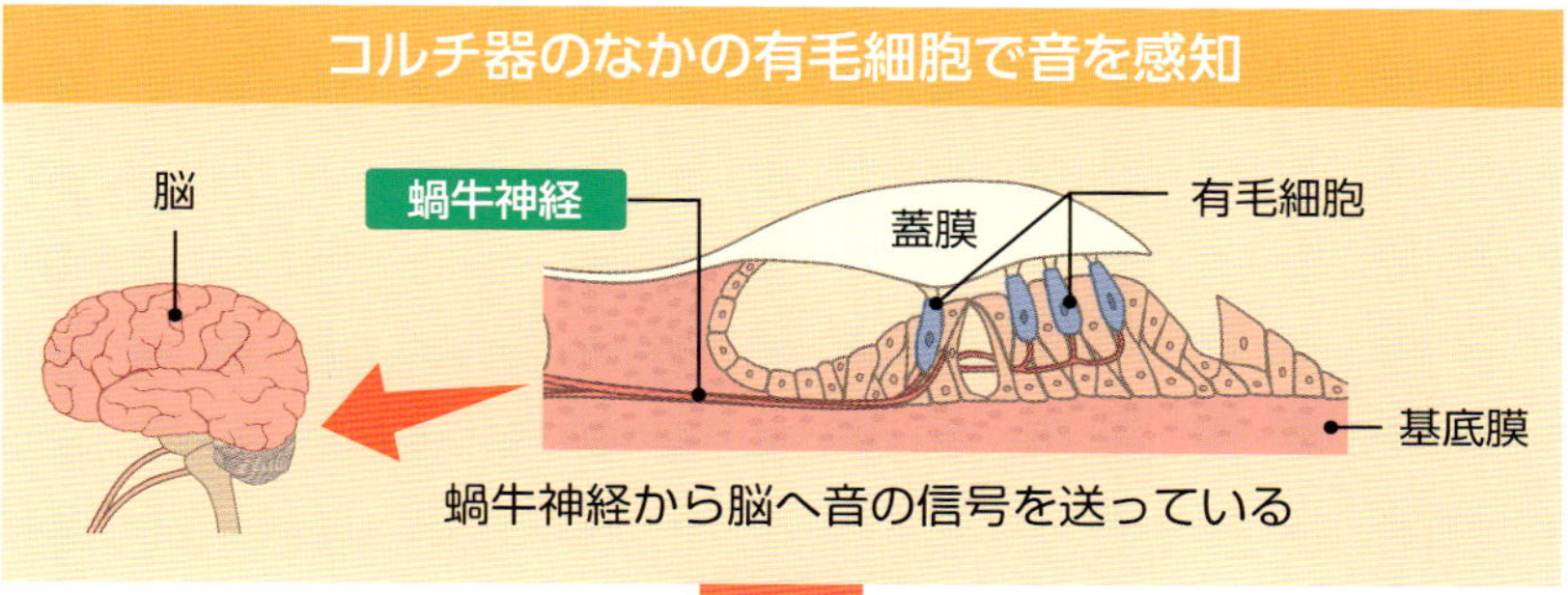

ここに障害があると耳鳴りに！

耳鳴りは難聴をともなうことが多い

耳鳴りがある人の多くは、難聴をともないます。難聴とは、音や話し声などが聞こえにくい状態をいいます。耳鳴りのある患者さん本人に自覚がない場合も、聴力検査をすると7～8割に難聴の症状がみられるのです。

では、なぜ耳鳴りに難聴がともなうことが多いのでしょうか。それには、難聴になるしくみが関係しています。

難聴にはさまざまな原因がありますが、障害される部位によって大きく「伝音難聴」と「感音難聴」の2つに分けられます。

伝音難聴とは、音の振動を伝える外耳から中耳までの伝音系（94頁参照）に何らかの障害があって起きるものです。中耳炎や、外耳道に耳垢が溜まったり異物がつまることが原因になります。ガサガサ、コトコトなどの耳鳴りがある場合は、伝音難聴が多いです。

伝音難聴は、その原因である中耳炎などの病気を改善することで、難聴の改善を見込めます。

感音難聴は、音を感じるための内耳や聴神経、脳までの感音系（94頁参照）に何らかの障害があって起きるものです。

伝音難聴では、気導（94頁参照）による聴力が低下しますが、感音難聴では気導と骨導の両方の聴力が低下するという違いがあります。

感音難聴は、内耳の感覚細胞に障害があることが原因で起きるものが多く、改善が難しいケースも多くあります。

また、感音難聴では、伝音難聴に比べて耳鳴りを合併する確率が高く、内耳の細胞の障害が耳鳴りの発生に関係していることが推定されます。

次項では、耳鳴りの種類について説明します。

伝音難聴と感音難聴、耳鳴り

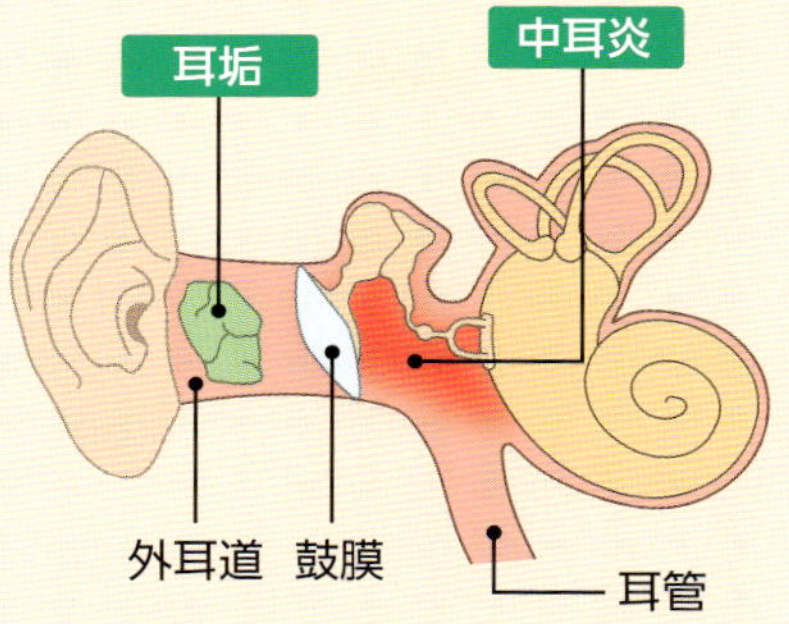

伝音難聴

原因があることが多い

耳垢、中耳炎など

治ることが多い

原因となる病気を治せば改善する

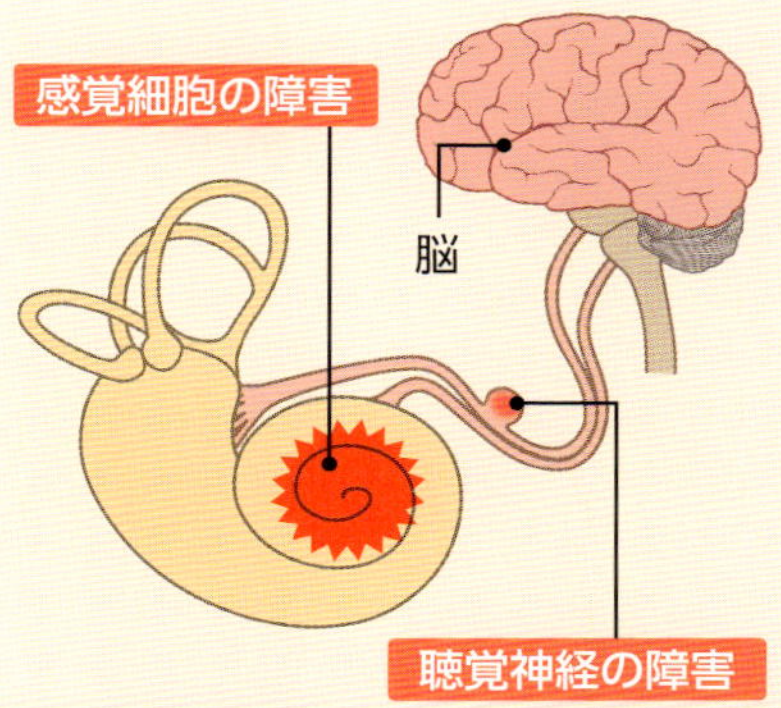

感音難聴

原因がわからないことが多い

治りにくい

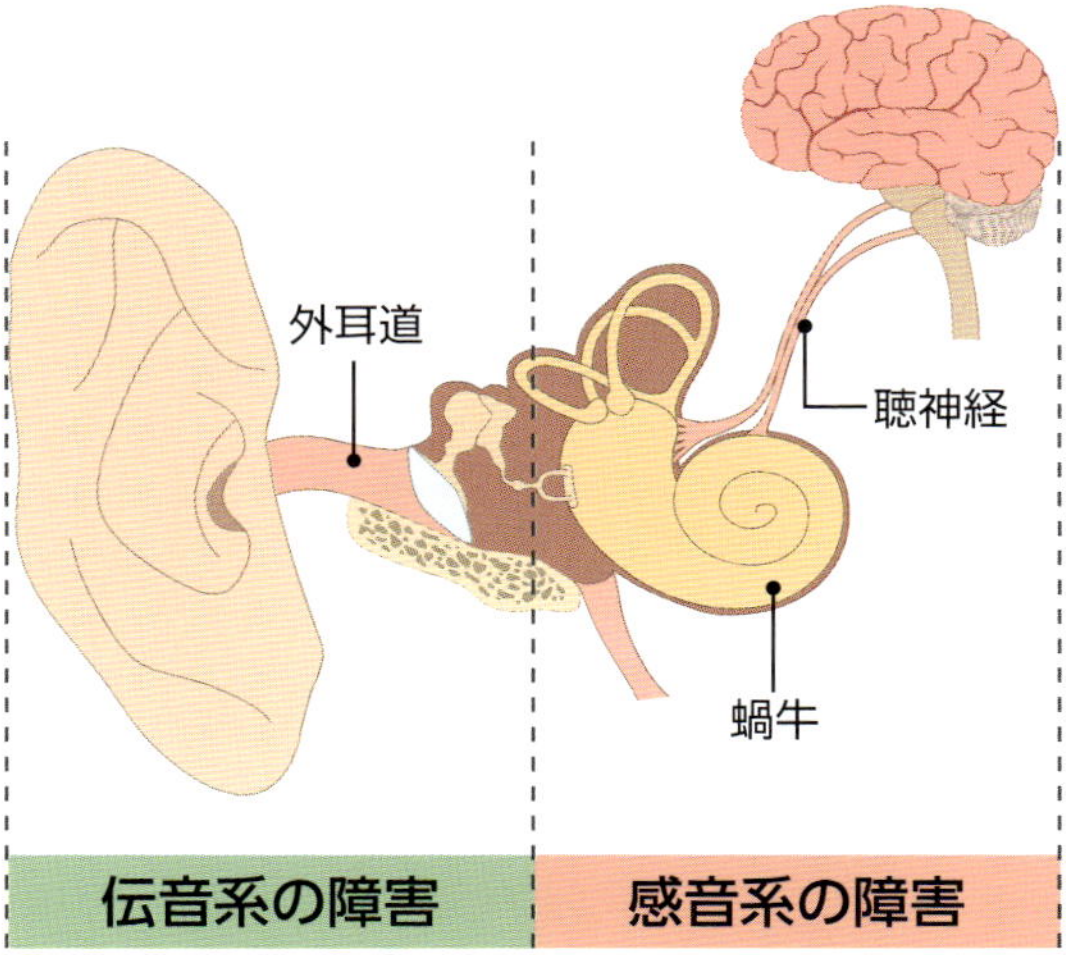

音の強さや種類だけでは病気を特定できない

耳鳴りは、音の聞こえ方によって４つに分けられます。キーン、ピーなどの金属音や電子音に似た高い音の「高音性耳鳴り」、ゴー、ボーなどの「低音性耳鳴り」、ブー、リーンなど1種類の音がする「単音性耳鳴り」、そしてザーザー、シューなど複数の音が混じったように聞こえる「雑音性耳鳴り」です。

ただ、これら耳鳴りの種類だけで病気を特定できるものではありません。

耳鳴りの音は、耳鳴りの原因となっている感覚細胞の違い、つまり〝どのオルガンの鍵盤が壊れているか〟に似ていると考えられていますが、病気と音の種類の関係など詳細が解明されていないのです。

また、耳鳴りの〝音〟が大きいからといって、病気が重かったり、危険だとも限りません。耳鳴りは、患者さん本人が感じるものなので、強さの感じ方や不快感に個人差があるためです。

さらに、耳鳴りの原因には耳そのものの病気から、聴神経や脳、全身の病気などさまざまありますが、耳鳴りを訴える人の半数以上では原因となる病気がみつからないのです。

その場合、内耳に障害があることがわかれば「内耳性難聴」になり、そのほかは「*無《む》難《なん》聴《ちょう》性《せい》耳《じ》鳴《めい》」となります。これは、感音系の神経の異常興奮や、心因的なものが原因と考えられています。

はっきりとした自覚症状があるのに、原因がわからないことで、治療に不安を感じてしまう患者さんもいます。しかし、耳鳴りは原因がわからなくても、軽減するための治療は行えます。

まず大切なのは、耳鳴りに危険な病気が隠されていないか確認することです。病院では、問診による自覚症状の確認に加え、さまざまな検査により耳鳴りの原因を探り、治療にあたります。

次項から、耳鳴りの検査について説明しましょう。

用語解説　無難聴性耳鳴　患者さん自身の自覚症状も、聴力検査などでも難聴をともなわない耳鳴りのこと。耳鳴りそのものが治療対象となる。

耳鳴りは４つに分けられる

低音性耳鳴り

耳が詰まった感じの低い音

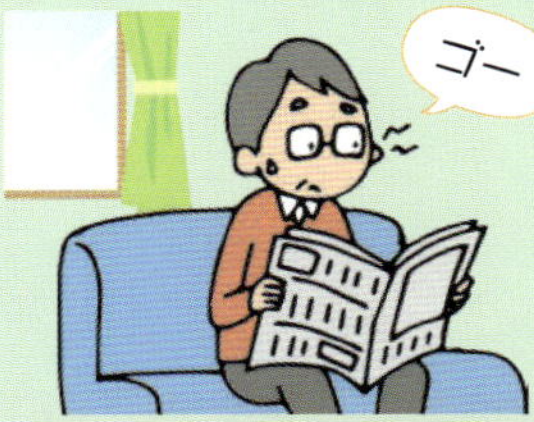
ゴー

高音性耳鳴り

金属音や電子音に似た高い音

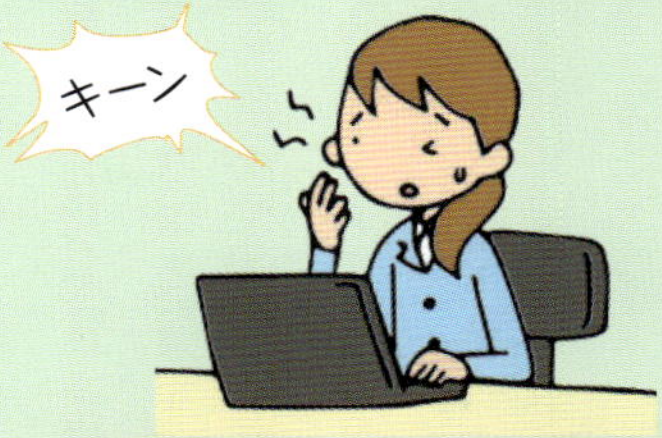
キーン

雑音性耳鳴り

複数の音が混じったような音

シュ～
ザーザー

単音性耳鳴り

１種類の音

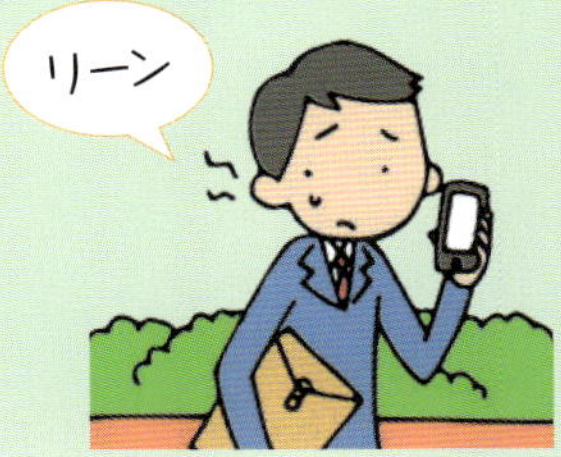
リーン

耳鳴りは原因が特定できないことも珍しくない

耳鳴りが大きい＝症状が重い

耳鳴りの音の強さや種類＝原因

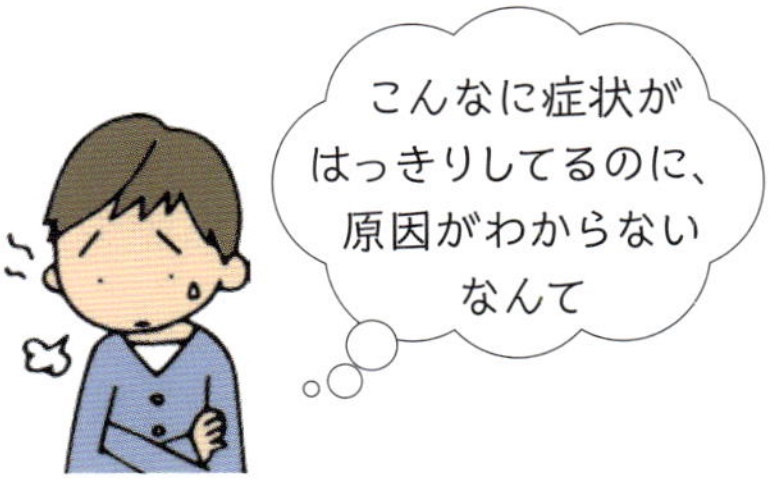
こんなに症状が
はっきりしてるのに、
原因がわからない
なんて

不安になって、医師や治療に
不信感をもってしまう患者さんも

耳鳴りの半数以上が、はっきりとした原因がわからない！

検査により、危険な病気が隠されていないことが
確認されたら、あまり不安に思わない方がよい

耳鳴りの正体を突き止める検査

問診で自分の耳鳴りを正確に伝える

耳鳴りの種類で原因がわかるとは限らないと説明しましたが、〝どんな耳鳴りなのか〟ということは、病気を診断、治療する上で大切な手がかりとなります。起きている耳鳴りが、日常生活にどのような支障をきたしているかによって、治療方針が違ってきます。耳鳴りの治療でも、はじめに医師による問診が行われますので、自分の耳鳴りについてなるべく正確に伝えるようにしましょう。

まず欠かせないのは、「いつから」「どちらの耳」に、「どんな音」が、「どのくらいの大きさ」で聞こえるのかということです。

耳鳴りは自分にしか聞こえない症状だけに、音の種類や強さを伝えるのが難しいものです。とくに音の種類は、「キーン」「ジー」などであれば伝えやすいのですが、複数の音が混じったような雑音性耳鳴りの場合は、どう表現したらよいのか困ることもあるかもしれません。「車のエンジンに似た音が頭のなかで反響している」「グワン、グワン」などと考えておきましょう。音の大きさも大げさに強調する必要はありませんが、感じていることを素直に伝えます。

仕事や睡眠など日常生活についても同様で、困っているのなら決して我慢せず、そのまま伝える必要があります。既往症*などを聞かれるので、あらかじめ整理しておきましょう。

問診で医師がわかるのは、患者さんによる主観的な情報です。これに、耳の機能を調べる検査や聴力検査、さまざまな全身の検査などを行うことで、医師は客観的な情報も得て、原因を探っていきます。次項から、詳しく説明しましょう。

用語解説　既往症　以前にかかったことのある病気や外傷で、診察時には治癒しているもの。診断のための大切な情報なので、正確に伝えることが大切。

問診の前に、自分の耳鳴りについて整理しておこう

- □❶耳鳴りはいつからか（徐々に、突然○日前から）
- □❷現在の耳鳴りはどのくらい続いているか（一時的か、持続的か）
- □❸どちらの耳に耳鳴りがあるか（右耳、左耳、両方、頭のなかで鳴っているなど）
- □❹どのような音か（キーン、ジーン、ピー、ザッザッなど）
- □❺どれぐらいの大きさか（とても小さい、小さい、大きい、我慢できない）
- □❻耳鳴りの特徴は（ときどき鳴る、一日中、大きさや高さにリズムがある、一定している、など）
- □❼❻で耳鳴りに変化があるなら、それはどのようなときか
- □❽仕事や生活への影響はあるか（仕事、睡眠など）
- □❾耳鳴り以外に、難聴や耳の詰まった感じ、めまいなどがあるか
- □❿最近生活の変化などあったか（仕事が忙しい、ストレス、睡眠不足など）
- □⓫持病や過去の病気はあるか
- □⓬現在、または過去に常用した薬はあるか
- □⓭アレルギーはあるか
- □⓮飲酒・喫煙について

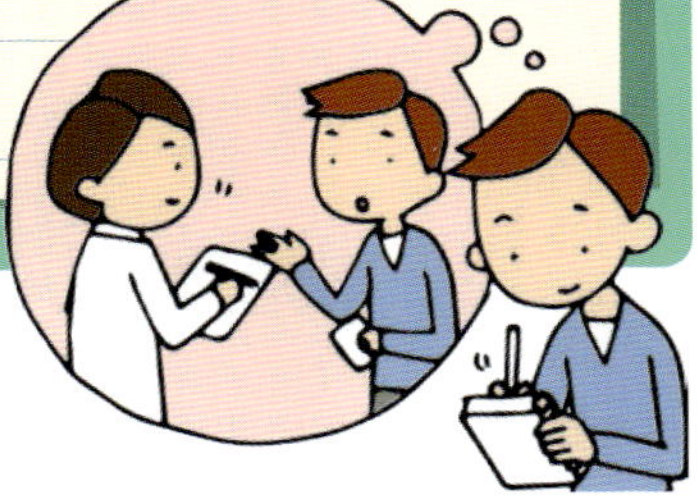

耳の機能を調べる検査

耳の機能を調べるために一般的な耳鼻科の診察や聴力検査などを行います。

外耳や中耳に原因があって引き起こされている耳鳴りの場合は、ほとんどがこれらの検査により見つけ出すことができます。

一般的な耳鼻科の検査

耳鏡で外耳道に耳垢や異物が詰まっていないか、炎症の有無、鼓膜の状態などを調べる。同様に鼻や喉の状態、炎症がないかなどを確認する。

耳管機能検査

中耳と咽頭をつなぐ耳管の開閉機能を調べる検査。鼻に音源を入れ、耳にヘッドホンを当てるとつばを飲み込む音が聞こえるしくみ。

鼻から音を入れる

- つばを飲み込んだときに音が聞こえる＝**正常**
- 常に音が聞こえる＝**耳管開放症**
- 音が聞こえない＝**耳管狭窄症**（P120 参照）

ティンパノメトリー（ティンパノグラム）

鼓膜の振動が正常かどうかを調べる検査。測定器の先端を耳に入れて外耳道を塞ぐようにし、なかの気圧を変化させながら鼓膜に音を反射させ、*ティンパノグラムというグラフにして分析する。「鼓室硬化症」や「滲出性中耳炎（P116 参照）」では、鼓膜が振動しにくくなる。

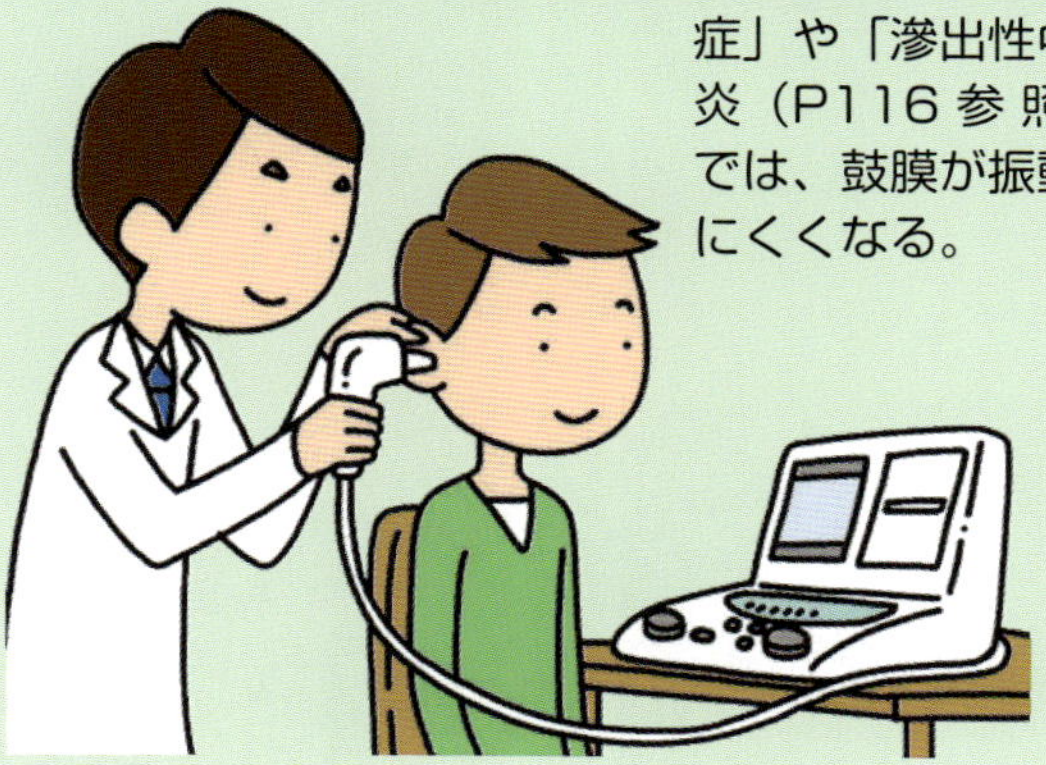

用語解説　ティンパノグラム　ティンパノメトリーという聴力検査の結果のグラフのこと。縦軸は鼓膜の動きやすさ、横軸は外耳道の気圧を表す。

難聴を調べる検査

オージオメータという器械を使う「純音聴力検査（オージオグラム）」では、ヘッドホンからいくつかの周波数の音を流してどれくらい小さな音まで聞こえるか確認し、聴力を調べます。気導聴力と骨導聴力を測ることで、伝音難聴か感音難聴かなどがわかります。

純音聴力検査（オージオグラム）

気導聴力検査

気導受話器を当てて音を聞く。

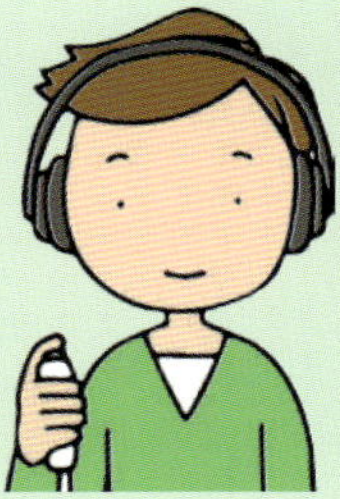

骨導聴力検査

骨導受話器で、耳の後ろの骨に音を振動として与え、音を聞く。

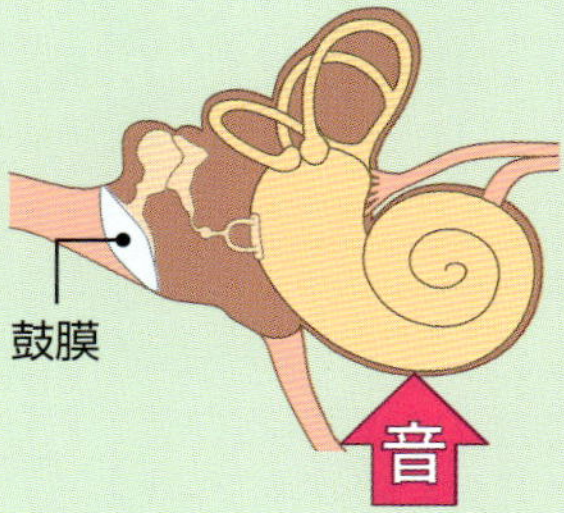
鼓膜
音

音の伝わり方には、空気を伝わる“空気伝導（気導）”と、骨を伝わる“骨伝導（骨導）”がある。検査では、耳にレシーバーをあてて音を聞く“気導聴力検査”と、耳の後ろの骨に直接音の振動を与える“骨導聴力検査”の両方を行い、この２つの検査結果から難聴の種類を判定する。

**気導と骨導
音が伝わるルートの違い**

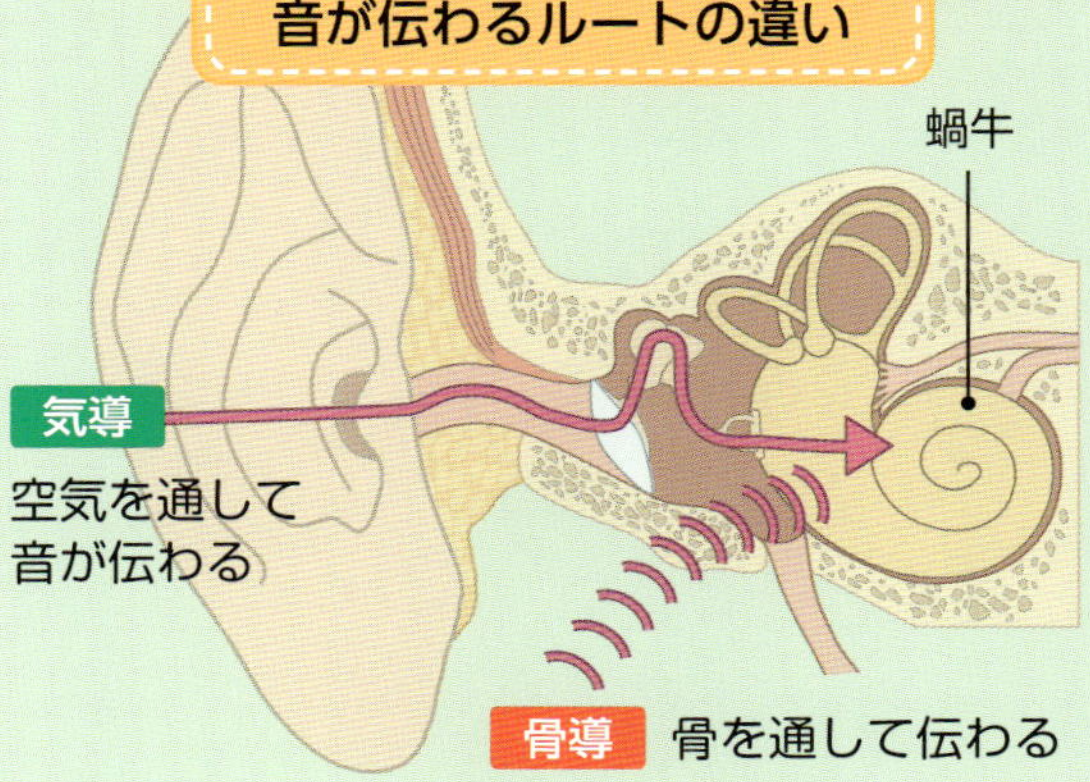
蝸牛
気導
空気を通して
音が伝わる
骨導
骨を通して伝わる

耳鳴りの程度や性質を調べる検査

耳鳴りは患者さん本人にしか聞こえない音ですが、それを客観的に調べるための検査があります。

特定の音を聞かせて、それと〝耳鳴りの音〟が近いかを調べることで、患者さんが〝聞いている音〟がどのようなものか客観的に評価します。

固定周波数ピッチマッチ検査

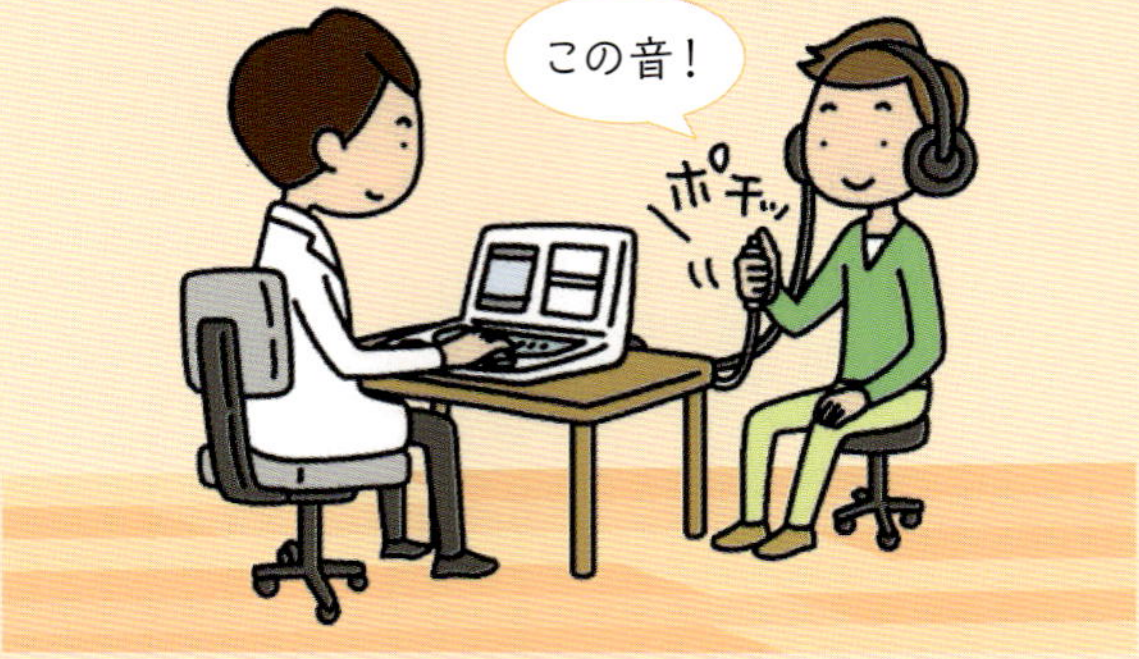

音の周波数や強さを調節できるオージオメータという機器を使い、耳鳴りのある耳に音を聞かせて“耳鳴りの音”がどの高さなのか調べる検査。11 段階の周波数の音を聞かせて近いものを選ぶ。

連続周波数ピッチマッチ検査

「固定周波数ピッチマッチ*検査」で得られた結果から、さらに詳しく耳鳴りの高さを調べるための検査。周波数を連続的に変えて、もっとも耳鳴りに近い周波数の音を調べる。

ラウドネスバランス検査

耳鳴りの音の大きさを調べる検査。「連続周波数ピッチマッチ検査」でわかった周波数の音を使って、少しずつ音量を上げていき、耳鳴りと同じ大きさの音量を特定する。

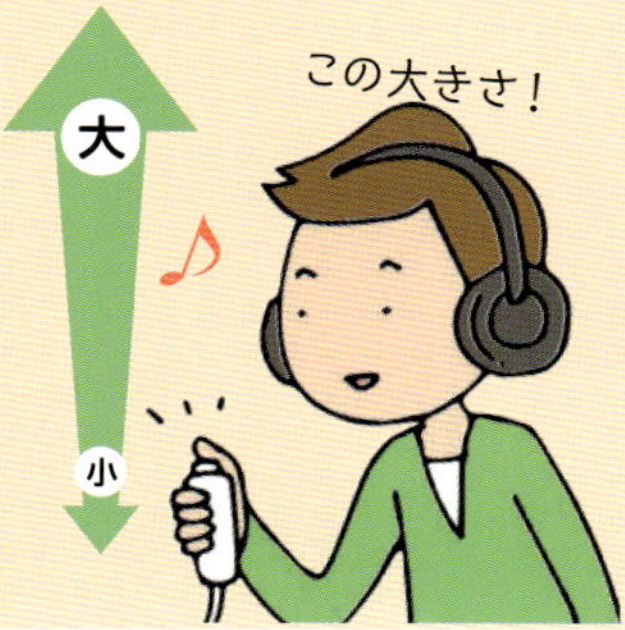

用語解説　ピッチマッチ　耳鳴検査装置とオージオメータという機器を使って、音の高さ（ピッチ）の似ている音を特定して、耳鳴りを客観的に調べる検査。

障害部位の有無を調べる検査

必要に応じて、耳の各器官に障害がないかをX線検査やCT（コンピュータ断層撮影）、MRI（核磁気共鳴画像）などの画像検査で調べます。これらの検査で病気が見つかれば、その治療を行うことで耳鳴りを改善することができます。

耳X線検査（レントゲン検査）

X線を照射して撮影し、表から見えない深部を検査する。

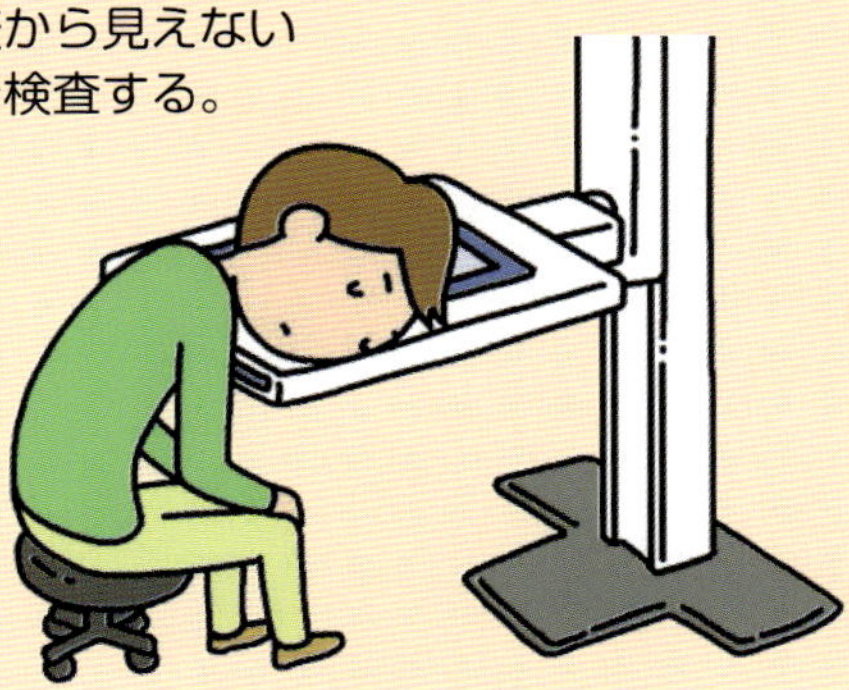

CT（コンピュータ断層撮影）

頭の周囲からX線を照射して、輪切りのような断面図を撮影する。X線検査より詳細な画像が得られる。

MRI（核磁気共鳴画像）

磁気の反射を使ってさまざまな方向から断面図を撮影する。脳梗塞や脳腫瘍などを発見しやすい。

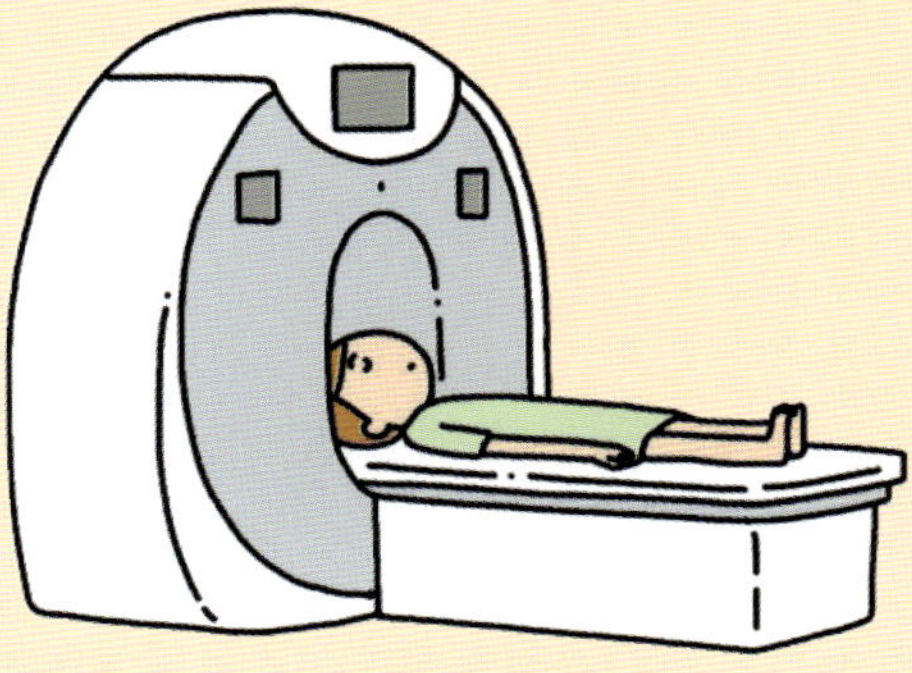

耳鳴りの原因となる主な病気と治療

片側の耳に突然起こる「突発性難聴」

あるとき突然、片側の耳が聞こえなくなる病気が「突発性難聴」です。

ほとんどの患者さんで耳鳴りをともない、さらに約4割の患者さんにめまいもあります。

何の前触れもなく、突然起こる病気のため、「いつ、どのような状況で起きた」ということを覚えている患者さんが多いのも特徴です。

突発性難聴のほとんどが片側の耳で起こり、まったく音が聞こえなくなるレベルから、耳がつまったように感じるだけで、検査をして難聴がわかる程度の軽いものまであります。

突発性難聴で障害が起きているのは内耳で、感音難聴に分類されますが、原因はわかっていません。ウイルスが原因という説や一時的な血管障害などが考えられていますが、はっきりと解明されていません。

しかし、突発性難聴は、感音難聴では珍しく、治療により回復が望める病気です。

なるべく早期に治療をスタートするほど、よく回復することがわかっています。病院の受診は発症後48時間以内、遅くとも発症後2週間までに治療開始するのが望ましいとされています。発症後3～4週間もすると、聴力が聞こえにくいまま固定されてしまい、治療が困難になってしまいます。

治療の中心は、安静と薬物療法で、ステロイド（副腎皮質ホルモン）薬を内服、あるいは点滴します。また、ATP製剤*やビタミン剤の使用、高圧酸素療法なども行われます。糖尿病などでステロイドの全身投与が困難な場合などでは、ステロイドの鼓室内注入を行うこともあります。

用語解説　ATP製剤　ATP（アデノシン三リン酸）を主な成分とする薬で、血管拡張作用により血流や組織の代謝などを促進して、めまい・耳鳴りの改善に役立つ。

ある日突然耳が聞こえなくなる「突発性難聴」

片耳が突然聞こえが悪くなる！

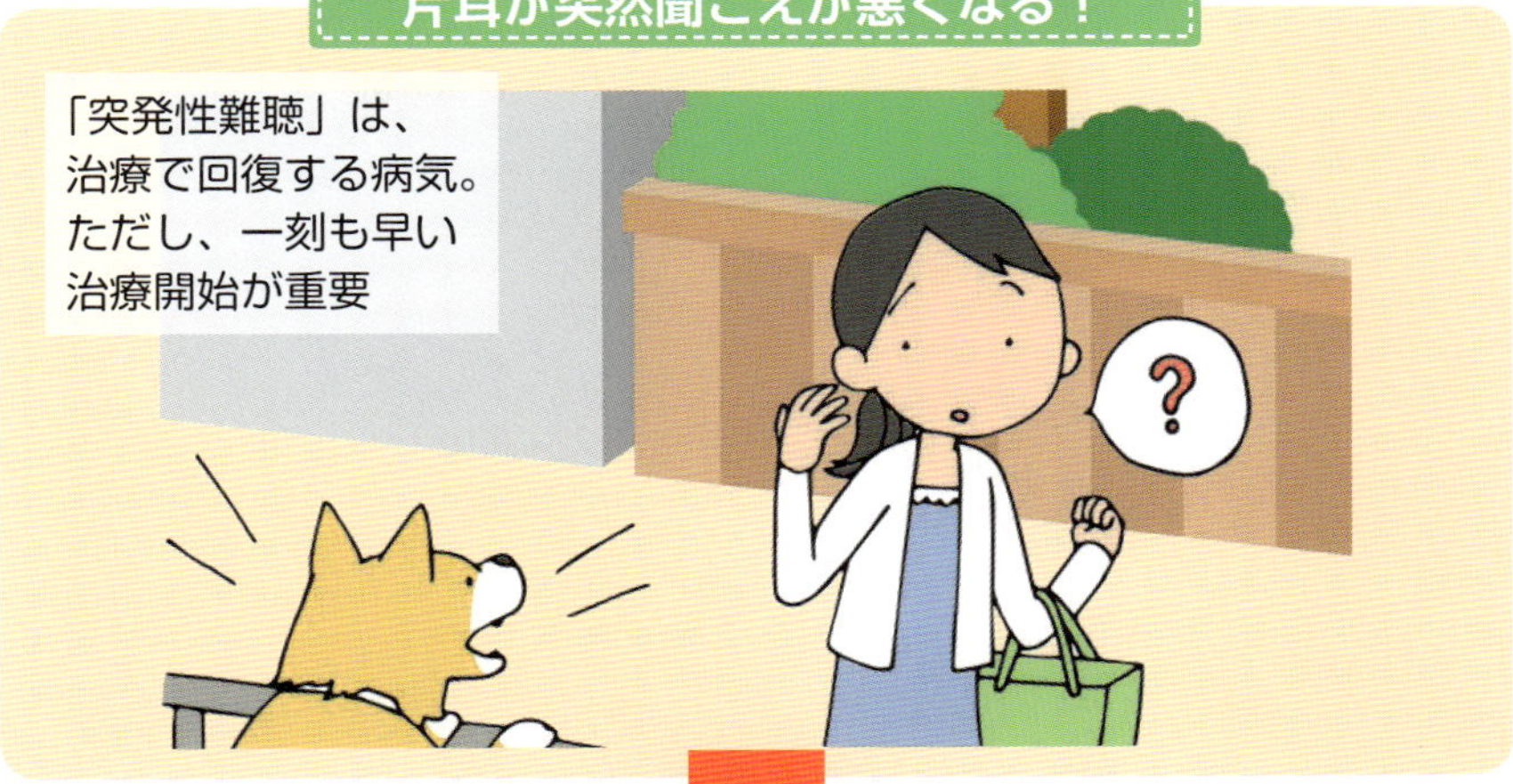
「突発性難聴」は、
治療で回復する病気。
ただし、一刻も早い
治療開始が重要
?

自己判断で様子を見たりせず、病院へ！

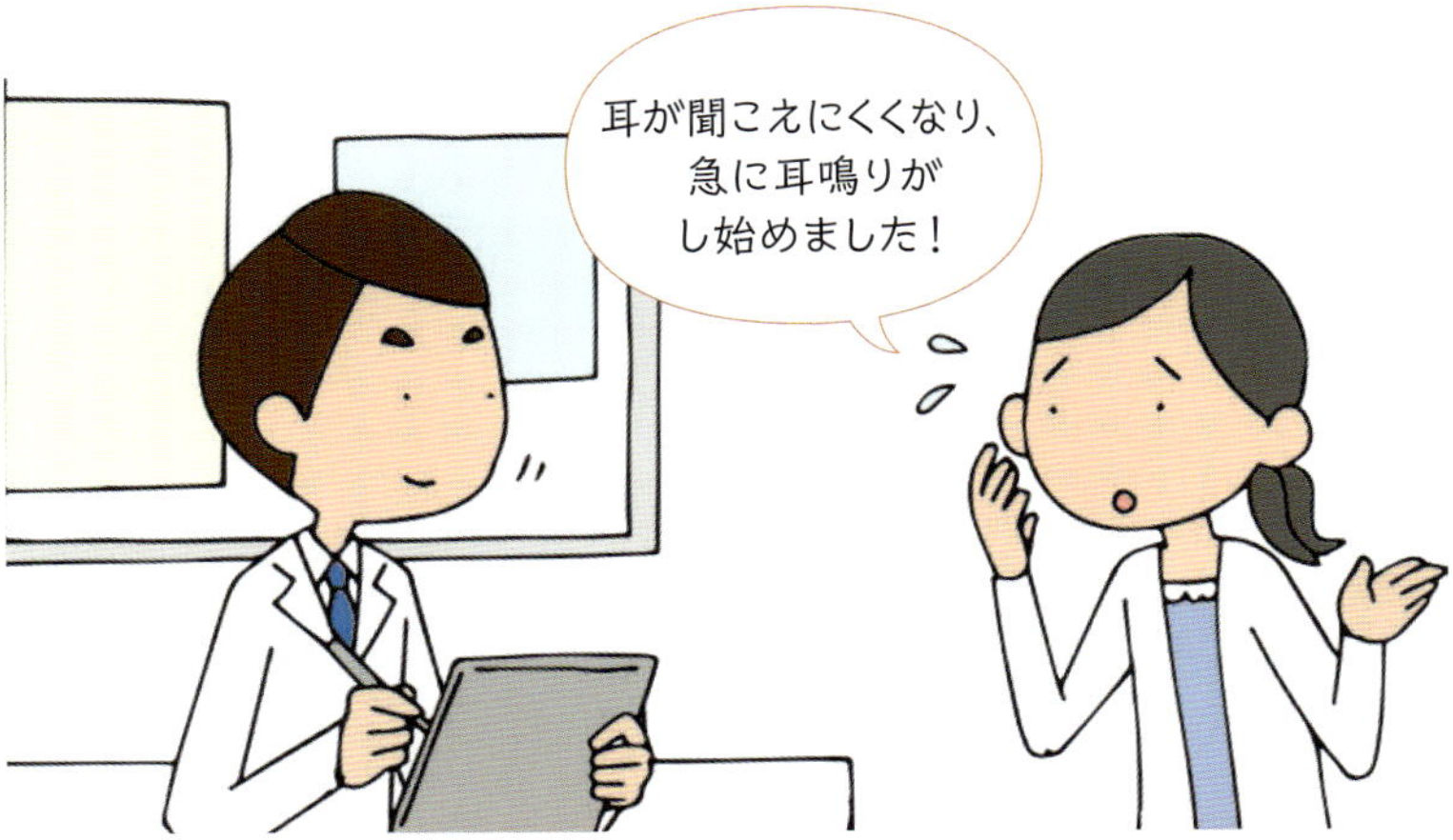
耳が聞こえにくくなり、
急に耳鳴りが
し始めました！

**※聞こえにくいまま放置していると、
症状が固定して治療が困難になってしまいます。**

大音量が原因の「騒音性難聴・音響外傷」

大きな音を聞いたことが原因で、強い耳鳴りがしたり、耳の聞こえが悪くなることがあります。これが「騒音性難聴・音響外傷」です。

騒音性難聴・音響外傷は、大音量の音の刺激により、蝸牛の有毛細胞が傷ついてしまっている状態で、感音難聴に分類されます。

音響外傷は、コンサート会場の大音量の音楽や爆発音、ヘッドホンやイヤホンを使用して、大きすぎる音量で音楽を聴くことで起きます。

難聴が軽度であれば、自然に軽快することもありますが、翌日以降も聞こえの悪さや耳鳴り、耳の痛みなどが続く場合は、治療の必要があります。

感音難聴は治療が困難なことも多いなかで、音響外傷は治療により回復が期待できる病気です。

治療は、薬物療法が中心となり、ステロイド（副腎皮質ホルモン）の内服や点滴、ＡＴＰ製剤、ビタミン剤なども使います。

電車での移動時などに携帯音楽プレーヤーを使っているうちに音量が大きめになっていたり、毎日長時間聴き続けたりしてはいないでしょうか。明らかな大音量ではないため意識されないことが多いのですが、知らず知らずのうちに耳への負担となり、聞こえが悪くなっていることも。これは、「ヘッドホン難聴」と呼ばれるもので、蝸牛の有毛細胞が少しずつ損なわれているのです。進行がゆるやかで気づきにくいのですが、聞こえが悪くなったり、耳に違和感を感じたら受診するようにしましょう。

長年工場で働いて機械の騒音を継続的に聞き続けたり、交通量の多い道路の側に居住するなど、長期間に渡って大きな音にさらされることで、耳の機能が損なわれるのが、騒音性難聴です。

騒音性難聴は、年単位で症状が進行し、治療で回復することがありません。耳栓で騒音を遮断するなど、防音対策をとることが大切です。

大音量は耳にダメージを与えてしまう！

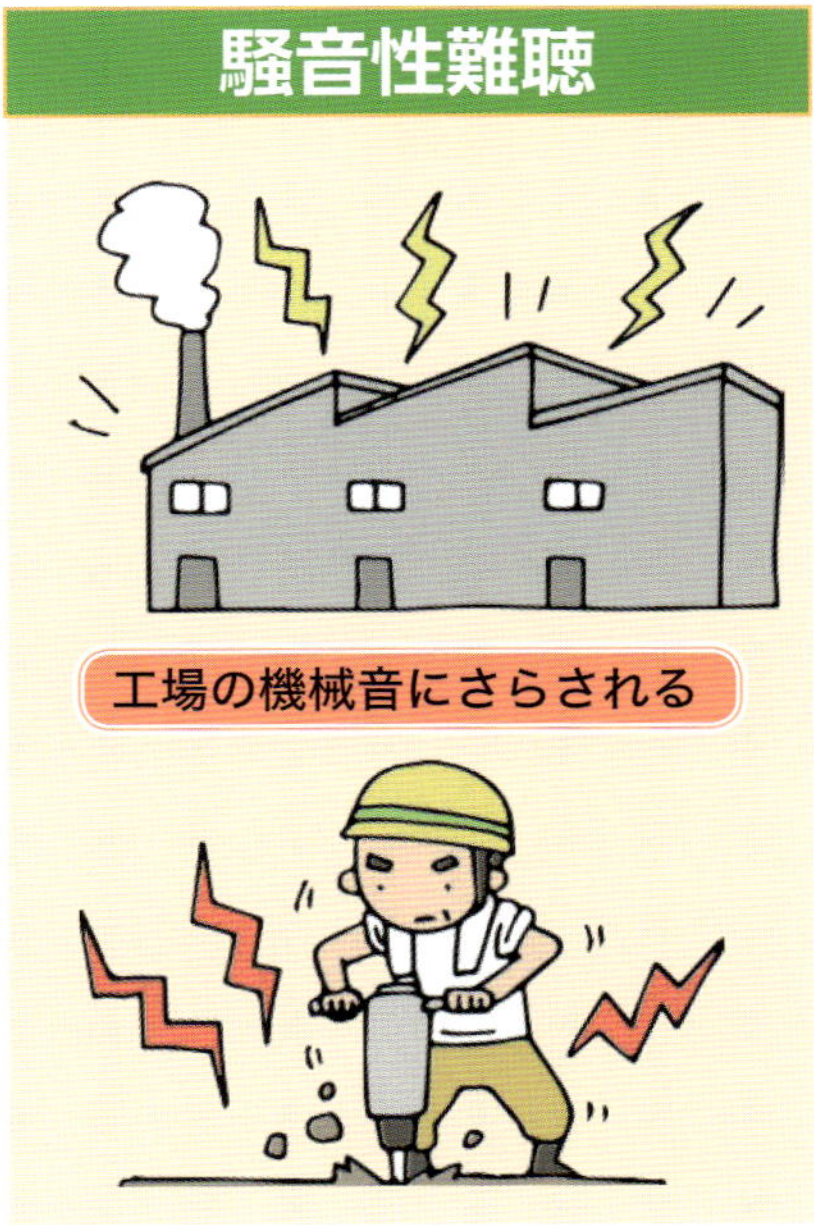
騒音性難聴
工場の機械音にさらされる

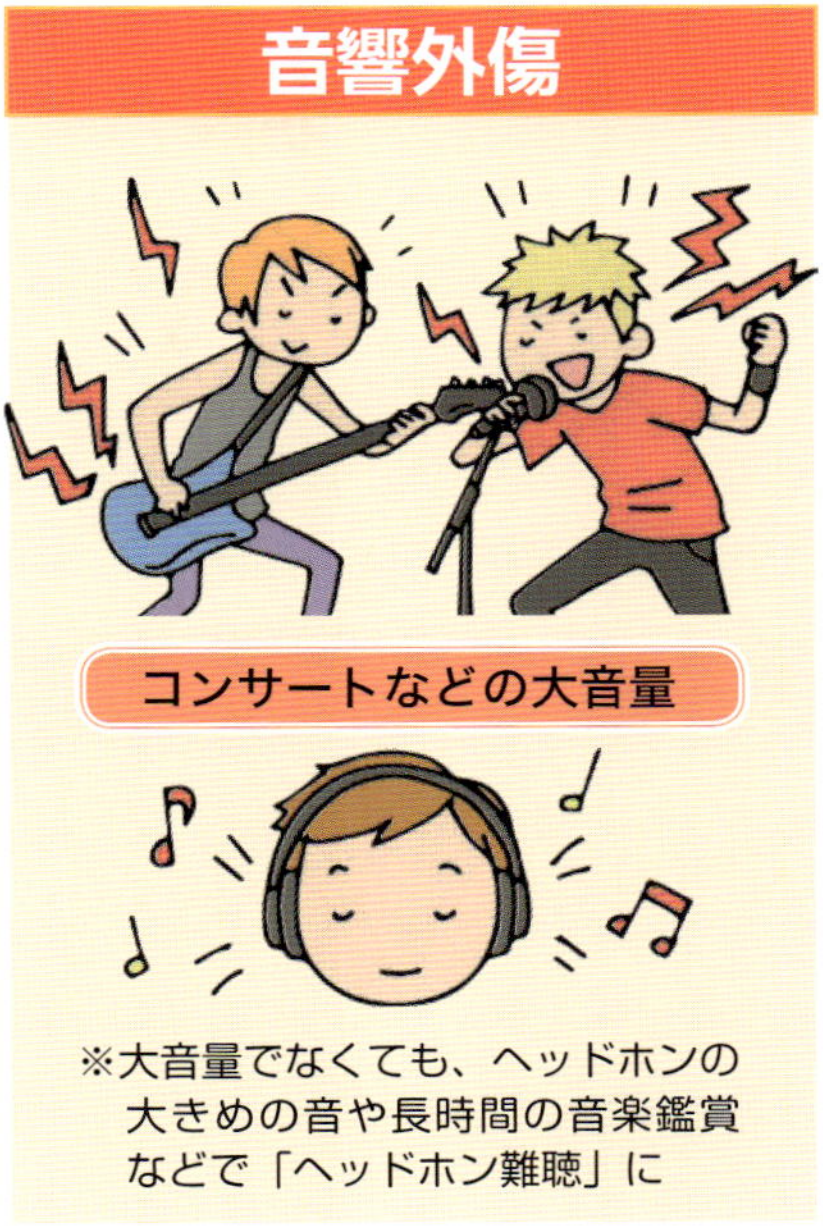
音響外傷
コンサートなどの大音量
※大音量でなくても、ヘッドホンの大きめの音や長時間の音楽鑑賞などで「ヘッドホン難聴」に

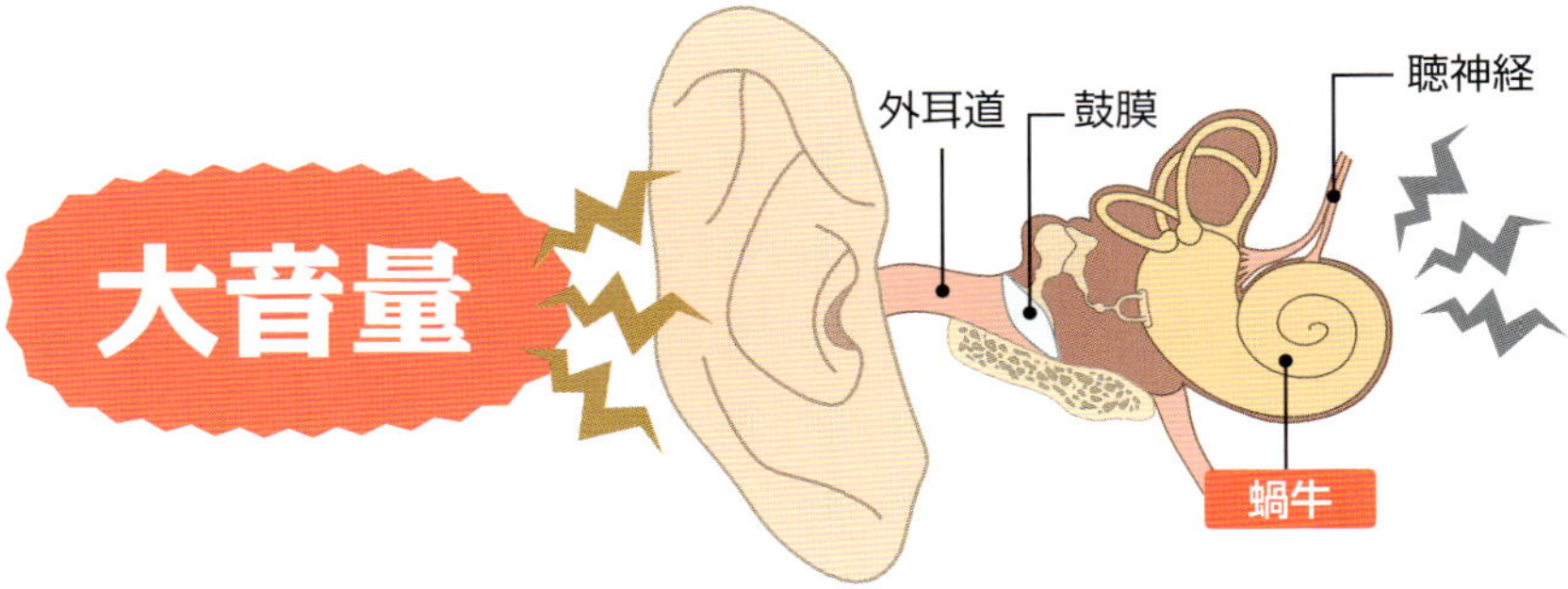
大音量
外耳道
鼓膜
聴神経
蝸牛

大きな音で、内耳の蝸牛内の有毛細胞が傷つけられてしまう。 → **難聴に**

耳垢が外耳道を塞ぐ「耳垢栓塞」

耳垢は誰にでもできるものですが、溜まりすぎると外耳道を塞いでしまうことがあります。「耳垢栓《じこうせん》塞《そく》」といいます。

耳垢は、外耳道のなかの剥離した皮膚や耳垢腺《じこうせん》と皮脂腺《ひしせん》からの分泌物、外部から入ってきたほこりなどが混ざり合ってできます。

耳垢自体は病気ではありませんが、外耳道を塞ぐようになると、耳が詰まった感じがしたり、「ガタガタ」「カサカサ」「コトコト」といった耳鳴りがしたりします。入浴や水泳のときに耳のなかに水が入ると耳垢が膨張して、外耳道や鼓膜を圧迫して痛みを起こしたり、難聴を起こすケースもあります。

また、外耳炎や外耳道の湿疹などにより、外耳道を塞ぐような耳垢ができることもあります。

耳垢栓塞では、耳垢で外耳道や鼓膜が圧迫されることにより炎症が起き、耳に痛みを感じることもあります。

耳垢栓塞の治療は、耳垢を取り除くことです。耳垢を適切に取り除けば、耳垢栓塞により引き起こされている耳鳴りや難聴、耳の痛みなどはほとんど解消されます。

病院では、耳垢の詰まり具合や状態に応じて、吸引したり、耳垢鉗子《かんし》を使って除去します。耳垢が固くなっている場合は、耳垢水を注入して数日置き、耳垢を柔らかくしてから除去します。耳洗水銃で耳のなかを洗浄することもあります。

耳垢を取り除いたあと、外耳道に傷や炎症などがある場合は、抗生物質や軟膏で処置します。

なお、耳垢を溜めるのはよくありませんが、自分で耳掃除を行う場合、外耳道や鼓膜を傷つける危険もあるので、やりすぎはよくありません。耳垢が溜まりやすい人は、定期的に耳鼻科を受診して、取り除くようにするとよいでしょう。

耳垢から「耳垢栓塞」を起こす

耳垢が溜まりすぎて外耳道を塞ぐと、

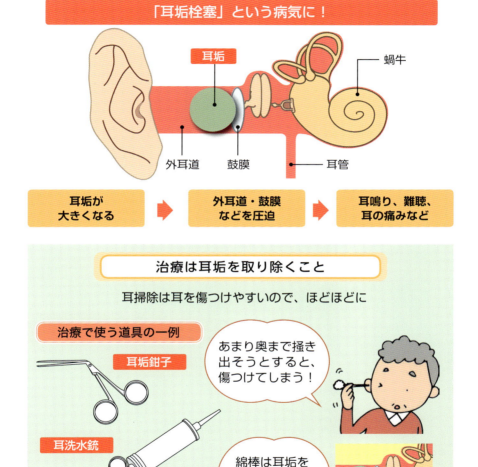

「耳垢栓塞」という病気に！

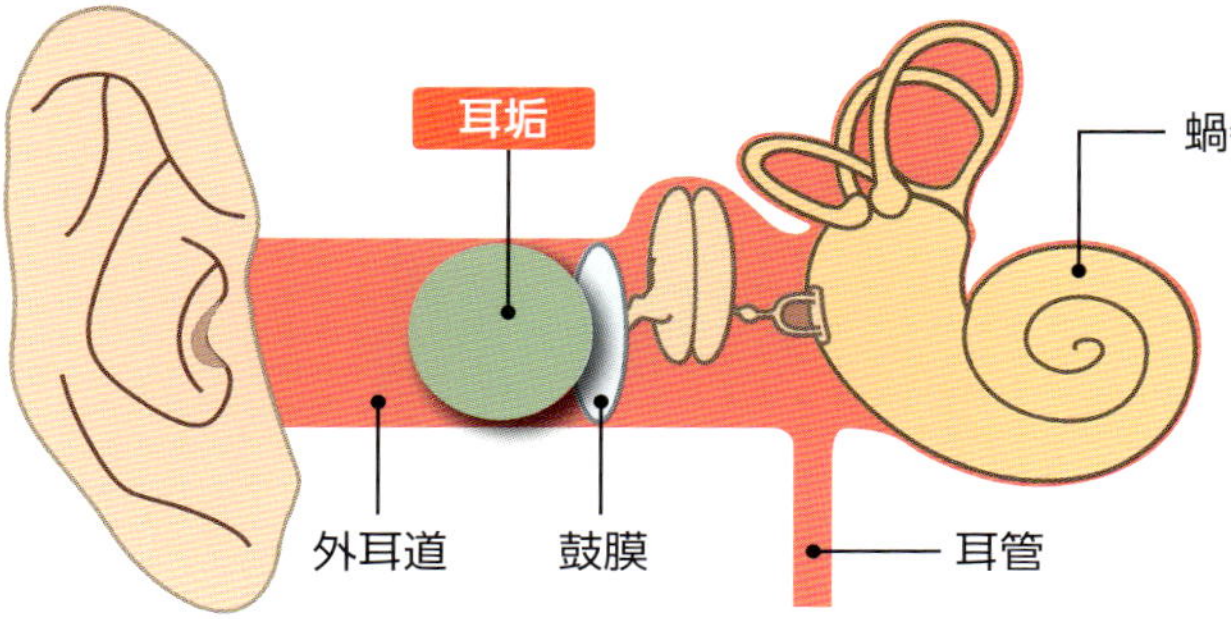

耳垢が大きくなる → 外耳道・鼓膜などを圧迫 → 耳鳴り、難聴、耳の痛みなど

治療は耳垢を取り除くこと

耳掃除は耳を傷つけやすいので、ほどほどに

治療で使う道具の一例

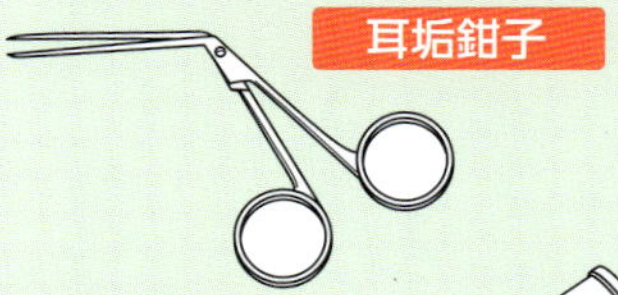

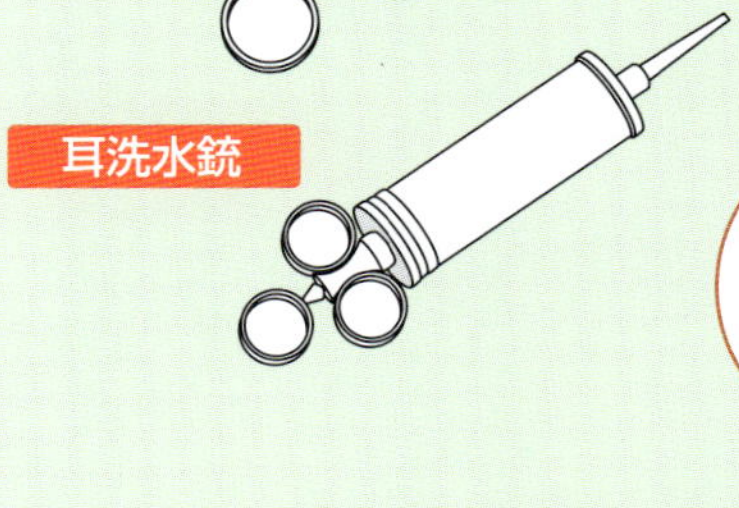

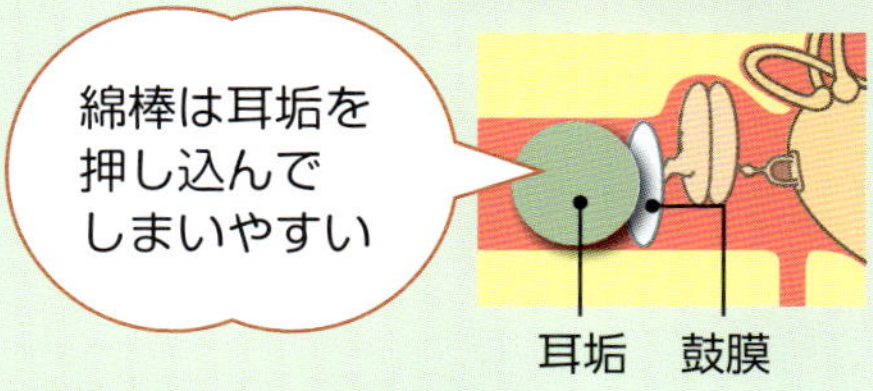

耳垢が溜まりやすいなら、定期的に耳鼻科で取り除いてもらいましょう！

外耳の中の炎症で起こる「外耳道炎」

外耳道に炎症が起きる病気を「外耳道炎」といいます。外耳道炎には、急性の外耳道炎と慢性の外耳道炎があります。

急性の外耳道炎は、耳掃除や入浴、水泳などがきっかけとなります。耳掻きや指などでつくってしまった外耳道の引っかき傷やアトピー性皮膚炎の肌荒れに、黄色ブドウ球菌*や真菌などが感染し、炎症や腫れなどが生じます。

自覚症状としては、軽い痛みやかゆみから始まって、耳が詰まったような感じや耳鳴り、ひどくなると強い痛みや耳垂れが出てきます。

慢性の外耳道炎は、多くは耳の触りすぎが原因です。強いかゆみやじくじくした耳垂れをともないます。

また、慢性外耳道炎は、糖尿病やアレルギー体質、免疫機能の低下などから起こることもあるので、これらに心当たりのある人は、とくに注意が必要となります。

外耳道炎の治療は、耳のなかを清潔にし、抗菌薬やステロイド（副腎皮質ホルモン）の含まれる軟膏や点耳薬を使います。必要に応じて、消炎鎮痛薬を内服することもあります。ひどく化膿している場合は、耳を切開して膿を出します。

慢性外耳道炎の治療は、同様の軟膏や点耳薬を使うほか、かゆみを抑える薬が処方されます。また、糖尿病などほかの病気がある場合は、その治療も並行して行われます。

外耳道炎の治療では、患部を安静にするために、耳掃除をやめ、耳を触らないよう指導されます。ふだんも耳掃除を頻繁に行うと、外耳道の抵抗力が落ちやすいので注意しましょう。

次は、「滲出性中耳炎」について説明していきましょう。

用語解説
黄色ブドウ球菌　人の皮膚や鼻の粘膜、消化管などに常在するブドウ球菌の一つで、毒素を産生する。傷口から侵入して化膿させたり、肺炎、食中毒などの原因菌となる。

耳のなかがかゆい、痛い「外耳道炎」

外耳道に炎症や腫れが起きる病気

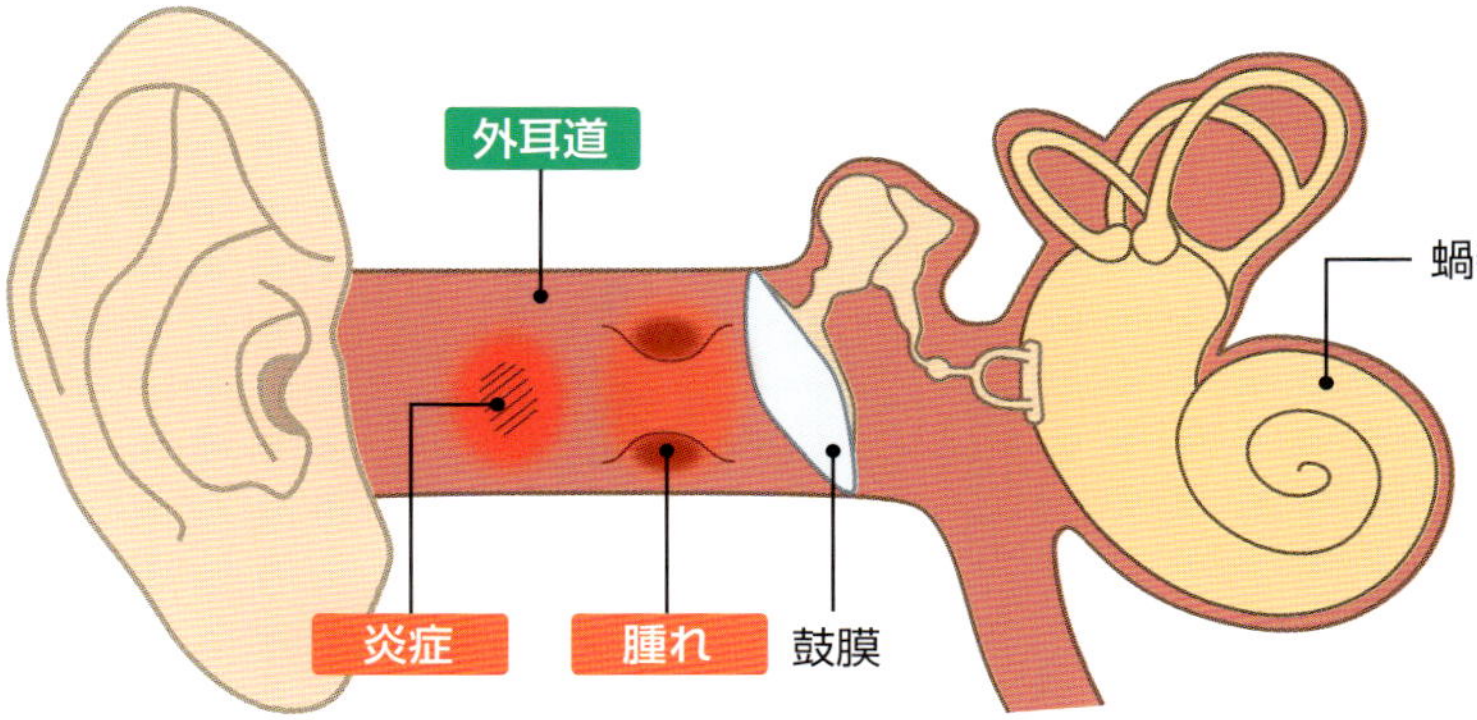

慢性外耳道炎

- 耳の触りすぎが原因
- かゆみが強く、耳の中がじくじくする
- 糖尿病、アレルギー体質、免疫機能低下と関連があることも

急性外耳道炎

- 耳掻き、プール、入浴などがきっかけに
- 外耳道の小さな傷に菌が感染
- ひどくなると、耳垂れや眠れないほどの痛みも

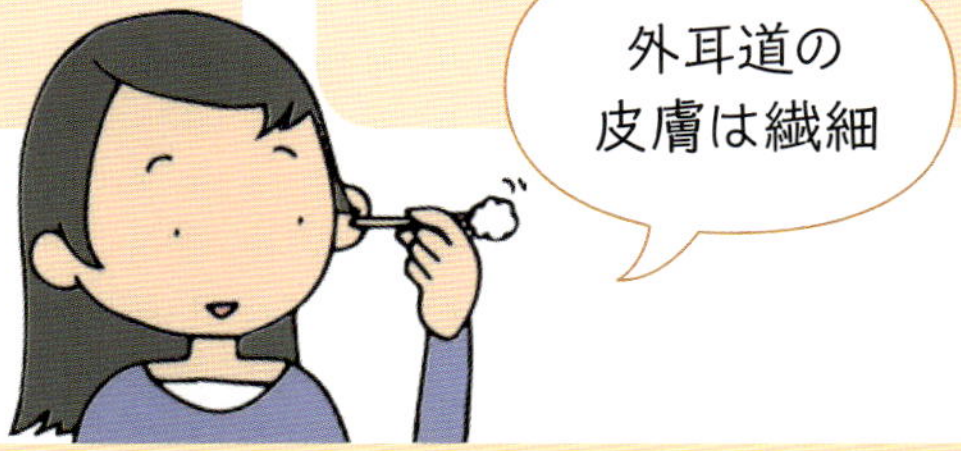

耳は清潔に保つ。しかし、耳掃除をしすぎると、
抵抗力が落ちることも！

痛みがなく放置しがちな「滲出性中耳炎」

鼓膜（中耳腔）の奥には、鼓室という空間があります。ここに液体が溜まってしまう病気が、「滲出《しんしゅつ》性《せい》中耳炎」です。

鼓室は鼓膜で外耳道と分けられた空間ですが、耳管という細い管が咽頭までつながっており、ものを飲み込む動作をするときに開閉して、中の空気圧を調節しています。

ところが、「耳管狭窄症（120頁参照）」などでそれがうまくいかなくなると、鼓室の気圧が低い状態が続き、中耳の粘膜から滲出液がしみ出てきて中耳に溜まってしまうのです。

滲出性中耳炎は子どもに多い病気で、咽頭扁桃《いんとうへんとう》が肥大した状態（アデノイド*）や、副鼻腔炎が原因のものが多いのです。

近年は大人でも増えてきており、耳管狭窄症のほか、上咽頭腫瘍により耳管が狭くなることや、かぜの後、慢性副鼻腔炎、アレルギー体質などから起こることもあります。

滲出性中耳炎になると、鼓室に溜まった滲出液のために鼓膜が振動しにくくなり、伝音難聴を起こします。耳の詰まった感じや耳鳴りがともなうこともありますが、痛みはありません。

そのため、病院を受診するのが遅れる人が多いのですが、治療が不十分だとあとで入院手術が必要な癒着性中耳炎や真珠腫性中耳炎になってしまうこともあります。

治療は、副鼻腔炎など耳管の働きに影響する炎症を抑え、耳管の通気を行います。症状が進んでいる場合は、鼓膜を切開して滲出液を除去したり、鼓膜から細いチューブを入れる「鼓膜換気チューブ留置術」などが行われることもあります。

次項では、「外リンパ瘻《ろう》」について説明していきましょう。

用語解説

アデノイド　鼻とのどの境目に当たる上咽頭あるいは鼻咽腔にあるリンパ組織「咽頭扁桃（いんとうへんとう）」が病的に肥大した状態。難聴や口呼吸、鼻づまりの原因となる。

鼓膜の奥の空間に液体の溜まる「滲出性中耳炎」

滲出性中耳炎は、耳の詰まった感じや耳鳴りはあっても痛みがないために、放っておきがち

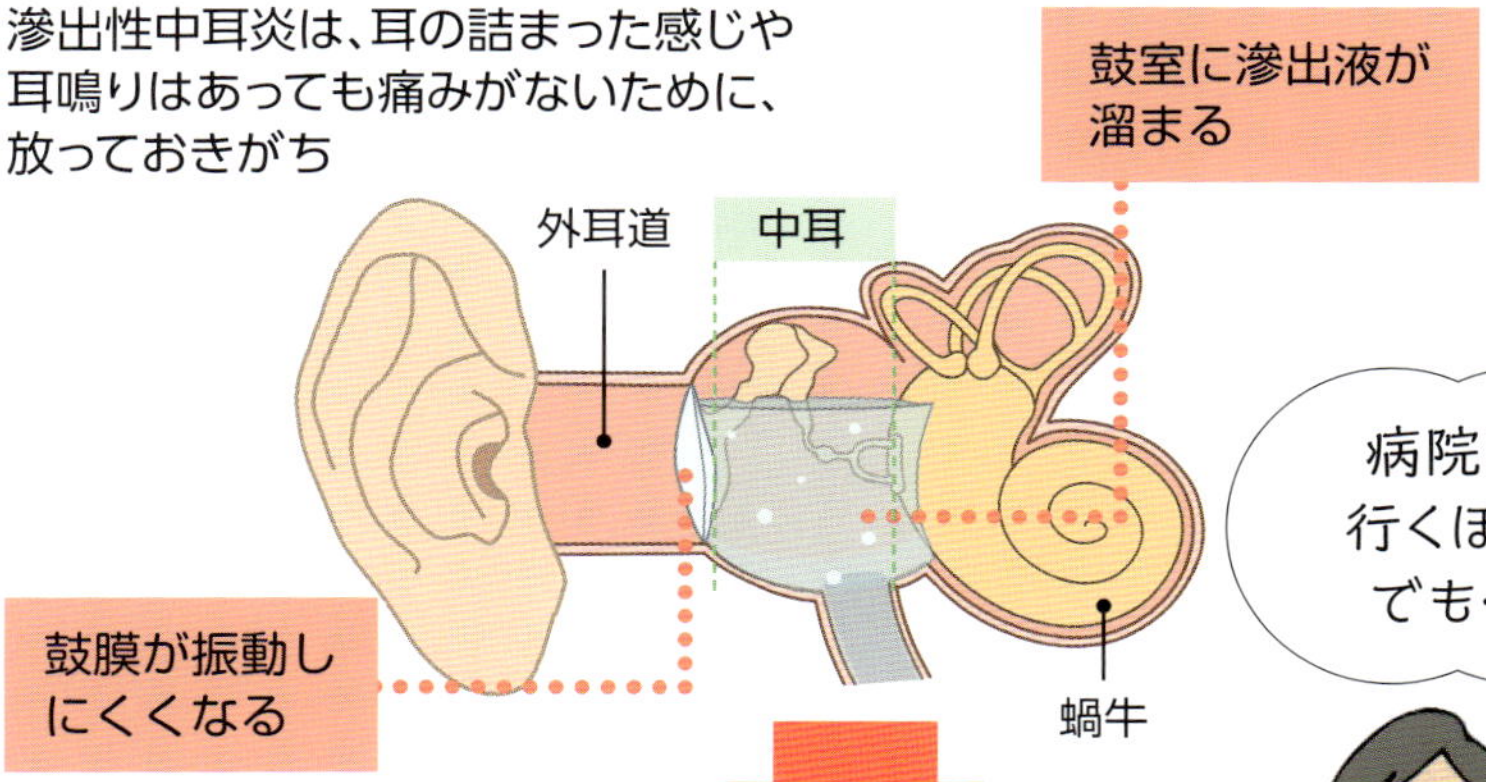
鼓室に滲出液が溜まる
外耳道
中耳
蝸牛
鼓膜が振動しにくくなる

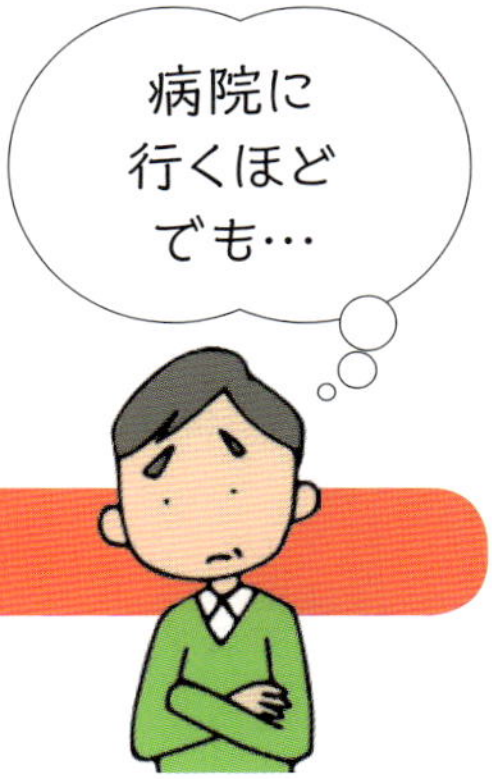
病院に行くほどでも…

伝音難聴

そのまま放っておくと…

真珠腫性中耳炎

- 耳だれ
- 難聴
- 骨破壊

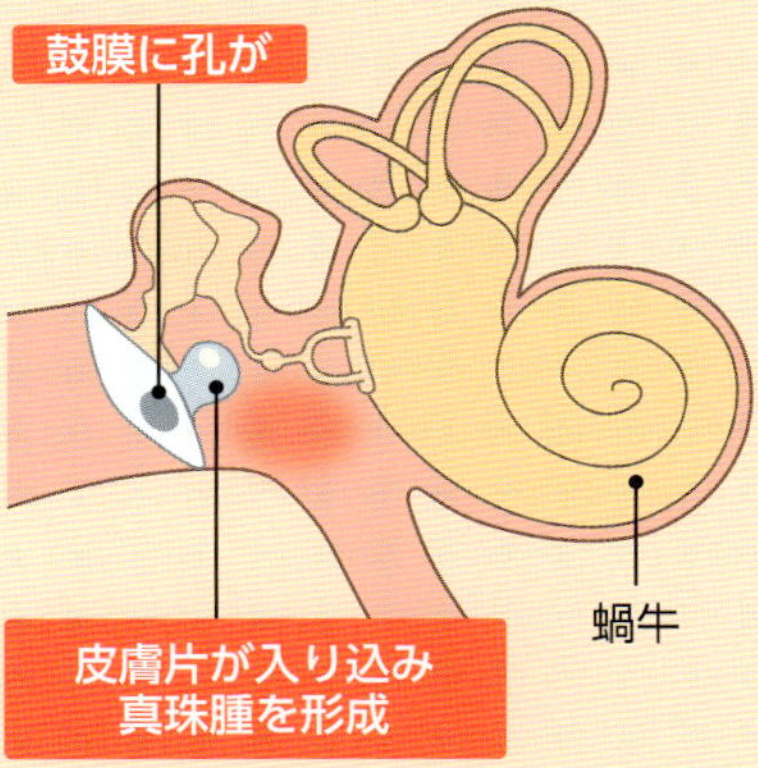
鼓膜に孔が
皮膚片が入り込み真珠腫を形成
蝸牛

癒着性中耳炎

- 難聴

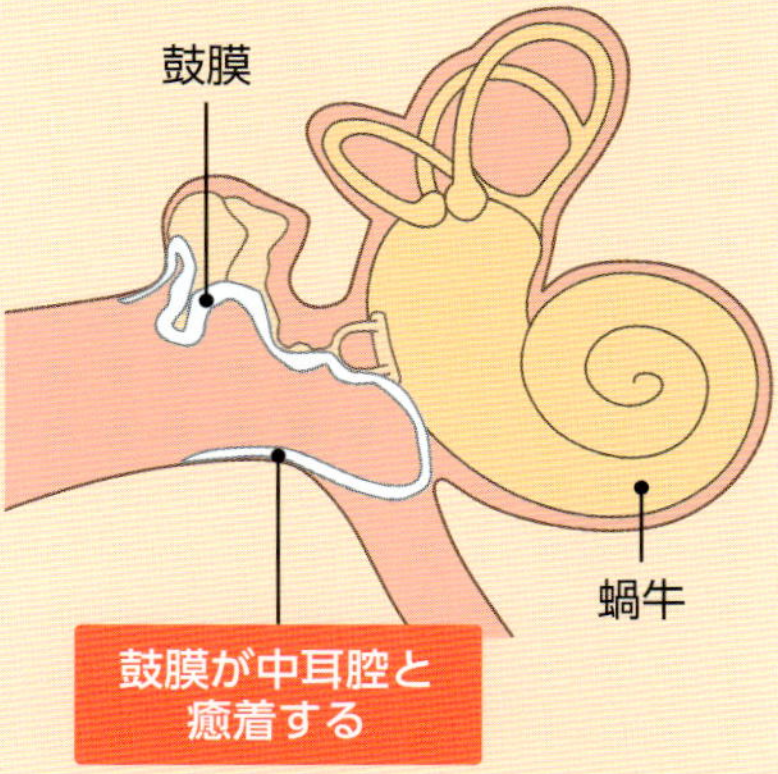
鼓膜
鼓膜が中耳腔と癒着する
蝸牛

内耳の外リンパ液が中耳に漏れ出す「外リンパ瘻」

外リンパ液が内耳から中耳に漏れ出てきてしまう病気が「外リンパ瘻《ろう》」です。

中耳と内耳を分ける「前庭窓」や「蝸牛窓」のどちらか、あるいは両方が破れて、蝸牛のなかの外リンパ液が漏れ出てしまいます。

前庭窓や蝸牛窓が破れるきっかけは、鼻をかんだりくしゃみをしたとき、咳、嘔吐、トイレでいきむ、出産などから、飛行機や高層エレベーター、ダイビングなどで気圧に変化があったとき、またベンチプレス、重量挙げ、むちうち、頭部打撲などさまざまです。何もしていないのに突然破れることもあります。

鼓膜が破れるときに、ポン、パチッという破裂音（ポップ音）を感じることもあります。

外リンパ瘻は激しいめまいがあり、難聴も急激に進んでいきます。水が流れるような耳鳴りや頭痛をともなうこともあります。めまいの症状がなく、難聴や耳鳴りだけのケースもあります。

外リンパ瘻と診断するためには、手術をして内視鏡で内耳窓の状態を確認する必要があります。外リンパ瘻が疑われるときは、まず入院して1週間ほど安静に過ごし、破れた箇所が自然と治るのを待ちます。このとき、頭部を30度ほど高くして臥床し、鼻を強くかんだりトイレで強くいきまないようにし、安静にします。

薬物療法としてはステロイド（副腎皮質ホルモン）や炭酸水素ナトリウムの点滴、血流改善薬やビタミン剤などを投与します。

保存的治療で改善しない場合は、手術になります。鼓室を切開して外リンパ液が漏れているのを確認したら、それを塞ぐ「内耳窓閉鎖術*」を行います。

次項は、耳管が塞がってしまう「耳管狭窄症」についてです。

用語解説

内耳窓閉鎖術　「前庭窓」や「蝸牛窓」など内耳窓のどこかが破れてしまった場合に、それをふさぐ手術。

内耳に外リンパ液が中耳に漏れ出す「外リンパ瘻」

前庭窓や蝸牛窓が破れ、外リンパ液が漏れる

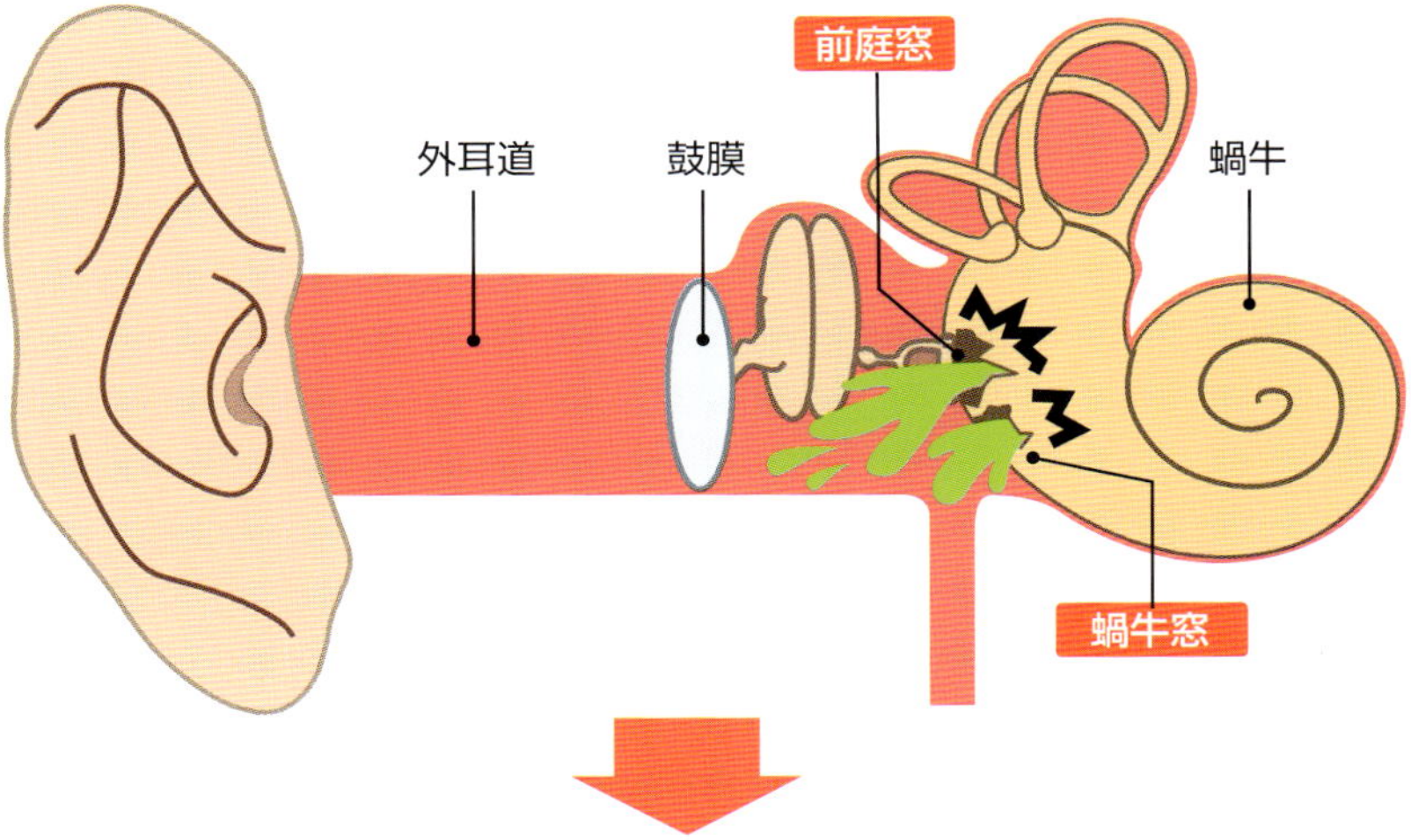

激しいめまい、進行する難聴、耳鳴り

原因はさまざま

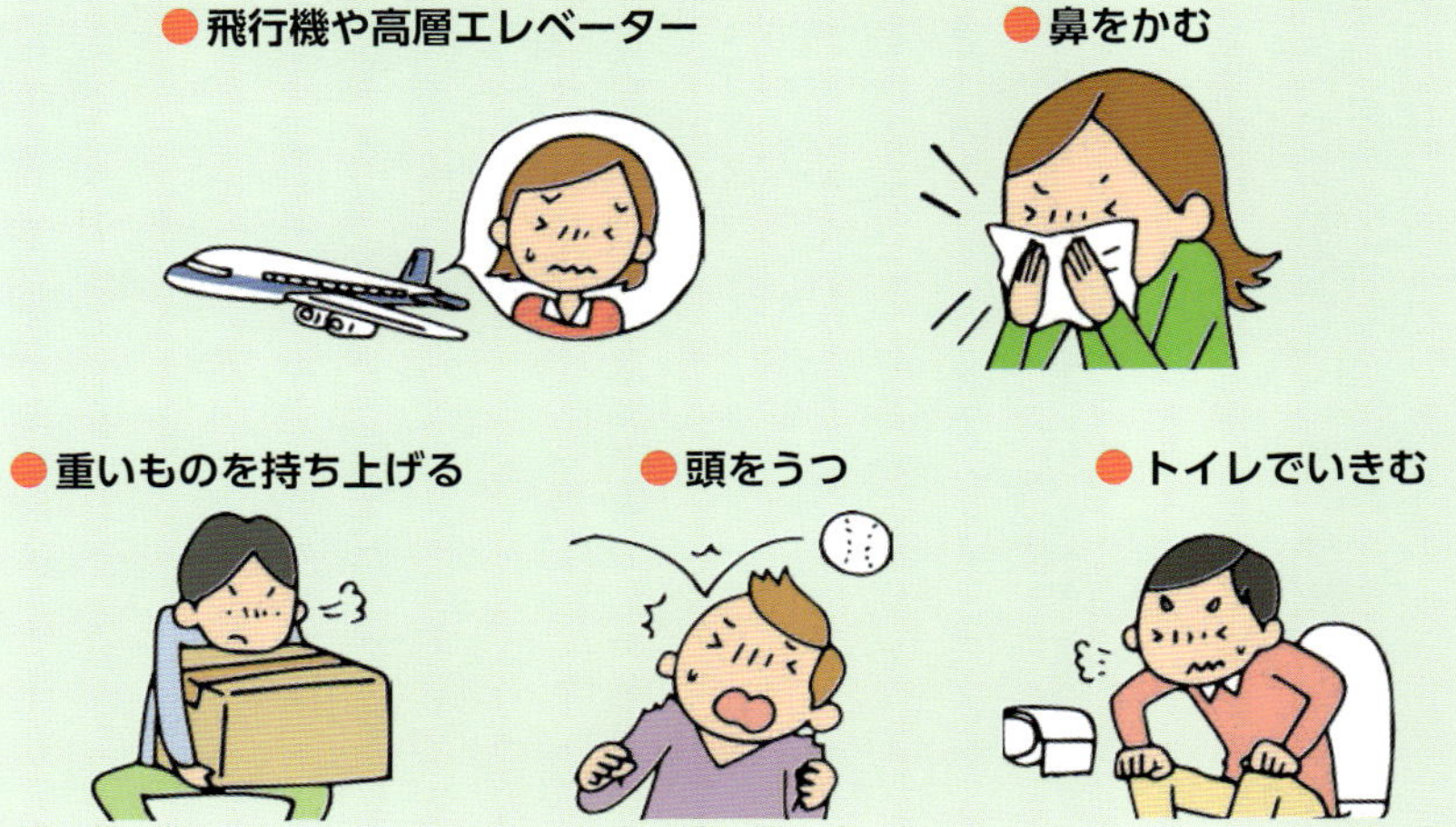
●飛行機や高層エレベーター
●鼻をかむ
●重いものを持ち上げる
●頭をうつ
●トイレでいきむ

耳管が開かなくなる「耳管狭窄症」

耳管が閉じたままの状態になり、鼓室内の気圧の調節がうまくできなくなるのが「耳管狭窄症」です。鼓膜の奥の鼓室（中耳腔）は、空洞になっています。外耳道と鼓室の間は鼓膜により完全に閉じられているのですが、鼓室の空気圧を調節するための細い管があります。これが耳管です。

耳管は鼓室から咽頭までつながっており、普段は閉じられた状態なのですが、ものを飲みこむ動作をしたときに開くしくみになっています。このときに空気を出し入れして、鼓室の気圧が外気圧と同じになるように調整しているのです。

飛行機の離陸時に耳がキーンとして、つばを飲みこむと治ります。これは、気圧の変化により鼓室と外界に差が生まれて鼓膜が引っ張られてキーンとし、つばを飲む動作で耳管が開いて換気され、鼓室の気圧が調整されたことによります。

原因となるのは、かぜや鼻炎、副鼻腔炎などによる鼻粘膜の腫れなどです。稀に上咽頭に腫瘍があることもあります。耳管狭窄症で耳管が詰まったままになってしまうと、鼓室内の圧力が鼓膜の外よりも低くなり、鼓膜が奥に引っ張られた状態になります。すると、鼓膜の振動が妨げられ、とくに低音の聞きとりにくい伝音難聴になります。

また、鼓膜が動かないために耳が詰まったように感じられ、自分の声がこもって聞こえたり、ブーン、ゴーンなど、耳鳴りがすることもあります。

治療は、まず原因となっている症状に対応した治療を施します。鼻粘膜や喉に炎症がある場合は、消炎薬を使います。症状が重い場合には、耳管カテーテル*を鼻から入れて耳管に通気する「通気療法」を行います。耳管狭窄症は、軽ければ、自然に治ることもあります。しかし、放置していると滲出性中耳炎などほかの病気を引き起こすこともあるので、違和感があるときはすみやかに受診しましょう。

用語解説　耳管カテーテル　耳管に挿入して通気したり、薬液を注入したり、分泌液を排出するための細い管状の医療器具のこと。

耳管が開かなくなり、鼓室の換気ができなくなる

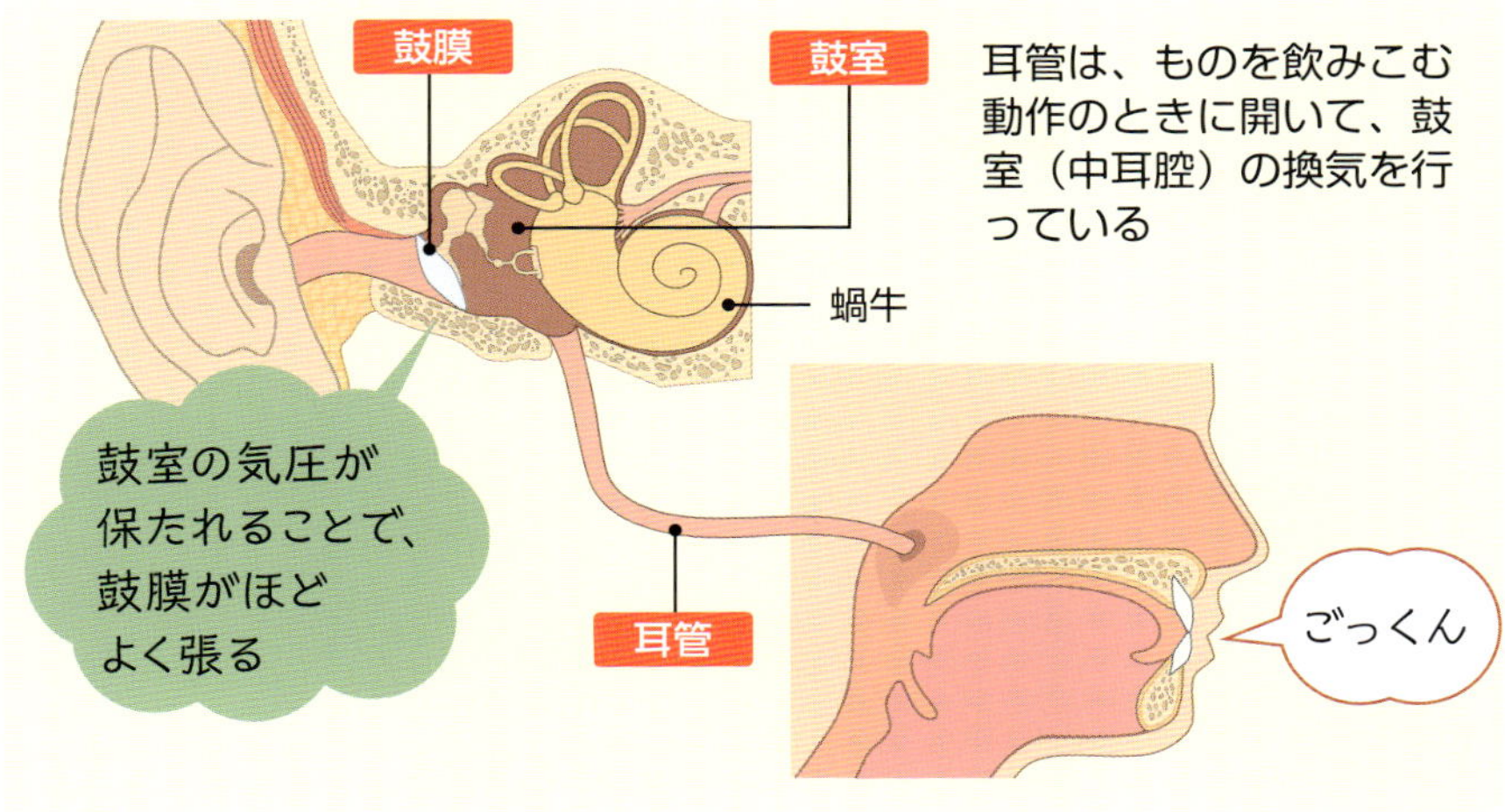
鼓膜
鼓室
耳管は、ものを飲みこむ動作のときに開いて、鼓室（中耳腔）の換気を行っている
蝸牛
鼓室の気圧が保たれることで、鼓膜がほどよく張る
耳管
ごっくん

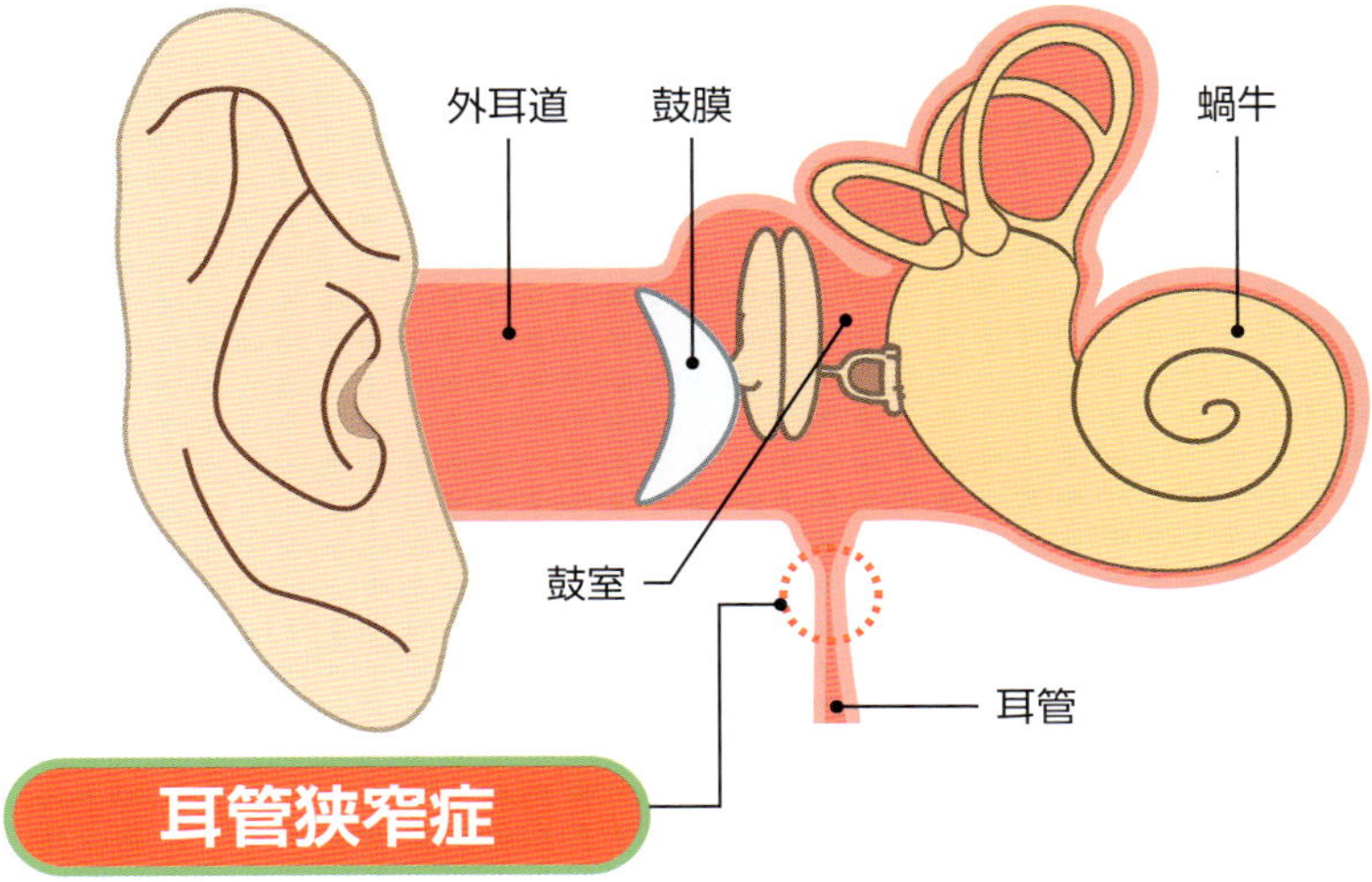
外耳道
鼓膜
蝸牛
鼓室
耳管
耳管狭窄症

耳管がしまったままに！

鼓膜がうまく振動しない

伝音難聴・自分の声がこもって聞こえる・低い音の耳鳴りなど

耳鳴りを軽減する療法

「治る」と「消失する」の二通りがある

耳鳴りの原因となる病気について取り上げてきましたが、検査を重ねても原因が特定できない耳鳴りは少なくありません。この場合、原因への治療が行えないので、耳鳴りそのものにアプローチする対症療法になります。

ただ、耳鳴りの治療で目指す「治る」は、耳鳴りの「消失」を意味しないこともあります。

音を聞く経路には外耳から中耳までの「伝音系」と、内耳から脳への「感音系」があります(94頁参照)。伝音系に原因のある耳鳴りの場合は、その原因となる病気を治療することができるので、比較的治りやすい耳鳴りだといえます。

しかし、感音系に原因がある場合には、治療が難しくなります。とくに、内耳の蝸牛にある感覚細胞(有毛細胞・96頁参照)に障害がある場合、感覚細胞の再生・治療はまだ十分に確立されていません。

耳鳴りの原因となる病気がわかっている場合は、その病気を治すことで耳鳴りも消失します。しかし、原因がわからなかったり、治す手立てがない場合、耳鳴りを軽減することを目指します。

耳鳴りが完全になくなるわけではないのですが、日常生活で苦痛や煩わしさを感じない程度にして維持することが、「耳鳴りが治る」ことになります。

診断の結果「原因が不明」「完治する治療法はない」と告げられても、がっかりすることはありません。

耳鳴りは、たとえ同じレベルであっても、人によって苦痛の感じ方が異なるものです。あまり耳鳴りを気にしないようにし、しかしあきらめたり、投げやりになることなく、根気よくつきあっていきましょう。

耳鳴りが治るって？

耳鳴りが治る

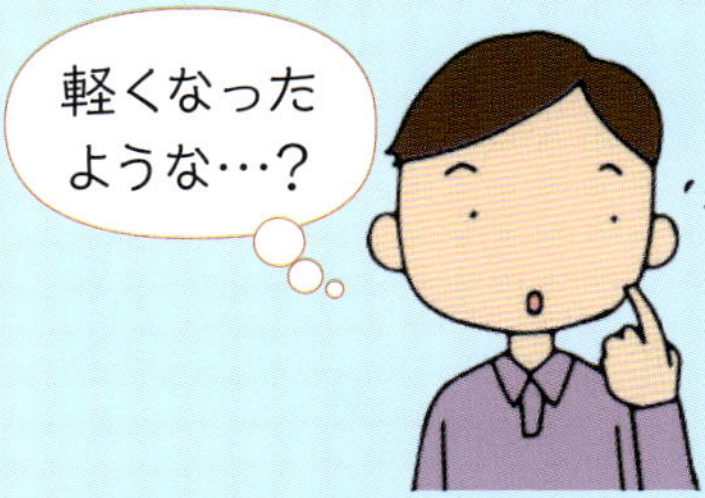
軽くなったような…？

原因がわからない場合など、症状の軽減を目指す

感音系耳鳴り

↓

完治しにくい

耳鳴りが消失する

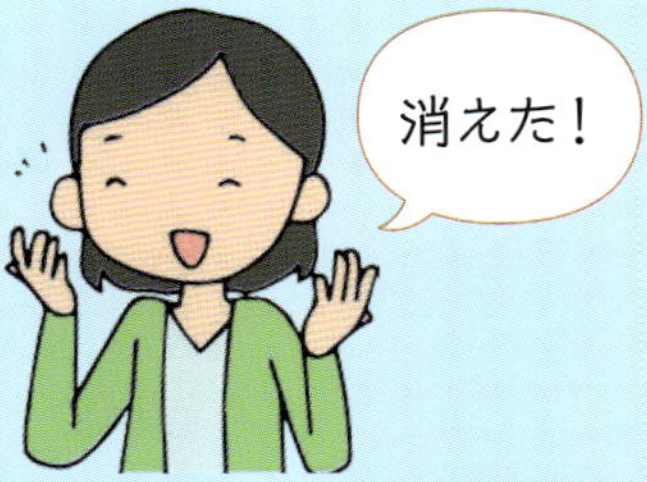
消えた！

原因となる病気がある場合、それを治療することで耳鳴りがなくなる

伝音系耳鳴り

↓

完治しやすい

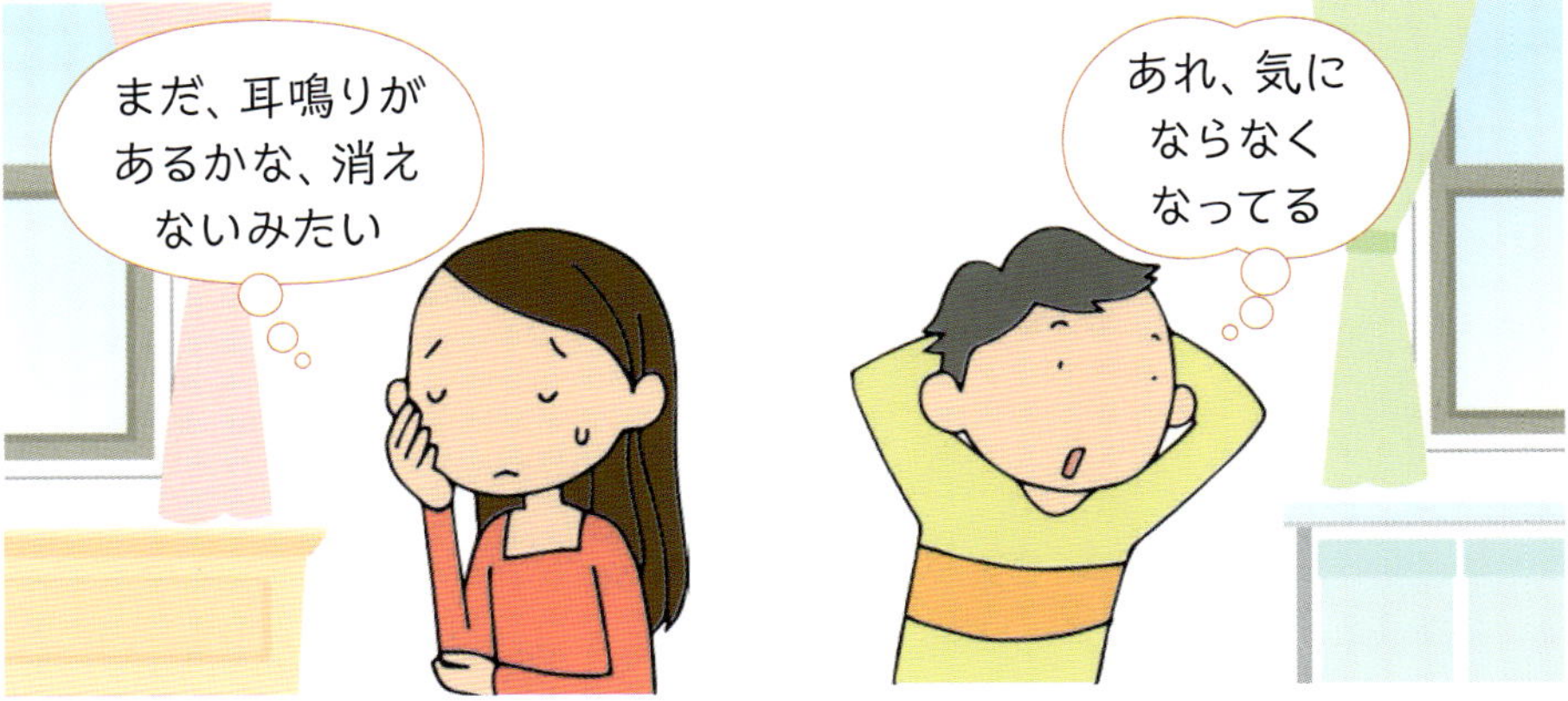
まだ、耳鳴りがあるかな、消えないみたい
あれ、気にならなくなってる

耳鳴りは人によって感じ方が異なる。
あまり耳鳴りを気にしすぎないほうが治療効果が出やすい。

薬物療法で軽減する

耳鳴りの薬物療法には、耳鳴りそのものを抑制する薬を使う場合と、心理的な要因を軽減させるために薬を使う場合があります。

比較的効果が出やすいとされているのが、抗不安薬や抗うつ薬などを使い、心理的な要因を軽減させる薬物療法です。

耳鳴りは、感じ方に心の問題が大きく影響する病気です。不安や不眠、疲労、ストレスなど精神的な問題がある患者さんは、耳鳴りに意識が集中してしまい、より苦痛に感じる傾向にあります。

薬を使うことで、精神的な興奮を抑え、耳鳴りを軽減することを目指すのです。

抗不安薬は、筋肉や血管の緊張をゆるめるので、耳鳴りを抑制する効果がある場合もあります。また、自律神経調整薬で、自律神経のバランスを整えて、耳鳴りを軽減させることもあります。

また、患者さんによっては不眠をともなうことがあります。眠れないことへの不安や睡眠不足が耳鳴りを悪化させている場合、睡眠導入剤を使って眠りの質を上げて、耳鳴りを軽減します。

耳鳴りそのものを抑制するには、血流改善薬や血管拡張薬などが使われます。これらは、内耳や〝聞こえ〟の神経に障害がある場合に、末梢血管の血流を改善することで代謝を高め、耳鳴りの軽減・解消を目的としています。

同様に、神経細胞の代謝を高めるためにビタミン剤や漢方薬なども、使われることもあります。

ただ、薬物療法はいずれも確実な効果が期待できるものではなく、効き方も人によって違いがあります。そのほかの治療法も含めて考え、あきらめず治療していくことが大切です。

次項からは、薬物に頼らず耳鳴りを軽減する方法を取り上げましょう。

薬物療法の目的は、「耳鳴り」の軽減

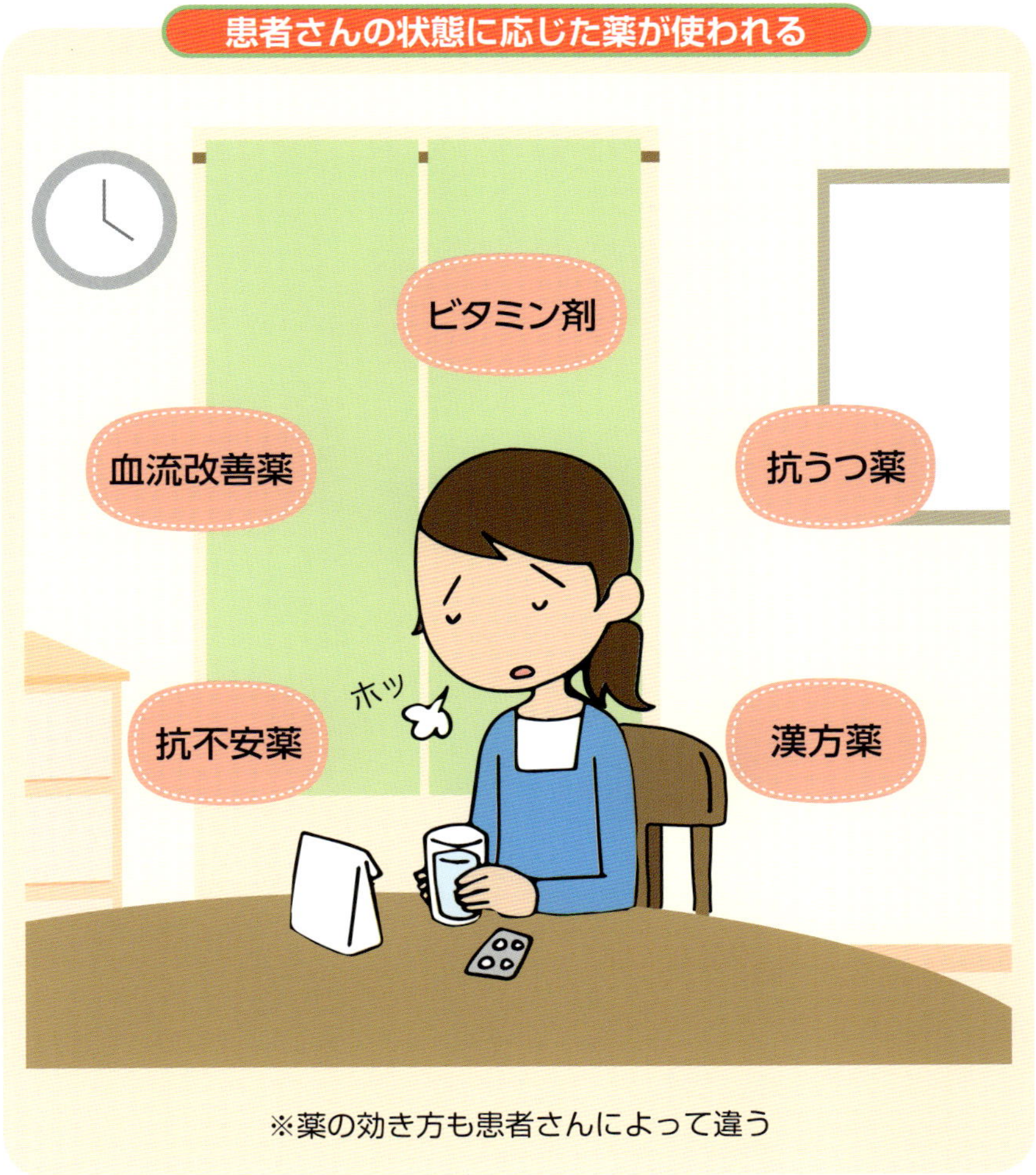

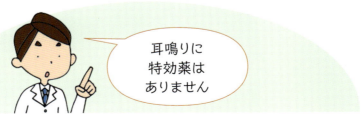

耳鳴りを一時的に遮断する「マスカー療法」

大きな音を聞いたときや騒音のなかでは、耳鳴りが消えてしまうことがあります。これをマスキング現象といいます。

この現象は、音を聞いたあとしばらく続くことがあります。耳鳴りに近い音を一定の大きさ（音量）で長時間聞かせるとより効果的で、そのあとしばらくは耳鳴りが気にならなくなります。

これは、神経が一種の疲労を起こしているためと考えられており、「レジデュアル・インヒビション*」と呼ばれています。

これを応用した治療法が「マスカー療法」です。

マスカー療法では、まず患者さんに聞こえている耳鳴りの音の高さ（周波数）、大きさをピッチマッチ検査、ラウドネスバランス検査で調べます。そして、特定された耳鳴りに近い周波数の雑音を、耳鳴りより少し大きい音量で、マスカーという専用の機器から流します。1分程度聞いたあと、どの程度耳鳴りが消えるかを調べます。

治療のためにマスカーから雑音を聞く時間は、通常1～2時間程度。耳鳴りが聞こえなくなる時間には個人差があり、数分から数時間効果が続く人もいます。実は、マスカー療法を行っても、実際に耳鳴りの大きさや高さなどに変化が起こるわけではありません。しかし、患者さんの半数以上が何らかの効果を感じています。とくに、高齢者の耳鳴りや、6000Hz以上の高音の耳鳴りに、効果が出やすいとされています。

あらかじめ、マスカーを使ったあとに自分の耳鳴りがどれぐらい気にならなくなるのか調べておけば、仕事や就寝など生活のリズムに合わせて使えます。

しかし、最近は行う施設はかなり限られており、次項で紹介するTRT療法が行われることが多くなっています。

用語解説 レジデュアル・インヒビション（residual inhibition） 耳鳴りに近い音を大きめの音量で聞いた後に、しばらく耳鳴りが抑えられる現象のこと。

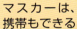

耳鳴りを一時的に“消す”マスカー療法

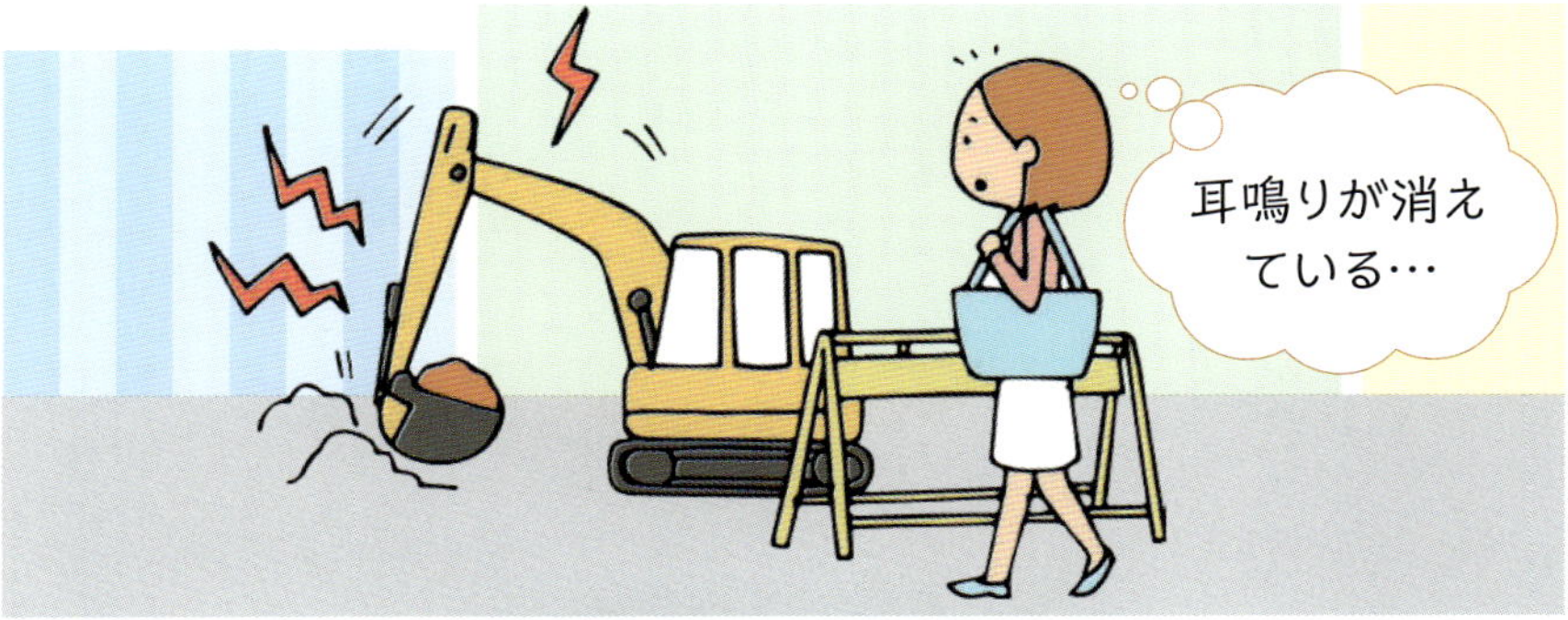
耳鳴りが消えている…

治療に応用

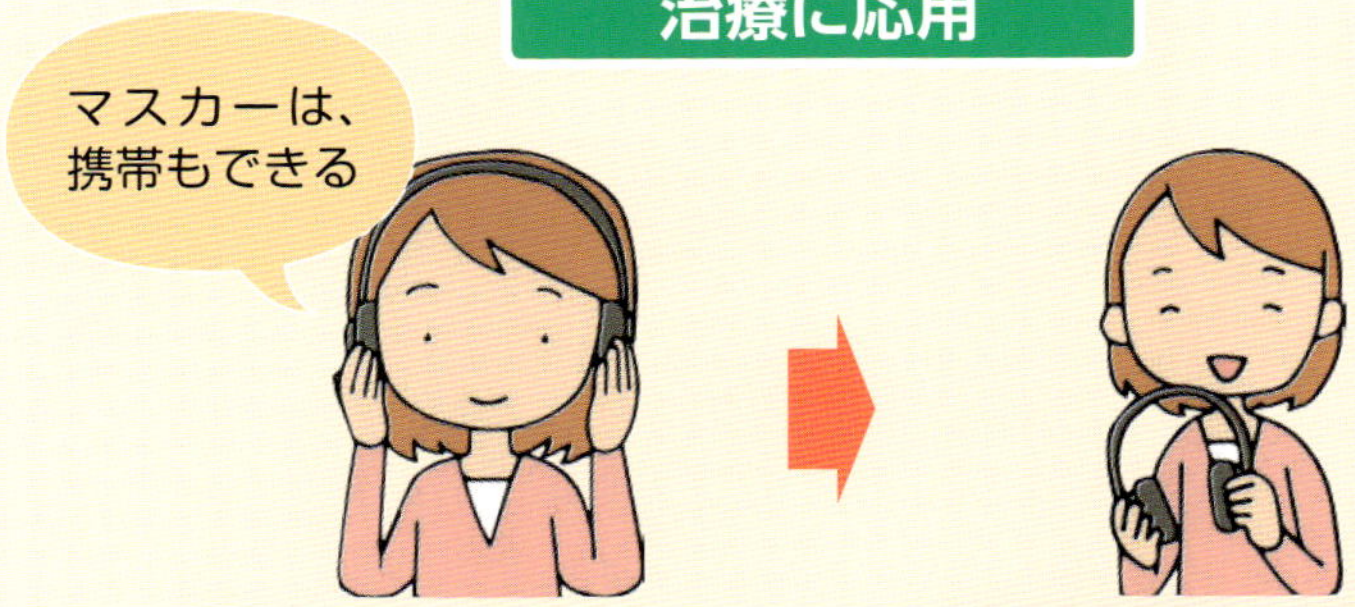
マスカーは、携帯もできる

耳鳴りに似た雑音を1〜2時間聞く

一時的に耳鳴りが消える（消えたように感じる）

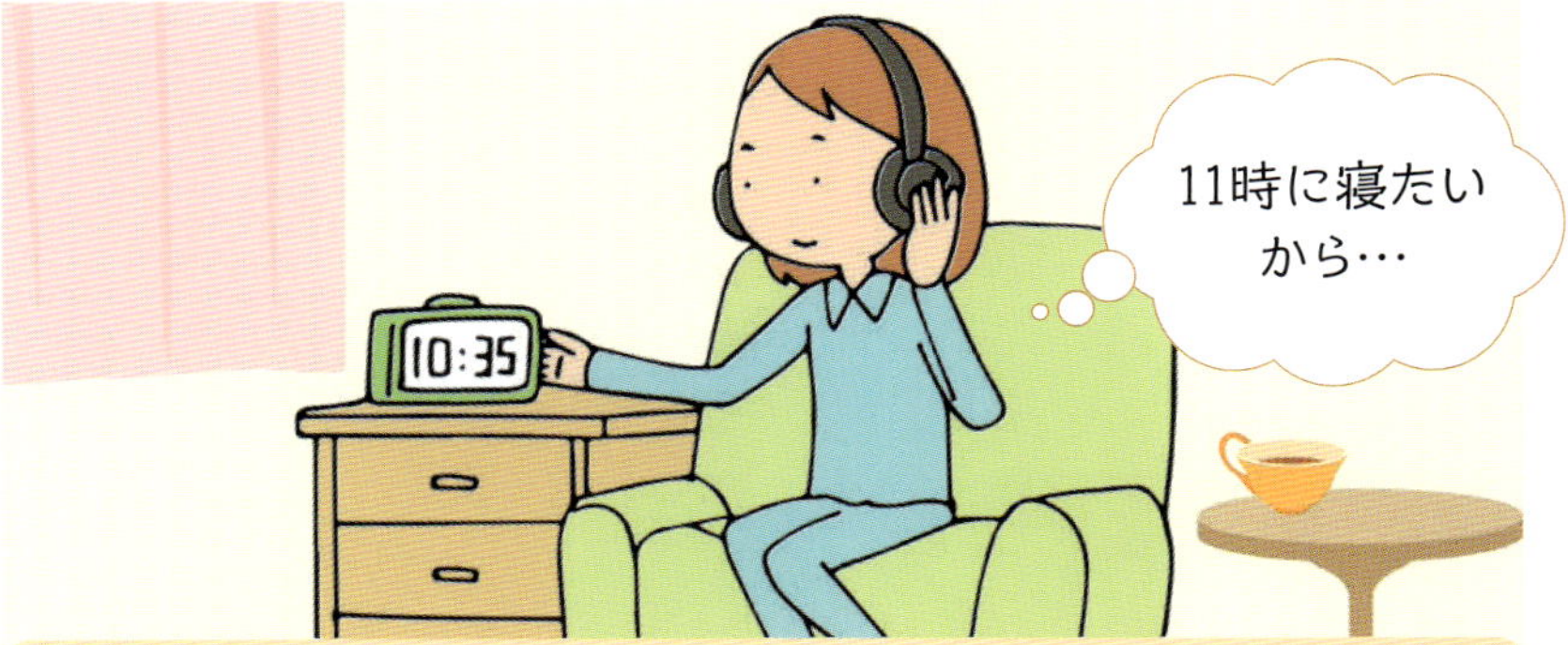
11時に寝たいから…
10:35

計画的に耳鳴りを“気にならなくなる状態”にすることができる

耳鳴りを感覚的に体に慣らす「ＴＲＴ療法」

音を聞くことによる、もう一つの耳鳴りの治療法がＴＲＴ療法（Tinnitus Retraining Therapy）です。耳鳴りを順応させる療法という意味になります。

私たちは生活しているなかで、周囲のさまざまな音のすべてを聞いているわけではありません。

例えば、室内でエアコンを使っていてもその音が気にならなかったり、エンジン音がするはずの車のなかでも音楽を楽しめるのは、私たちの脳が必要な音だけを選んで〝聞き〟、ほかの音は認識しないようにしているためです。

大勢の人が話しているカクテルパーティでも、自分の相手の話を聞き取れることから「カクテルパーティ効果」と呼ばれています。この脳による音の選別能力を耳鳴りに活用するのが、ＴＲＴ療法です。

耳鳴りとは、本来聞かなくてもよいはずの音を〝聞いて〟しまっている状態で、それを不快だと感じることで、さらに意識されてしまうという悪循環があります。ＴＲＴ療法は、この悪循環を断つものです。

ＴＲＴ療法では、まずカウンセリングにより、耳鳴りのしくみを患者さんが理解できるようにし、ＴＣＩ治療器（Tinnitus Control Instrument：耳鳴り制御機器）を装着して、治療音を聞きます。

治療音は、心地よいと感じられる音で、音量は耳鳴りが少し聞こえる程度です。脳が「安心して聞ける」と判断する音とともに、耳鳴りを聞くことで、耳鳴りを安心できるものだと認識させるのです。

はじめは短時間からスタートして1日6～8時間まで延長し、半年～1年ほどで、耳鳴りが気にならないほどに順応します。効果は、人それぞれですが、欧米では7～8割に有効とされ、ＴＣＩが必要なくなる人もいます。また、一度脳が耳鳴りに順応すると、効果は永続するとされています。

このように、耳鳴りには、心のありようが大きく関わっています。次項では心理療法を取り上げます。

「TRT療法」とは

心地よいと感じる治療音を聞いて、耳鳴りも心地よいものと脳に認識させる

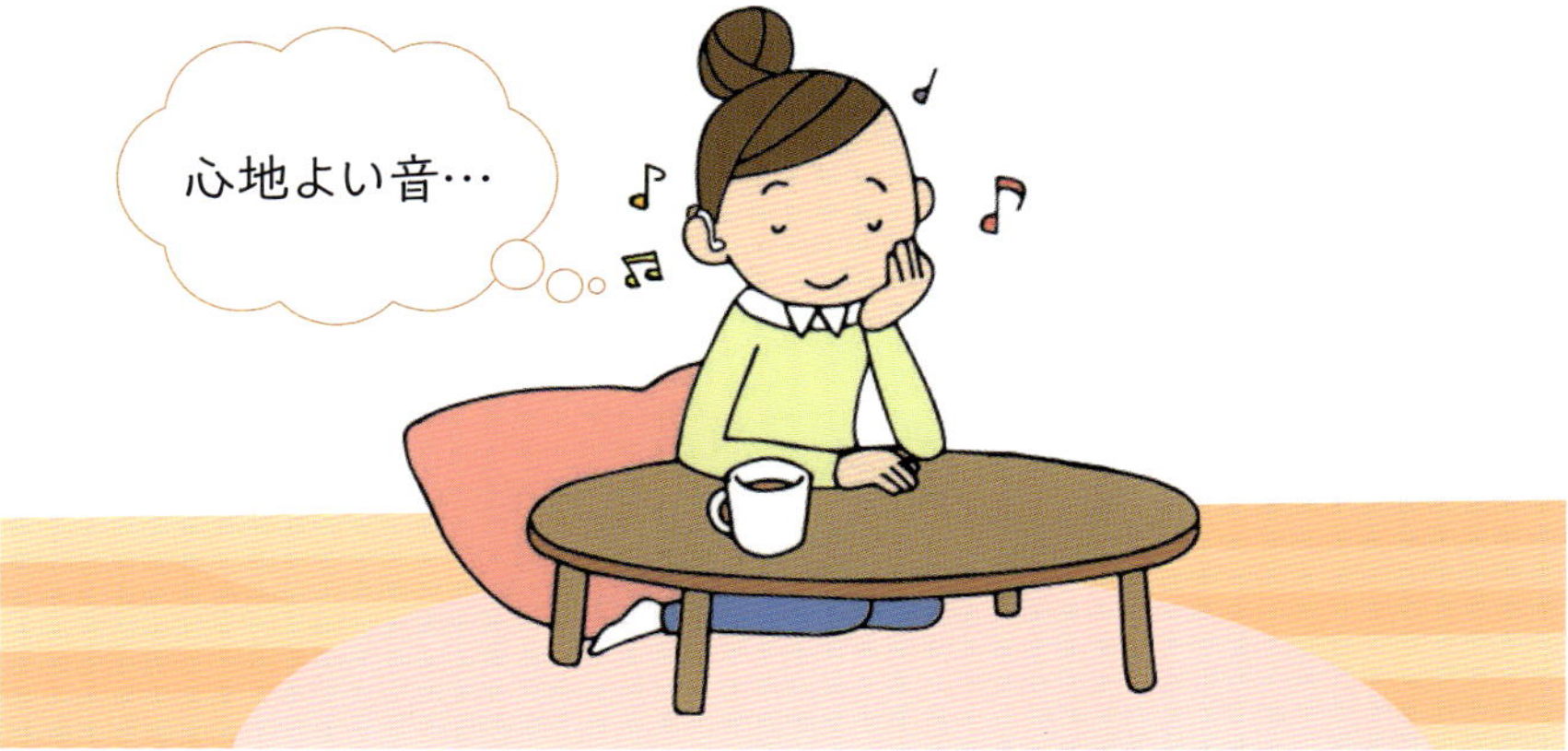

脳が、耳鳴りを“聞こう”としなくなる

↓

耳鳴りが気にならなくなる

↓

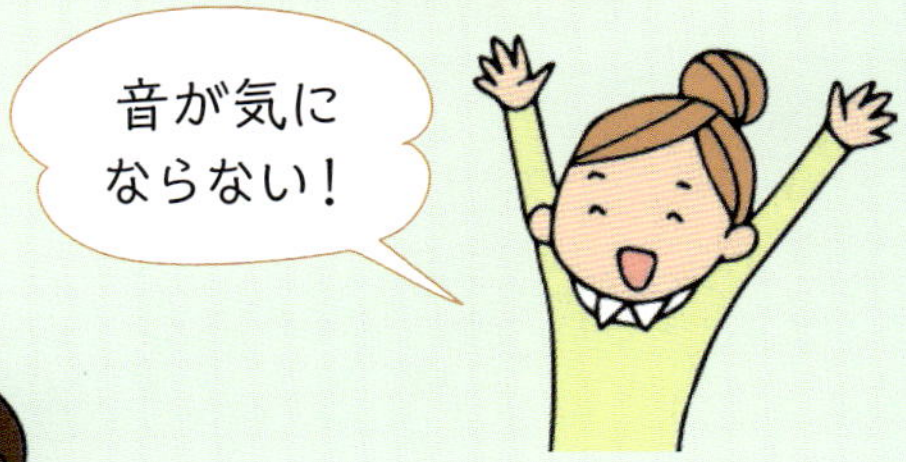

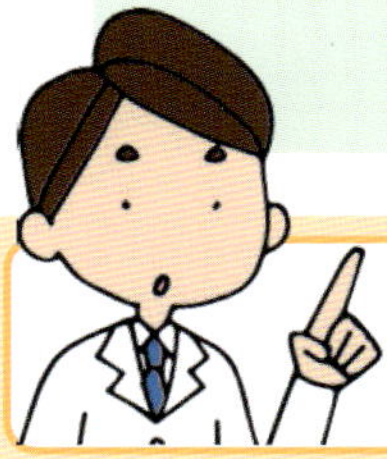

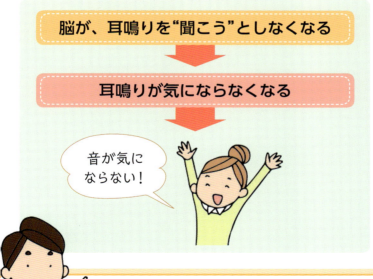

効果が永続するとされています。
まずは短い時間からスタートしてみよう

心因性の障害を軽減する「心理療法」

心の問題は、耳鳴りに大きな影響を与えます。病院を受診する耳鳴りの患者さんの多くが、精神的なストレスを訴えています。

また、耳鳴りがあることは、日常生活に支障が出るということで心身に大きな負担となり、さらに耳鳴りに意識が集中して悪化させてしまうという悪循環も起こります。

耳鳴りの治療では、心の負担を軽くすることが、とても大切なのです。そこで、治療に際しては、カウンセリングをはじめとした心理療法が行われます。

心身のストレスの解消に役立ち、耳鳴りの治療でも使われる心理療法に、「バイオフィードバック療法」があります。

バイオフィードバック療法は、患者さん自身が自分の状態を知ることで、自分のストレスをコントロールできるようにするものです。

ストレスがあるとき、人の体では筋肉が緊張し、血圧や脈拍、脳波、皮膚の温度、発汗などの生理現象として現れます。これを、医療機器で測定して、数値にして見ることで、自分の体の変化を確認するのです。

一般的な方法では、眉の間に電極を貼り、額の筋肉の筋電図から緊張の度合いをモニターに色で表したり、音でわかるようにします。

患者さんは、それを目や耳で確認しながら、どのようなとき自分の筋肉が緊張し、どうすればリラックスできるのかを探っていくのです。

自分で筋肉の緊張をコントロールできるようになれば、耳鳴りがひどくなったときにその方法をとることで、緊張をほぐし、耳鳴りの症状をやわらげることができます。

次章では、めまいや耳鳴りによる不快感をコントロールするための生活術を紹介します。

耳鳴りには「心理療法」が有効

**心の問題からアプローチすることで、
耳鳴りを軽減していく**

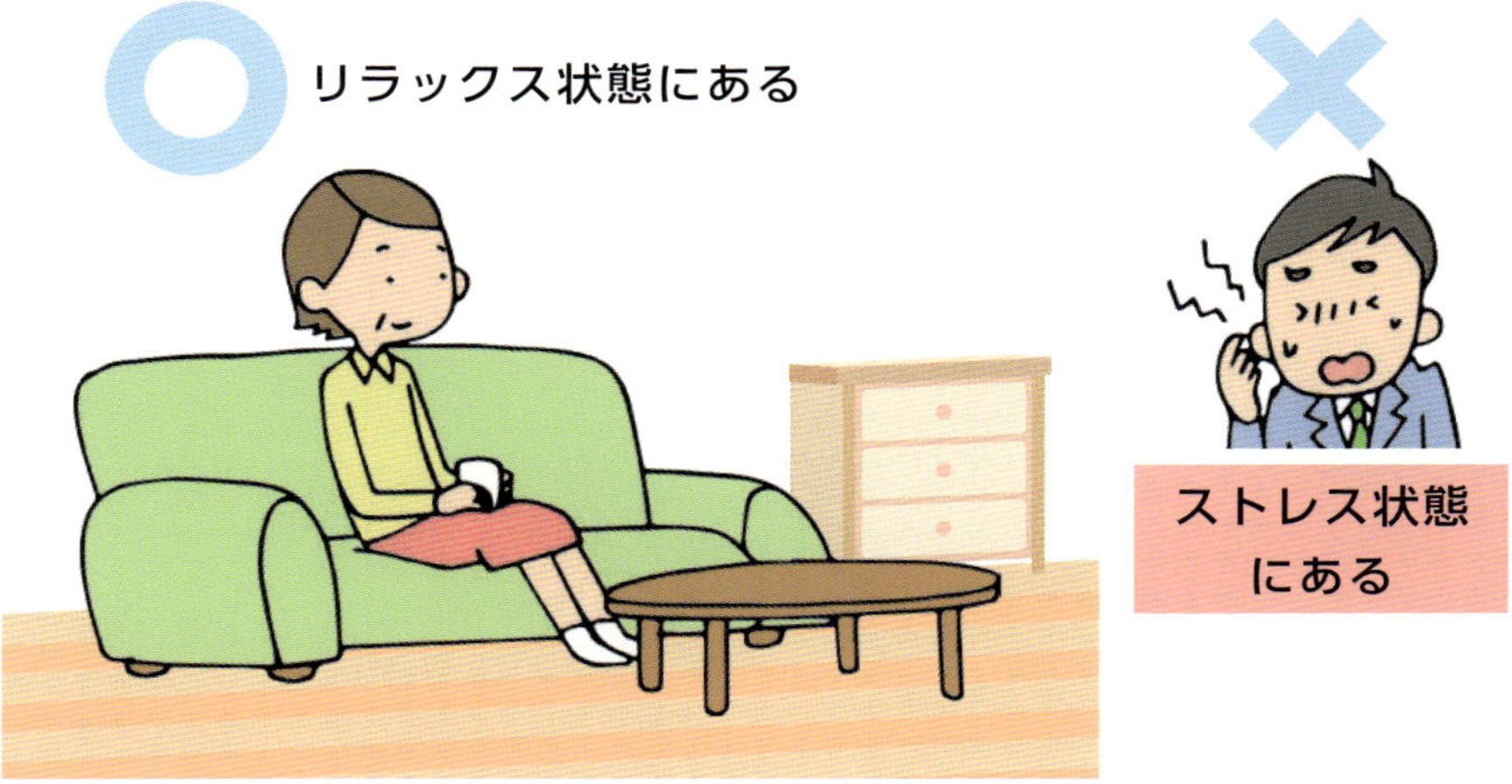
○ リラックス状態にある
×
ストレス状態にある

バイオフィードバック療法

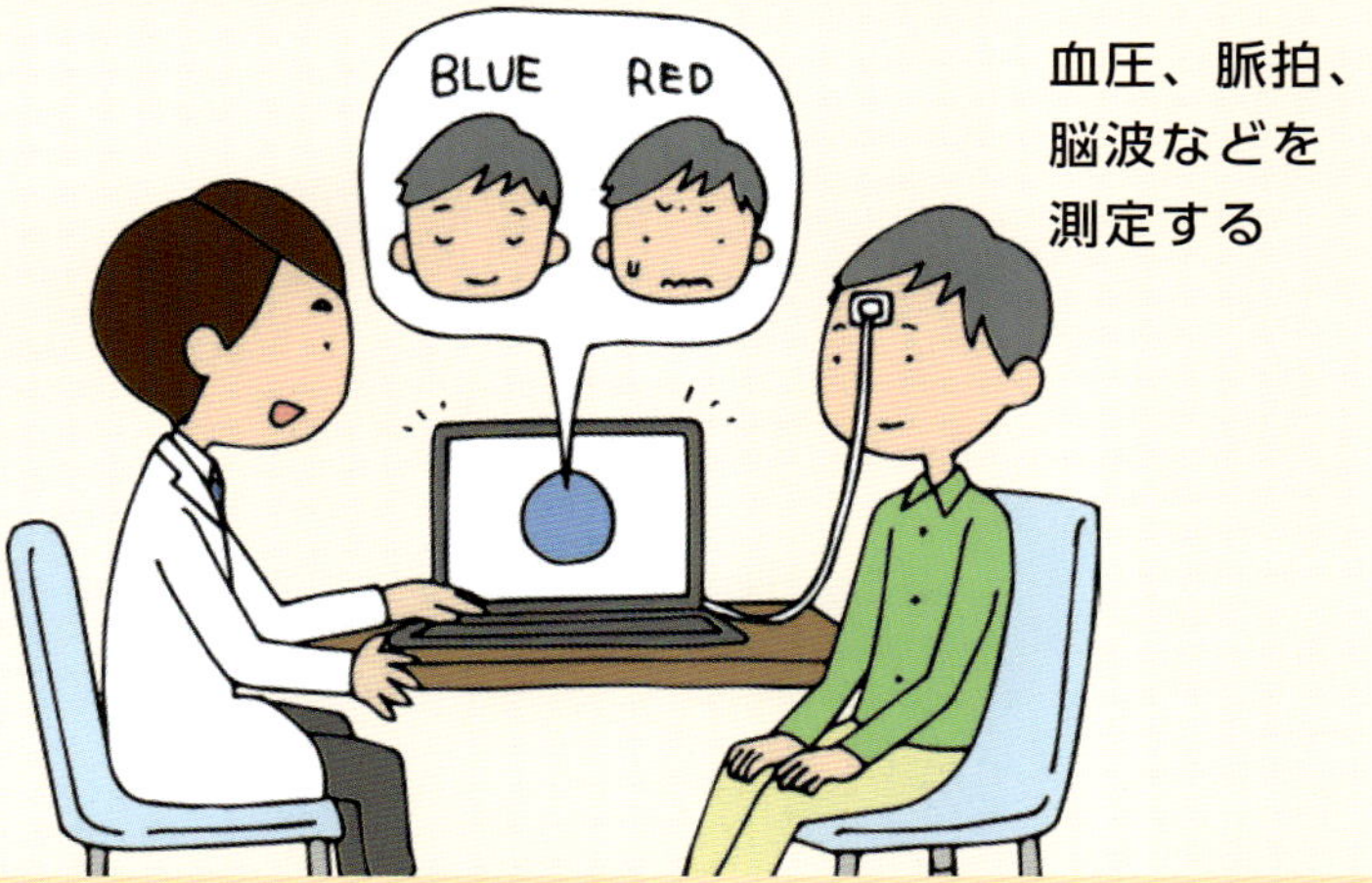
BLUE
RED
血圧、脈拍、脳波などを測定する

自分の状態を知ることで、
ストレスをコントロールできるようになる

column

高齢者を悩ます「老人性難聴」

人は誰もが年齢とともに、少しずつ体が衰えていくものです。

耳でも加齢の影響は避けられず、少しずつ耳の器官の感音細胞である有毛細胞や蝸牛神経が衰えていくことで、聞こえが悪くなっていきます。これが「老人性難聴」です。

老人性難聴は50歳代からはじまり、はじめは400Hz以上の高音部で聞こえにくくなり、60歳代では人との会話でよく使われる500～2000Hzでも聞き取りにくくなります。

両耳で同じように聞こえが悪くなり、とくに高い音の聞こえが悪くなるのが特徴です。耳鳴りをともなうこともあります。

老人性難聴は、加齢とともにあらわれる症状ですが、人によって進行は異なります。原因ははっきりとは解明されていませんが、*酸化ストレスによる内耳の障害などが挙げられています。また、環境などによる影響があると考えられています。

加齢にともなう病気のため、進行してしまった老人性難聴で有効な治療法はありません。補聴器で聞こえを補うことを考えます。

補聴器の使用をためらう人もいますが、難聴の進行を防ぎ、言葉を理解する能力を衰えさせないためにも、補聴器を適切に使用しましょう。

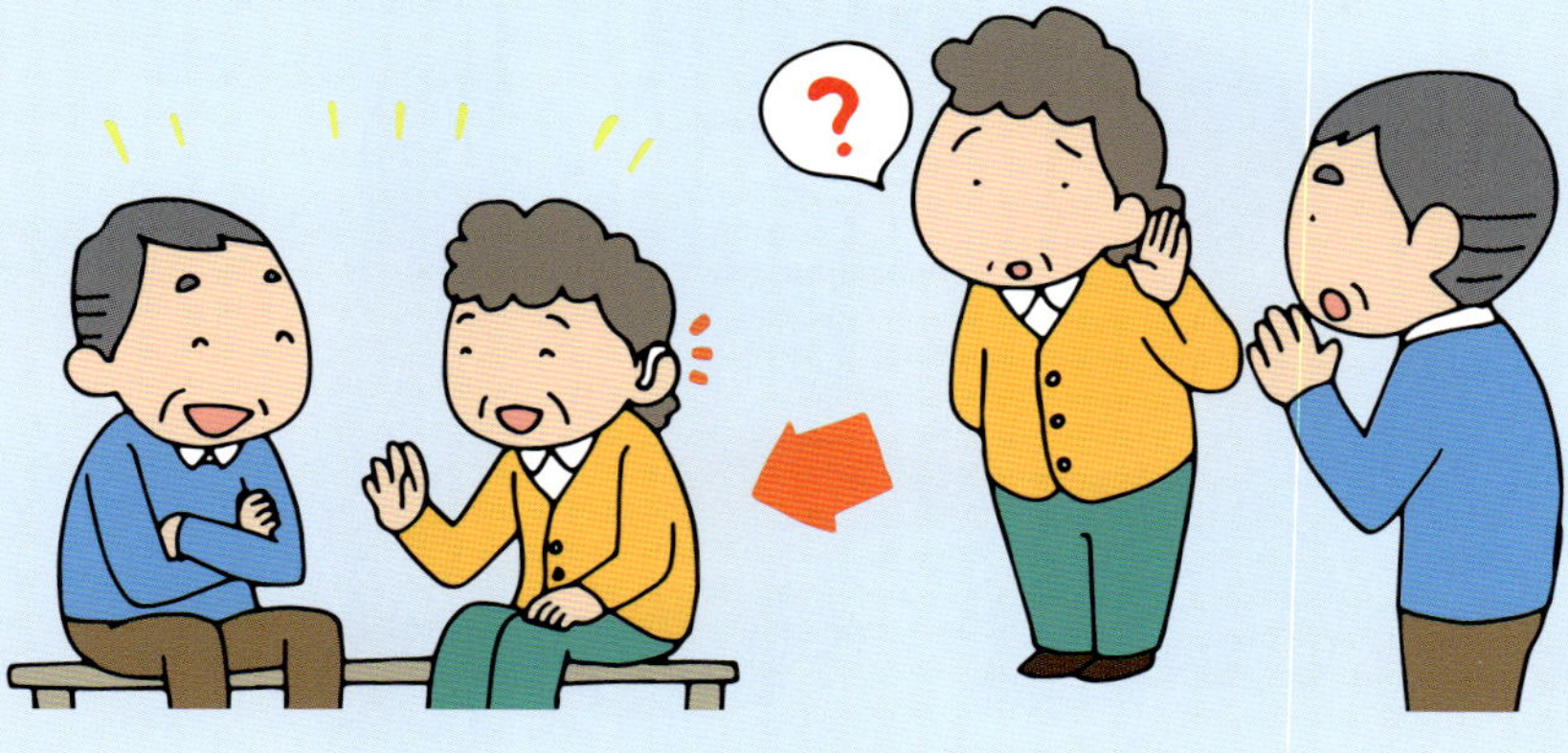

用語解説

酸化ストレス　体のなかで活性酸素などによる酸化反応と抗酸化作用のバランスが崩れて、酸化反応が高まり、細胞などに悪影響が出ること。

第４章

めまい・耳鳴りをコントロールする生活術

めまいや耳鳴りで起きる不快な症状を緩和させるための生活ポイントを紹介します。日常生活の中で心がけたいストレスコントロールや食生活・運動習慣の改善など、注意したいことをまとめています。

生活の中でできる改善法

めまいを改善する「平衡機能訓練法」

ふだんの生活のなかでも、めまいを改善するための訓練が行えます。

ここで紹介する「平衡機能訓練法」は、体のバランスをとるための平衡機能を強化するもので、とくに内耳の障害から起こるめまいに効果的です。

平衡機能訓練法

目の運動 頭を動かさず、目を動かすこと

1 左右の目印を交互に見つめる

2 1点を見つめる

3 動くものを目で追う

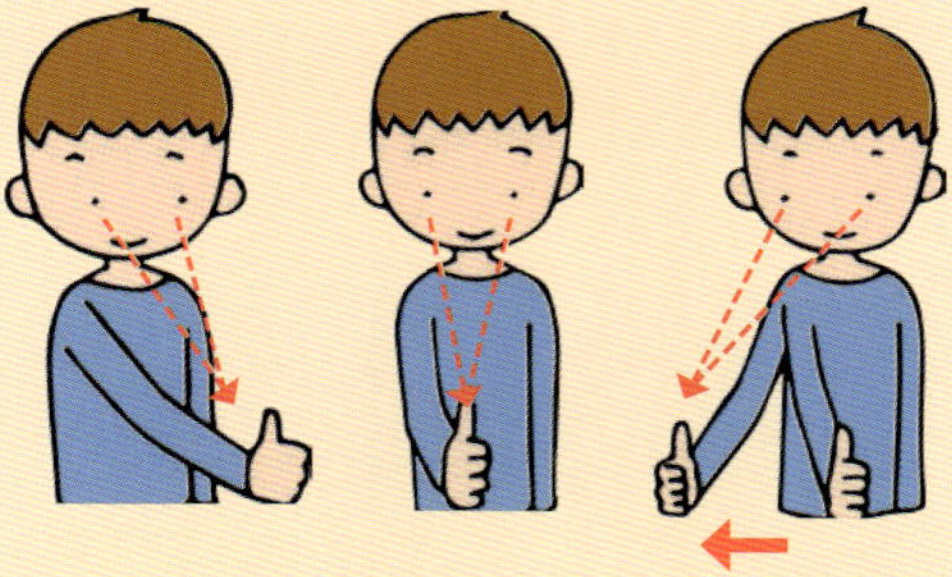

頭部の運動 無理しない程度にすばやく動かす

1 左右に傾ける

2 前後に傾ける

3 左右に回す

4 首を回す（逆回転も）

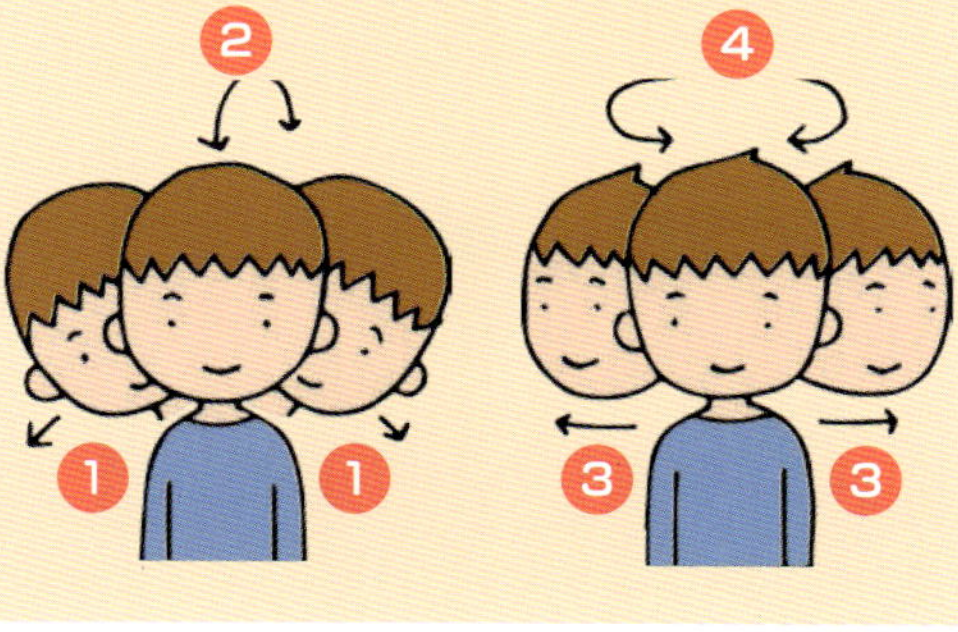

全身の運動

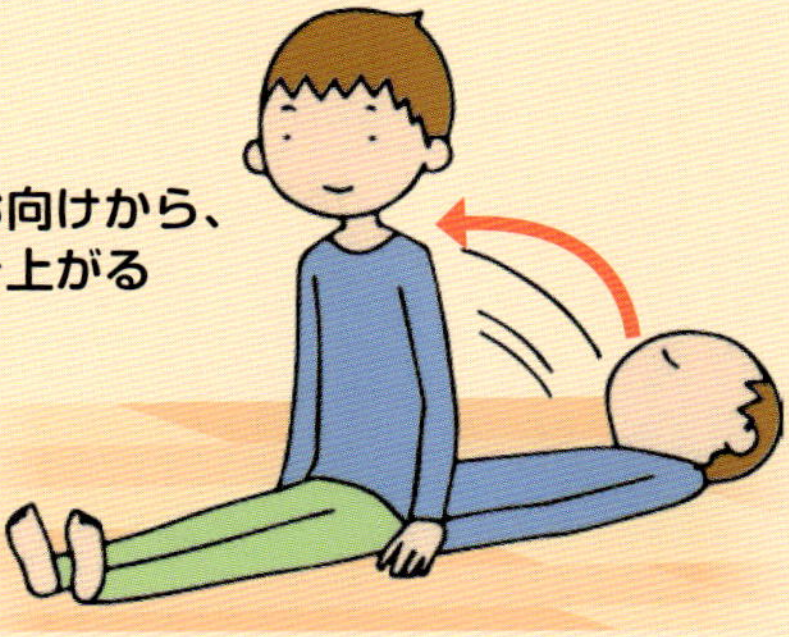

1 あお向けから、起き上がる

2 寝返りをうつ

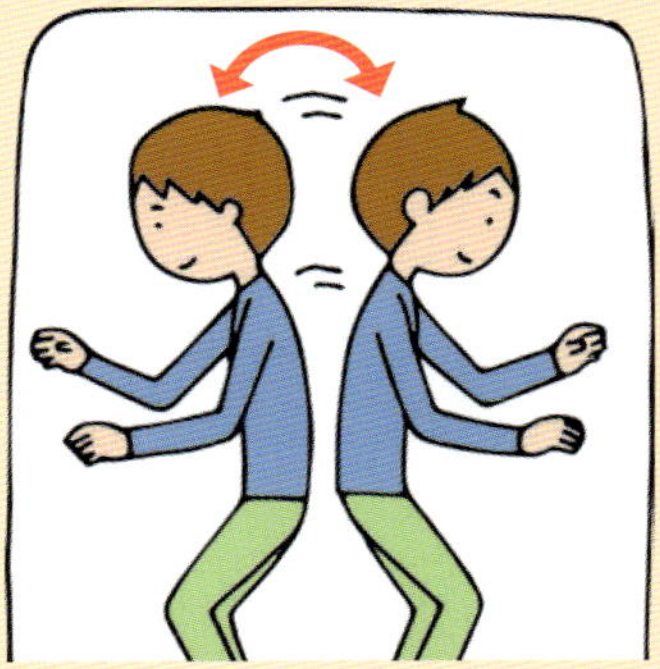

3 椅子に座って左右に体を傾ける

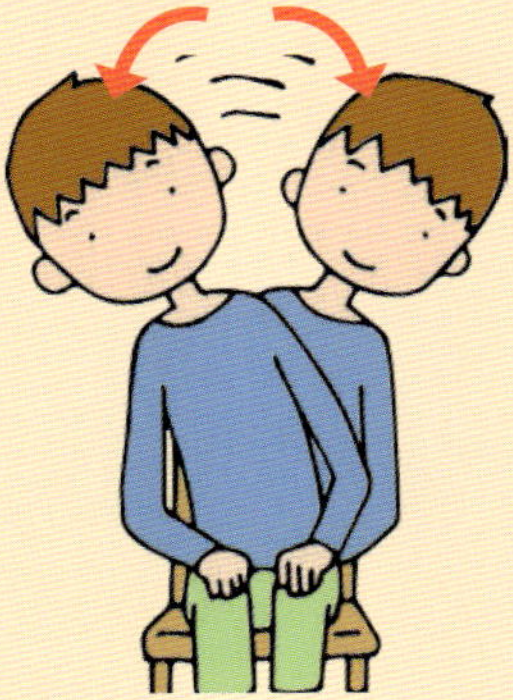

起立訓練

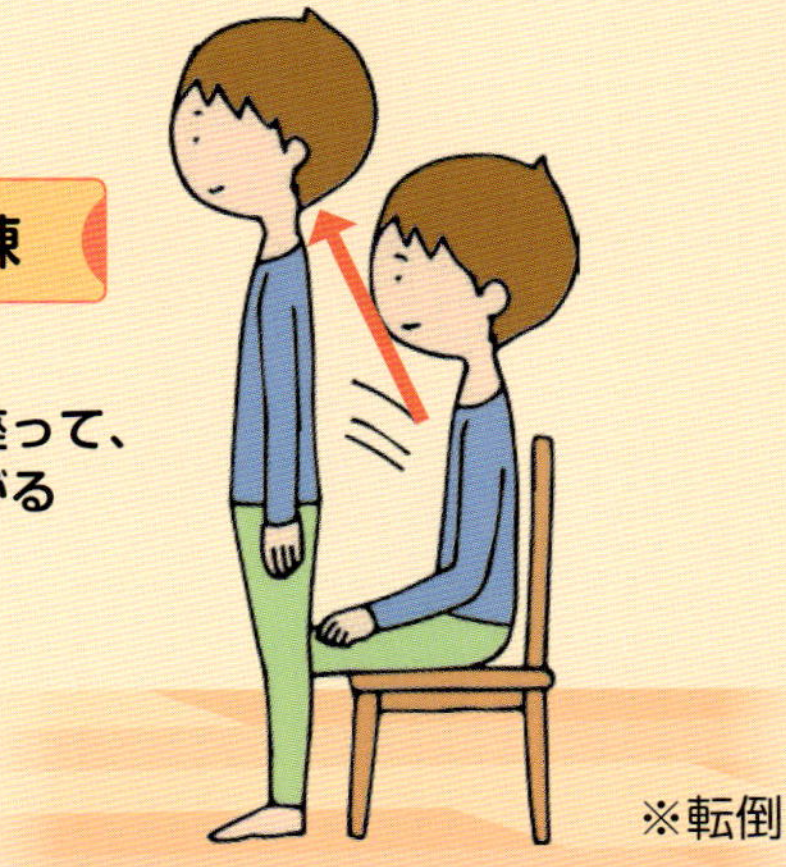

1 いすに座って、立ち上がる

※転倒に注意

1回5〜30分 1日1〜3回程度行う

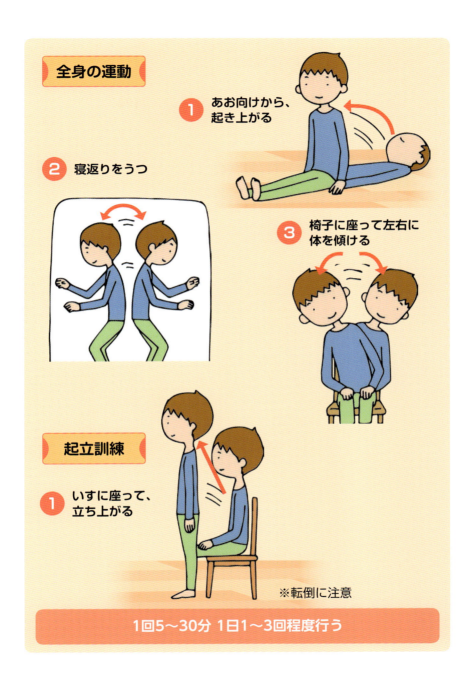

音楽のある生活で、耳鳴りを軽減する

音楽を聴くことは、耳鳴りの改善に役立ちます。

騒音の中では、耳鳴りが気にならなくなることを紹介しました。逆に静かな場所では、耳鳴りが気になり、不快に感じるものです。

これは、日中活動しているときには気にならない時計の針の音が、就寝しようというときには、大きな音に感じてしまうのと似ています。

音がほとんどない静かな環境では、どうしても耳鳴りが強く意識され、さらに耳鳴りを強く感じてしまうのです。

ふだんの生活のなかで、リラックスする時間には、音楽をかけてみましょう。

ただし、かける音楽に少し注意が必要です。激しいロックミュージックなどを大音量でかけるのは、耳の感覚細胞を傷つける原因となるので（110頁参照）、適当ではありません。

めまいや耳鳴りに悩まされる人は、心身のストレスを抱えていることが多いので、神経を鎮め、リラックス効果の高い、ゆったりした音楽がお勧めです。他の作業の邪魔にならない程度の音量で、常にかけておくとよいでしょう。

もちろん、音楽鑑賞が趣味でストレス解消になるという人は、音量に気をつければ、ロックでもポップスでもかまいません。ただし、ヘッドホンを使っての長時間の音楽鑑賞は、耳への負担となりやすいので避けましょう。

なお、ラジオやTVを常につけておくことも1つの方法ですが、内容によっては、神経が高ぶり寝つきが悪くなったり、ストレスがかかることもあるので、時間や内容を選びましょう。

次項からは、めまいや耳鳴りのために、生活の中で気をつけたいことを紹介します。

音楽で心身をリラックス

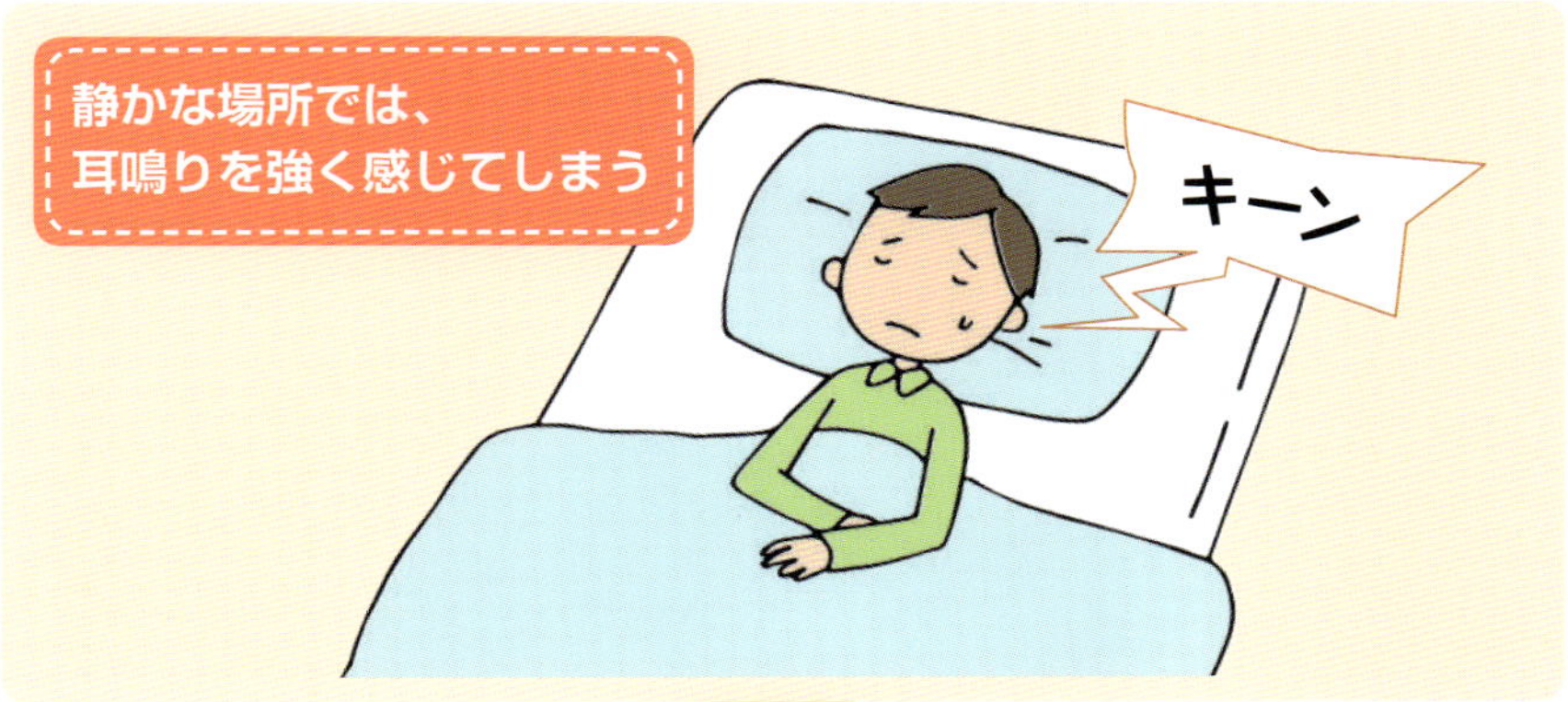
静かな場所では、
耳鳴りを強く感じてしまう
キーーン

音楽をかけて耳鳴りを軽減！

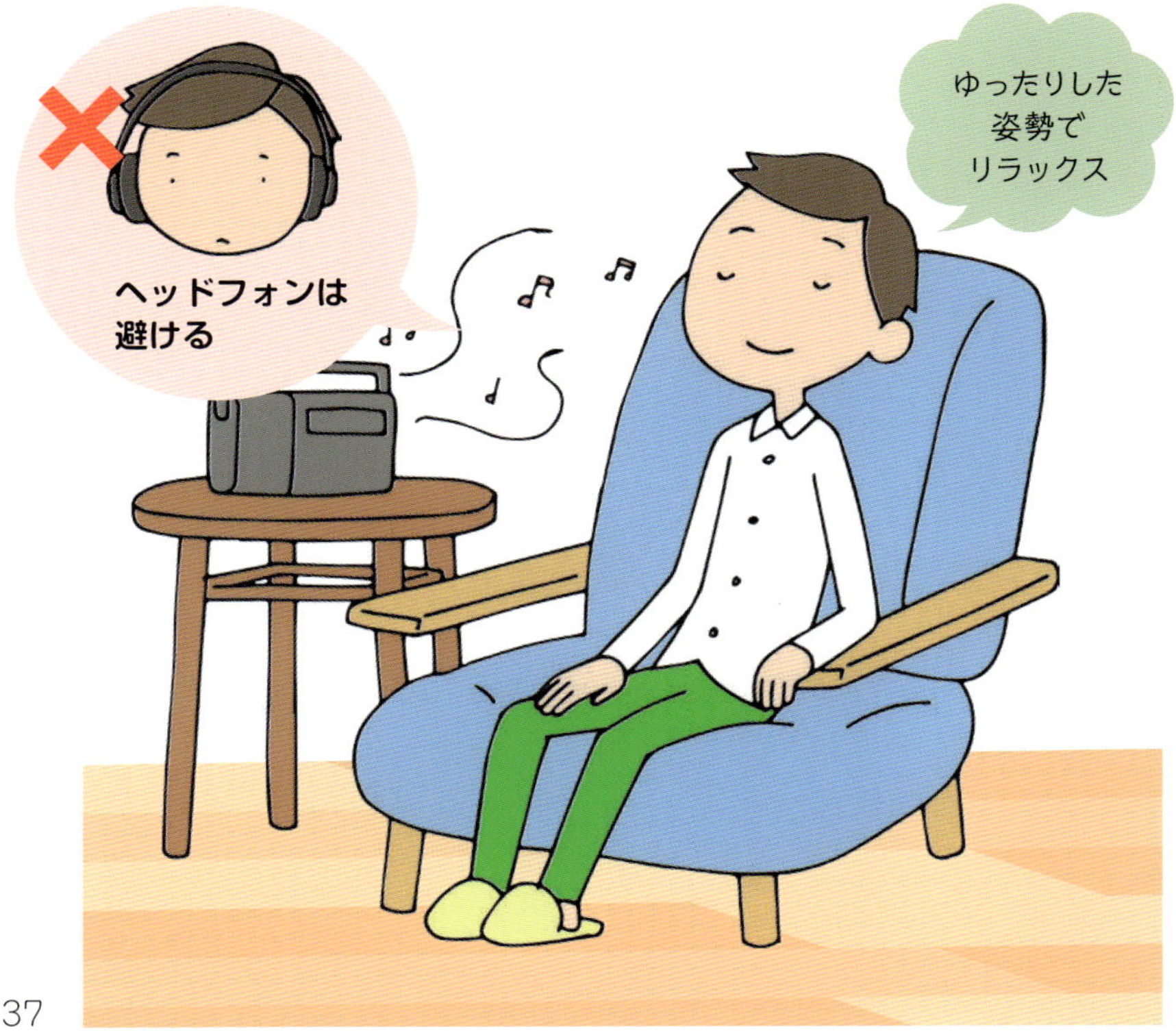
ヘッドフォンは
避ける
ゆったりした
姿勢で
リラックス

生活の中で気をつけたいこと

快眠を心がける

めまい・耳鳴りを悪化させないためには、ストレスコントロールが基本となります。そのためにも、十分な睡眠をとり、しっかり心身を休めることが欠かせません。

ところが、めまい・耳鳴りのある人では、睡眠に問題を抱えているケースが少なくありません。とくに、夜は眠ろうとすると、静寂のなかで耳鳴りが大きく感じられたり、日中は忘れていためまいや耳鳴りを抱えていることへの不安がこみ上げてくるなど、なかなか寝付けず睡眠不足になってしまいます。

不規則な睡眠から、生活のリズムが乱れ、ますます夜眠りにくくなったり、ストレスに弱くなるという悪循環に陥ってしまうこともあります。

なるべく耳鳴りに意識を向けず、クヨクヨしないようにしましょう。どうしても耳鳴りが気になる人は、医師に相談してTRT療法（128頁参照）を行うのもよいでしょう。また、受けられる施設は限られますがマスカー療法（126頁）も一方法です。

また、耳鳴りを〝聞いて〟しまわないよう、小さめの音で音楽を流すのもよいでしょう。リラクゼーション音楽や、小川のせせらぎや小鳥の鳴き声などの入った環境音楽など、自分がリラックスできるものを探してみましょう。この場合、とても好みの音楽やラジオなどは、しっかり聴いてしまい脳が興奮するので、かえって眠れなくなります。

いずれにせよ、あまり眠れないことを気にするのもよくありません。朝は朝陽を浴びる、日中に軽い運動をするなどして、生活のリズムをつくり、短くても質のよい睡眠をとれるようにしてみましょう。

次項では、食事について取り上げます。

よい睡眠でストレスに強くなる

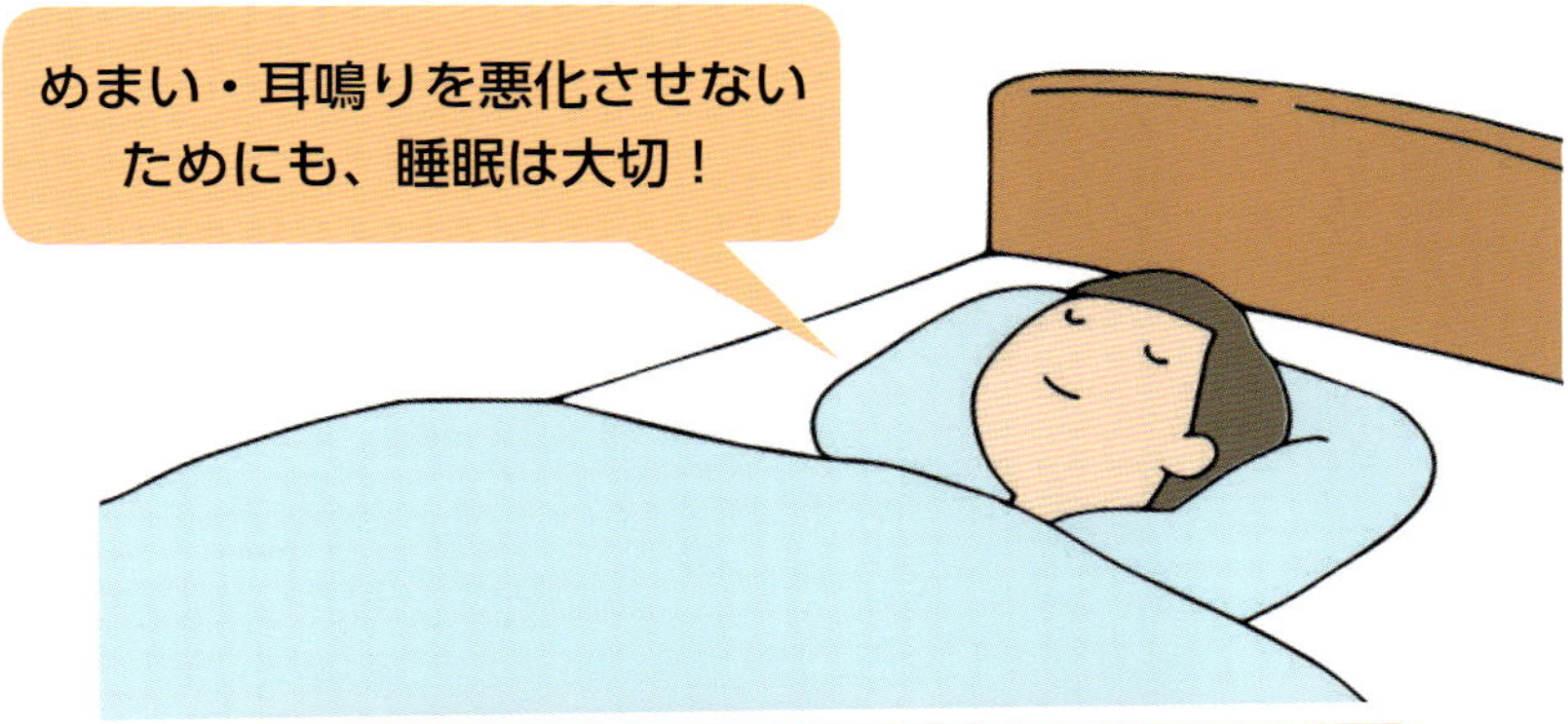

耳鳴りで眠れないときは

TRT療法

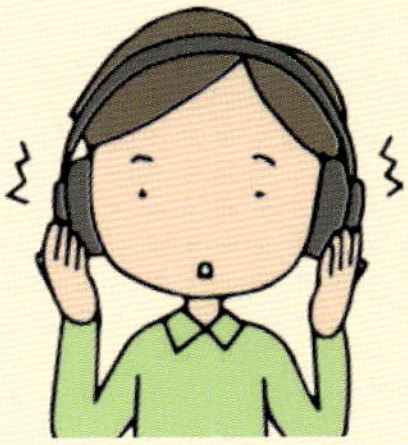

静かな音楽をかける

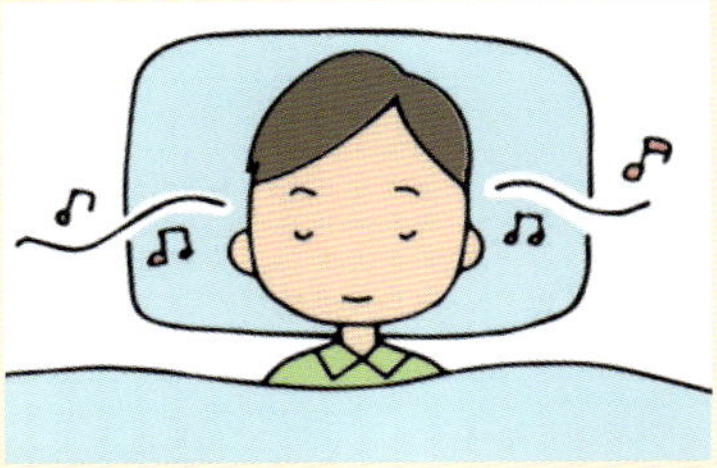

規則正しい生活を心がける

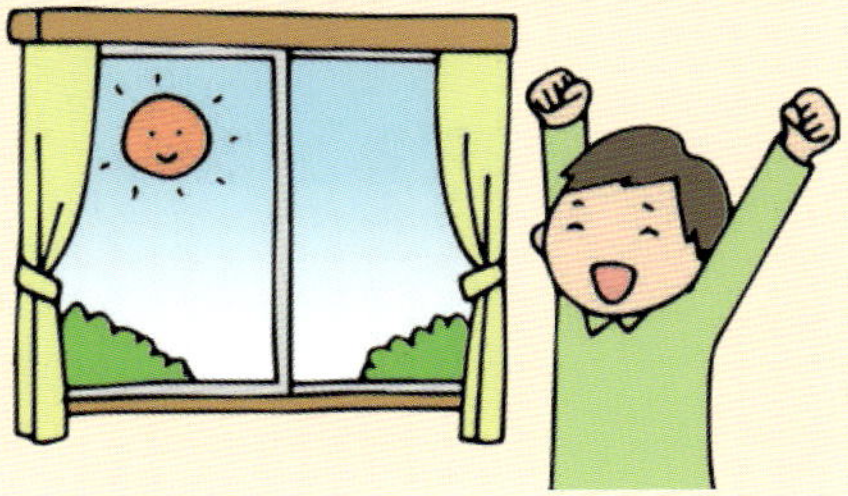

栄養バランスを考えて食事を摂る

めまい・耳鳴りを軽くするためにも、正しい食事は大切です。基本となるのは、1日3食の栄養バランスの取れた食事です。

偏った食事を続け、糖尿病や血管障害などの病気になってしまっては、めまい・耳鳴りの原因にもなりかねません。

また、病気までいかなくても、食事は健康の基本となるもの。栄養不足から体調が悪くなると、ストレスにも弱くなってしまいます。

めまいや耳鳴りがあるときに避けたいのは、カフェインや香辛料などを使った食べ物・飲み物です。これらは、神経を興奮させる作用があり、めまい・耳鳴りを悪化させる可能性があります。

カフェインは、コーヒーや緑茶、番茶のほか、コーラなどの炭酸飲料やエナジードリンクなどに多く含まれます。香辛料は、エスニック料理のほか、わさびやキムチなども控えめにした方がよいでしょう。食べ物にはさまざまな栄養素が含まれていますが、不足させたくないのが、ビタミンB12です。

ビタミンB12には、神経の代謝を促す作用があり、めまいや耳鳴りの治療に用いられるビタミン剤にも使われています。ビタミンB12は、レバーや豚肉、ウルメイワシ、サンマ、アサリ、シジミなどに多く含まれます。そのほか、糖質の代謝を助けるビタミンB1や脳や体の疲れをとるビタミンB群、ストレス解消に役立つビタミンC、カルシウムなども、しっかり摂りたい栄養素です。

なお、睡眠不足に悩まされている人は、夕食で、脂っこいものや、カフェインや香辛料を避けた方がよいかもしれません。

脂っこいものは消化に時間がかかるために、遅めの時間に食べると睡眠の質を下げてしまいます。カフェインや香辛料は、寝つきを悪くします。

次項では、運動について取り上げます。

めまい・耳鳴りのためにも、食事は大切！

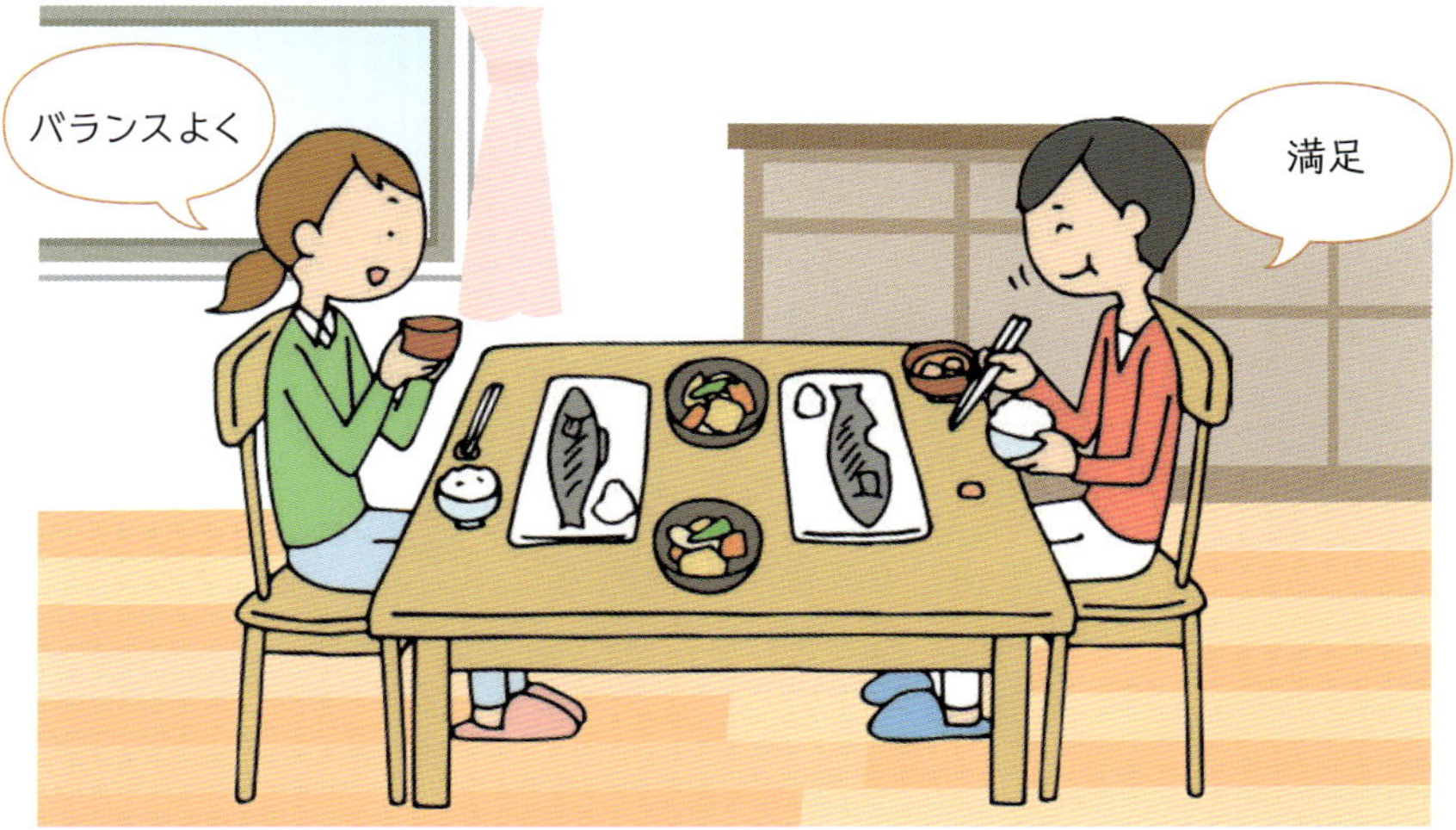

避けたいもの

- カフェイン ▶エナジードリンク
- 香辛料 ▶辛い食べ物
- 暴飲暴食 ▶肉だけガツガツ

取りいれたいもの

- ビタミンB_{12}
- ビタミンB_1 ▶豚肉、果物
- ビタミンC
- カルシウム ▶牛乳

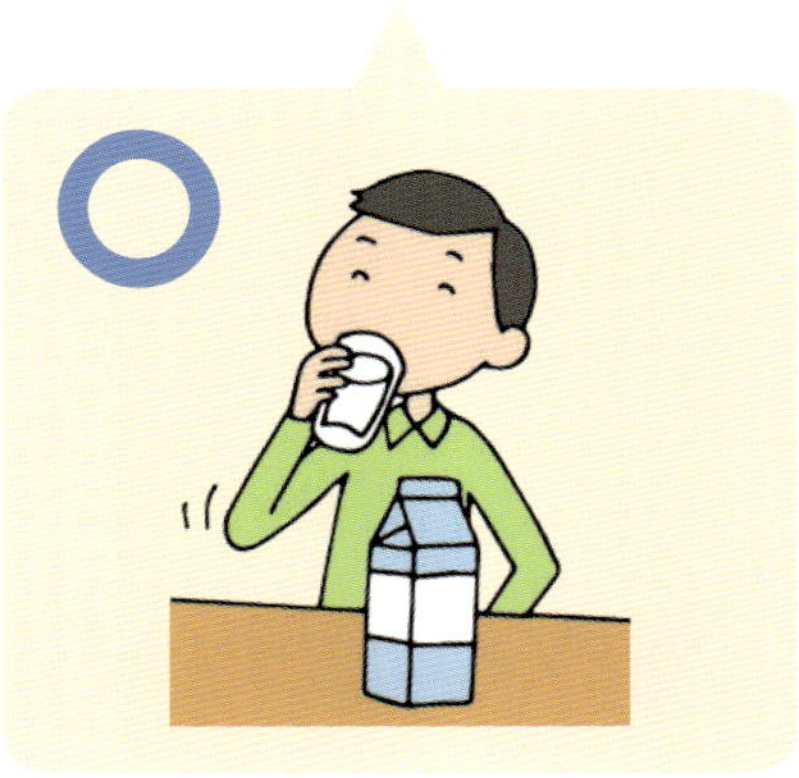

ただし食事はバランスが大事。
1つの食品や栄養素だけ極端に摂ってもよくありません！

適度な運動をする

めまい・耳鳴りを軽くするために、生活の中に適度な運動を取り入れましょう。運動は、めまい・耳鳴りを悪化させる要因のひとつであるストレスに、とても効果があります。

めまいや耳鳴りがあると、気もふさぎがちで、「悪化したらどうしよう」と、体を動かすことに躊躇してしまう人もいます。

確かにめまいの症状が強いときは、安静が必要な場合もあります。しかし、「平衡機能訓練」があるように、体を動かして慣れていくことも大切なのです。

また、運動することで代謝がアップし、血行がよくなるので、めまい・耳鳴りの予防や改善に役立ちます。日中に適度な運動を行えば、体が疲労して夜の寝つきもよくなります。

好きな運動でかまわないのですが、お勧めなのは「ウォーキング」です。

誰でも気軽に始められ、めまい・耳鳴りの症状の影響を受けにくい運動です。時間や場所も選ばず、お金もかかりません。

ウォーキングは、1日30分〜1時間を目安に、週5日程度が目安となります。ただし、自分の体力や状態に合わせ、無理なくできる時間から始めましょう。続けて30分でなくても、10分のウォーキングを日に3回行うのでもいいのです。

大切なのは、続けられること。そのためにも、楽しみながら、自分が気持ちよいと思える程度に行います。

万が一、途中でめまい発作が起きたり、具合が悪くなったときは、無理をせず休みます。症状が落ち着いてから、様子をみながら再開します。

なお、水泳やダイビングなどの強めの運動については、あらかじめ医師と相談してから行いましょう。

次項では、たばことお酒を取り上げます。

手軽に始められるウォーキング

1日30分～1時間、週5日程度を目安にする

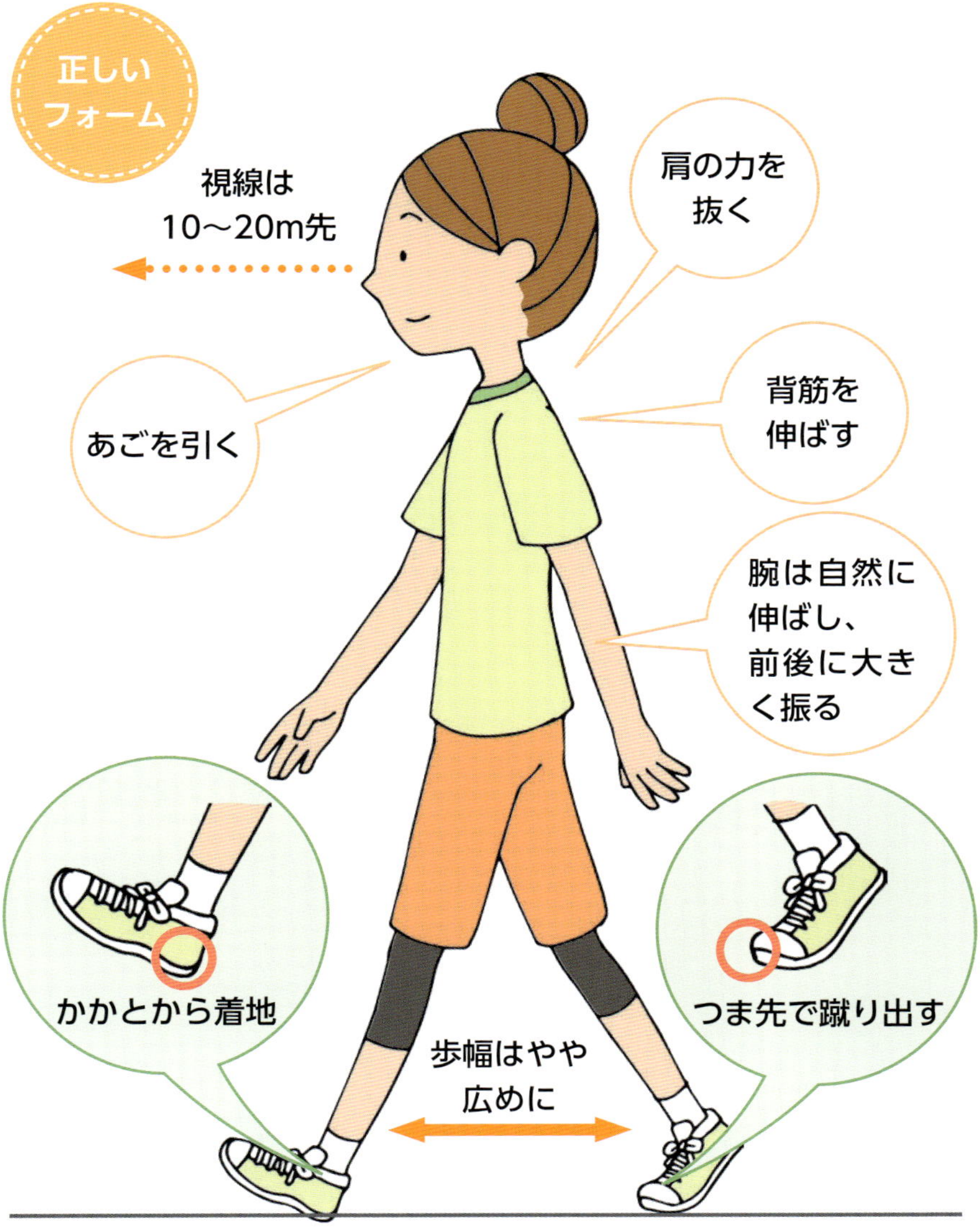

たばことお酒に注意する

多くの人がストレス解消になると思っているにもかかわらず、付き合い方が難しいのが、たばことお酒です。

めまい・耳鳴りの症状がある人にとって、ストレスコントロールが大切なことは、これまでにも繰り返し述べてきました。しかし、たばことお酒によるストレス解消は、避けるべきなのです。

「酒は百薬の長」という言葉があるように、適度なアルコール摂取は、ストレス解消や健康のためによいとされています。しかし、アルコールには、平衡感覚をつかさどる脳幹や小脳の機能を低下させ、神経を麻痺させる作用があります。

また、めまいがある人は、平衡感覚を低下させ、めまいがひどくなる恐れがあるので、基本的に摂取が禁じられます。

耳鳴りの場合は、飲んで症状が軽くなるのであれば飲酒可能ですが、飲み過ぎには気をつける必要があります。ふらついたり、感情をコントロールできなくなるほど飲むのは、よくありません。

たばこは、基本的に禁止です。

たばこを吸うと、ニコチンの作用により血管が収縮し、脳や内耳へ送られる血流が低下してしまいます。また、一酸化炭素を吸うことで、血液の酸素運搬が阻害されます。

喫煙による〝リラックス効果〟とは、体内のニコチン切れによる禁断症状が、たばこを吸って解消されたもの。ニコチン依存症から生まれる勘違いで、心身に本当に役立つものではないのです。

さらにたばこには50種類以上の発がん性物質が含まれており、全身の免疫力やストレス耐性を下げてしまいます。

めまい・耳鳴りのためにも、すぐにでも禁煙しましょう。

たばことお酒でストレス解消はダメ！

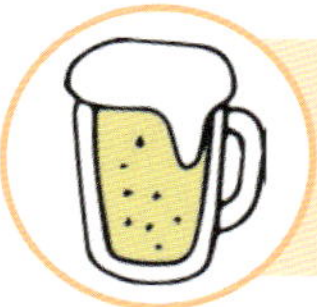

アルコールは

- 平衡感覚を失わせ、めまいが悪化
- 脳幹や小脳の機能が低下

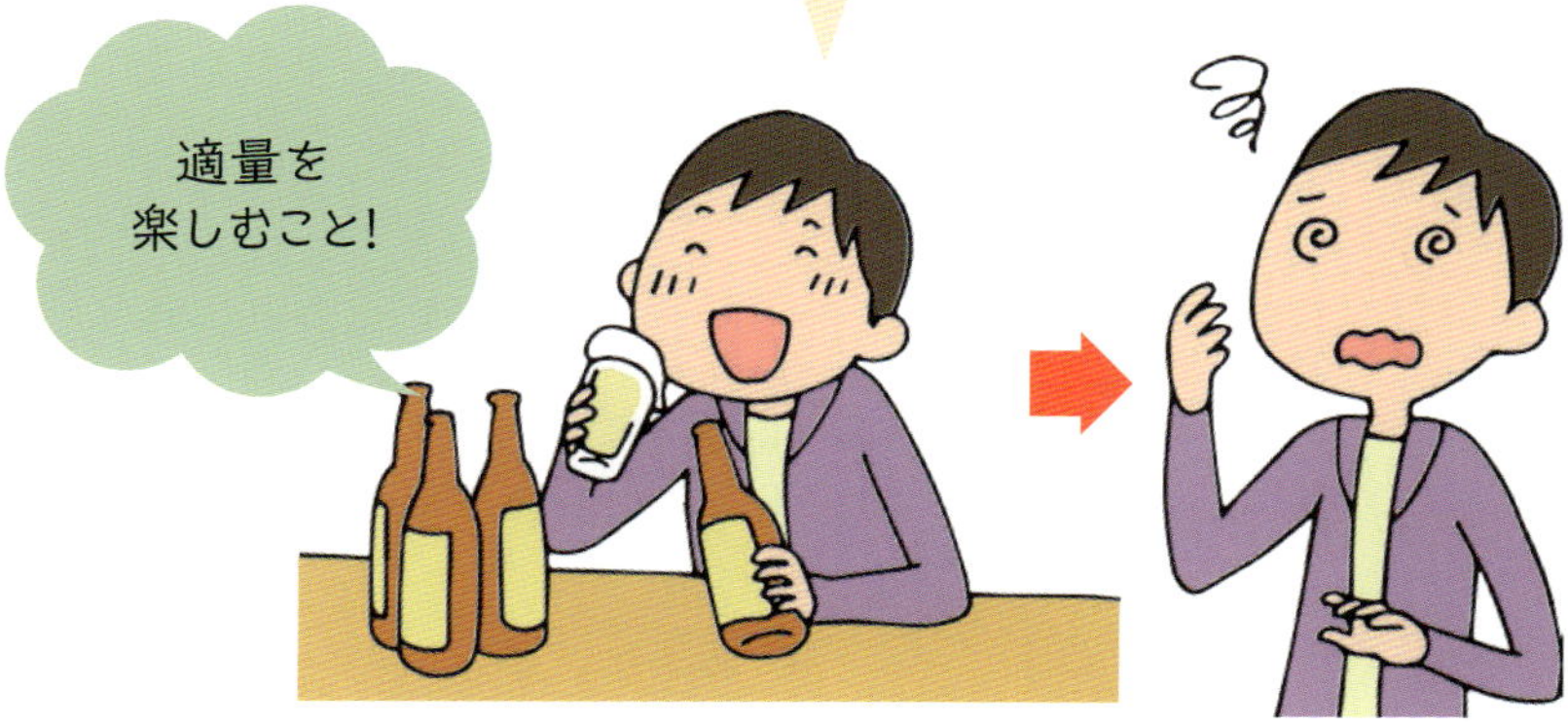
適量を
楽しむこと!

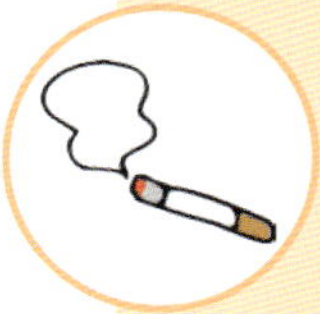

たばこは

- 血管が収縮し、脳や内耳への血流が不足
- 一酸化炭素を吸うことで、血液の酸素運搬が邪魔される
- 50種類以上の発がん性物質
- 全身の免疫力やストレス耐性を下げる

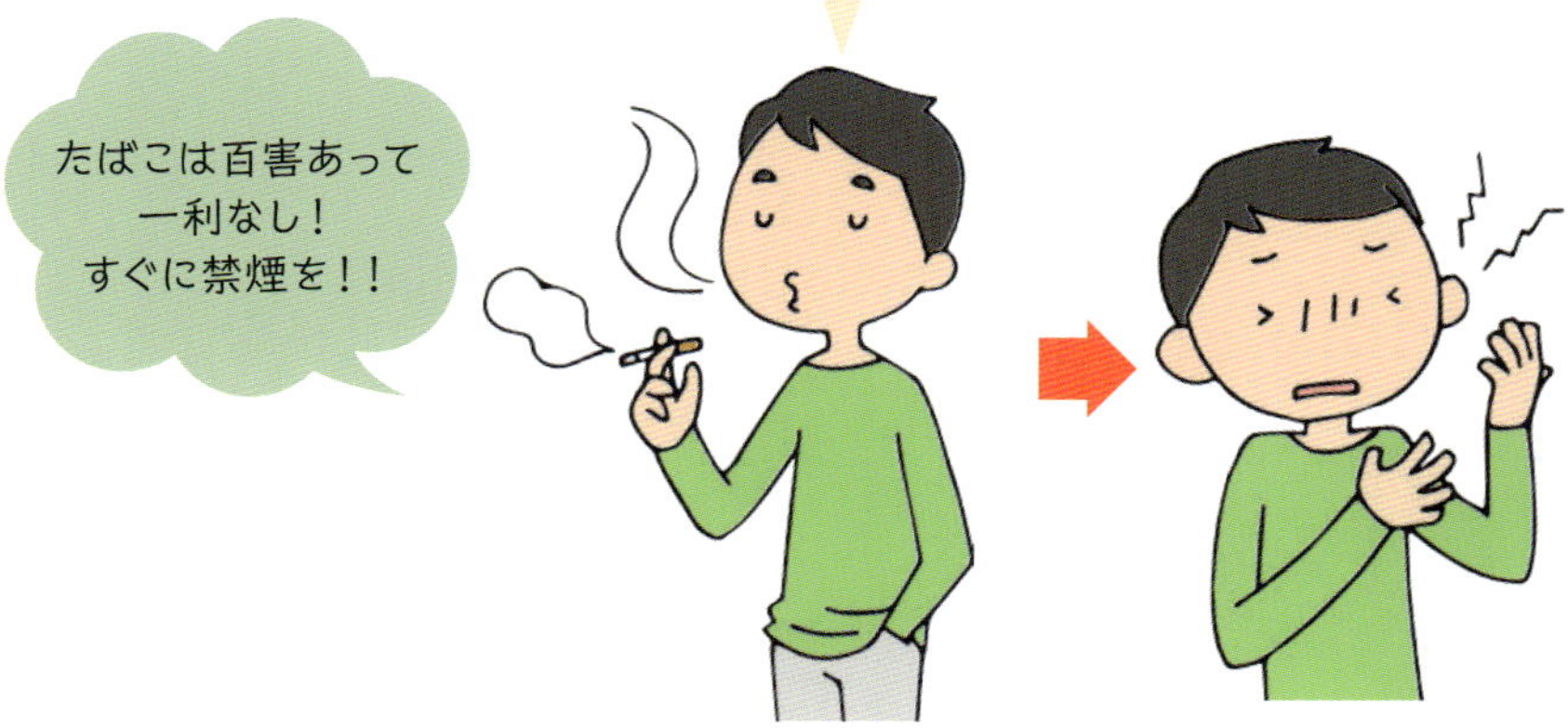
たばこは百害あって
一利なし！
すぐに禁煙を！！

「忙しい！」はやめて、ゆとりある生活を

ストレスコントロールが大切、といっても、どうしたらいいのかわからないという人もいるかもしれません。ストレス対策を考えることが義務のように感じられては、かえってストレスになってしまいます。

ここで発想を変えて、日々の生活を楽しむことを考えましょう。

まずは、「忙しい！」をやめることから。

日常生活のなかで、ストレスになっているのは、やはり仕事や家事、人付き合いなどの、「やらなければならないこと」です。とくに真面目な性格の人は、さまざまなことを我慢してしまい、しらずしらずのうちにストレスを溜め込んでしまいます。

毎日繰り返していること、仕事の手順など、一度見直してみるとよいでしょう。それは本当に「やらなければならないこと」なのでしょうか。何もかも自分でやる必要はないかもしれません。

「やらなければならないこと」を減らせば、ゆとりのある生活を送れるようになります。

とくに、仕事に熱中してきた人では、休日の使い方が下手な人も多いものですが、思い切って「休日は仕事と無関係のことをする」と決めてしまいましょう。仕事上のお付き合いや接待などは、遊びのようでストレスになっているものです。

ただ、何もしないのが苦手な人もいます。のんびりしていると、めまい・耳鳴りに意識が向いてしまうこともあるかもしれません。

そんなときは、「やりたいこと」を少し増やしてみましょう。新しい趣味にチャレンジしてみるのも、よいでしょう。

大切なのはめまい・耳鳴りのことを忘れるくらいに楽しめる時間が持てることです。ただし、熱中しすぎるあまり無理をしすぎないように気をつけましょう。

ゆとりのある生活で、ストレスをためない

日々の生活のなかでの無理が、ストレスに

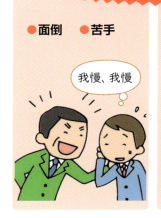

●面倒　●苦手

●炊事　●洗濯　●掃除

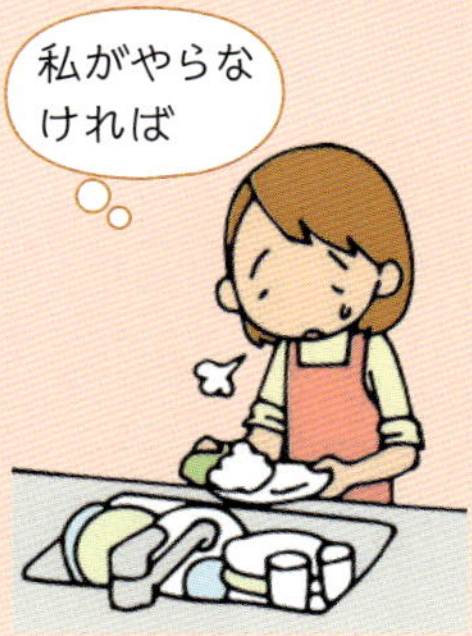

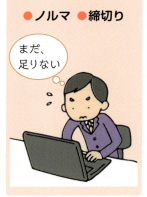

●ノルマ　●締切り

めまい・耳鳴りのためにも、ゆとりある生活を

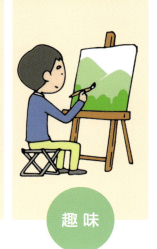

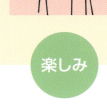

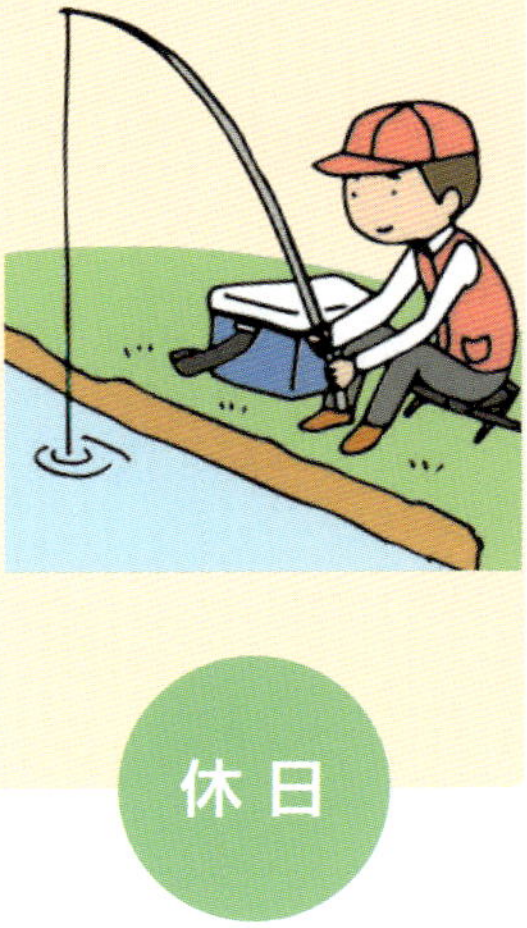

休日

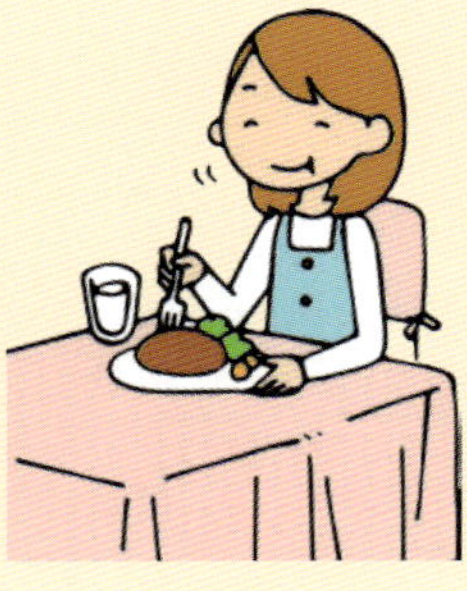

楽しみ

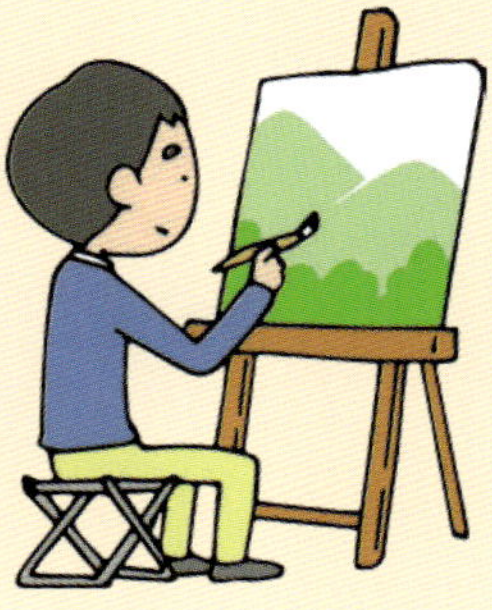

趣味

ストレスを溜めないために

ストレッチで全身をリフレッシュ！

仕事や家事の合間のちょっとした時間を利用して、ストレッチで体の緊張をほぐしましょう。血行がよくなり、気持ちもリフレッシュします。

なお、めまい・耳鳴りの症状によってはよくないので、医師と相談のうえ行いましょう。

胸のストレッチ

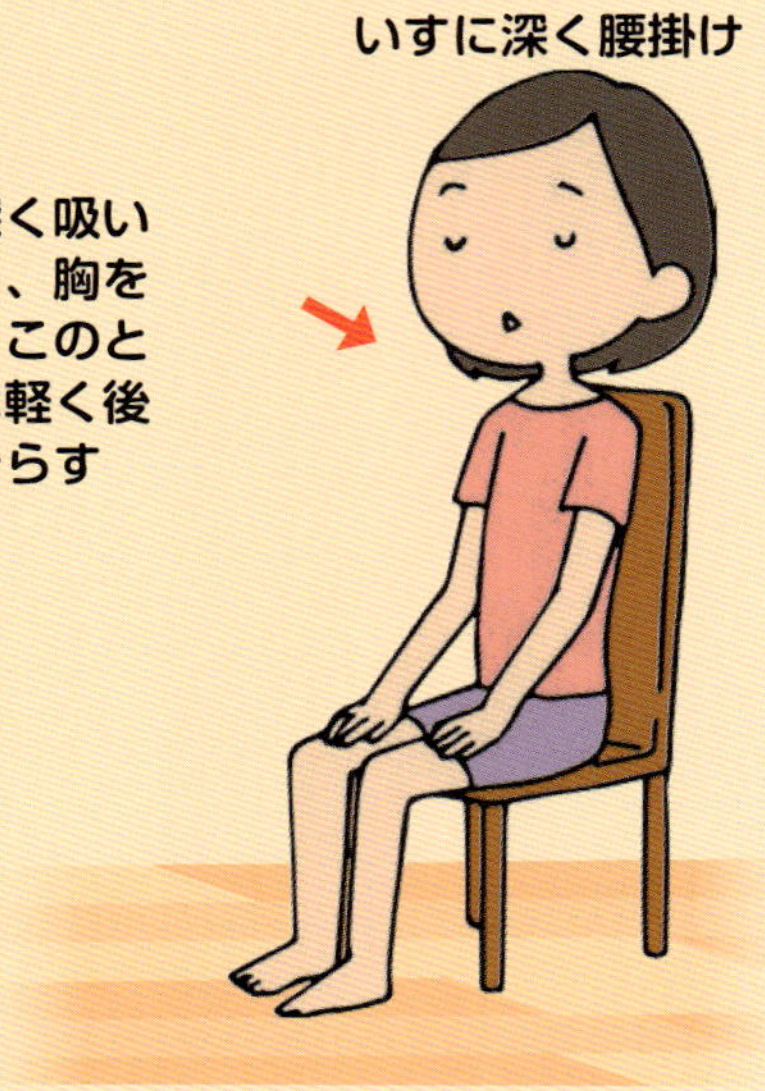

1 息を深く吸いながら、胸を張る。このとき頭は軽く後ろにそらす

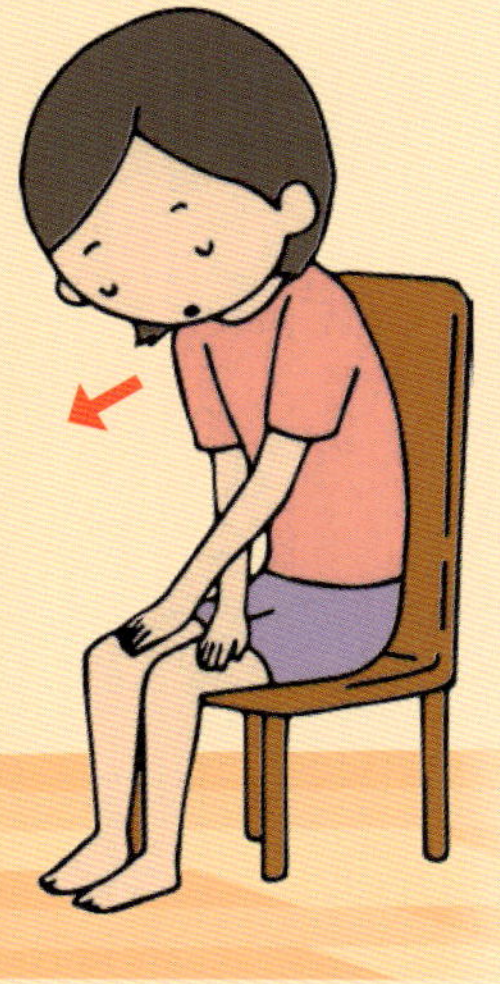

2 息を吐きながら、背を丸め、左右の手をそれぞれ逆のひざにのせる

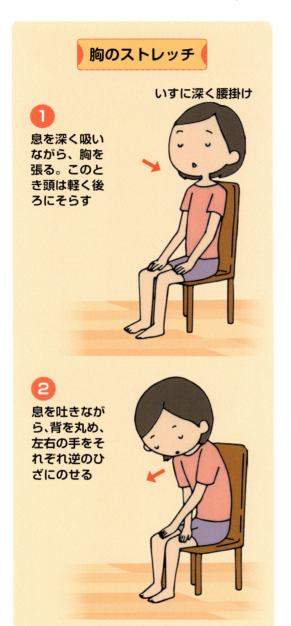

腕のストレッチ

1
両手を前で組み、息を大きく吸う

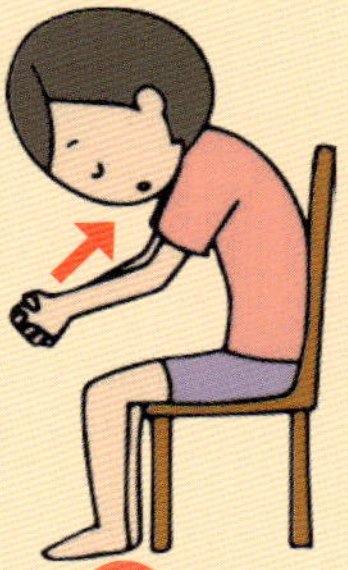

3
息を吐ききったら、肩の力を抜いて息を吸い、手のひらを返す

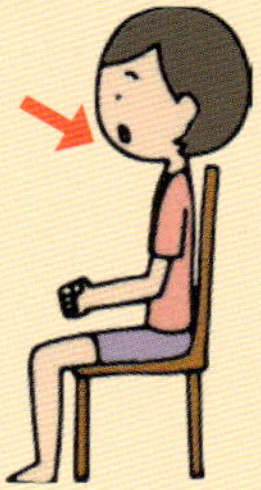

2
息をゆっくり吐きながら手を伸ばし、背中を丸める

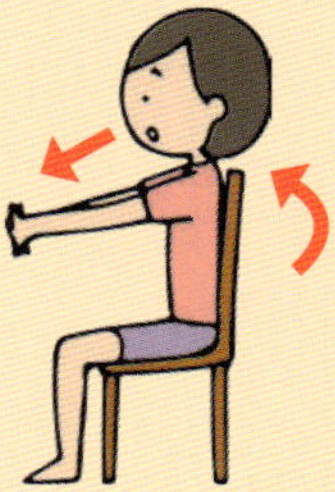

4
息をゆっくり吐きながら、腕を前に伸ばす

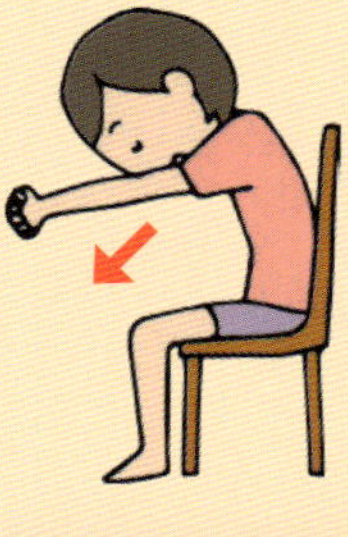

肩のストレッチ

肩の力を抜いて、両腕を垂らす

1
息を深く吸いながら、両肩をゆっくり引き上げる

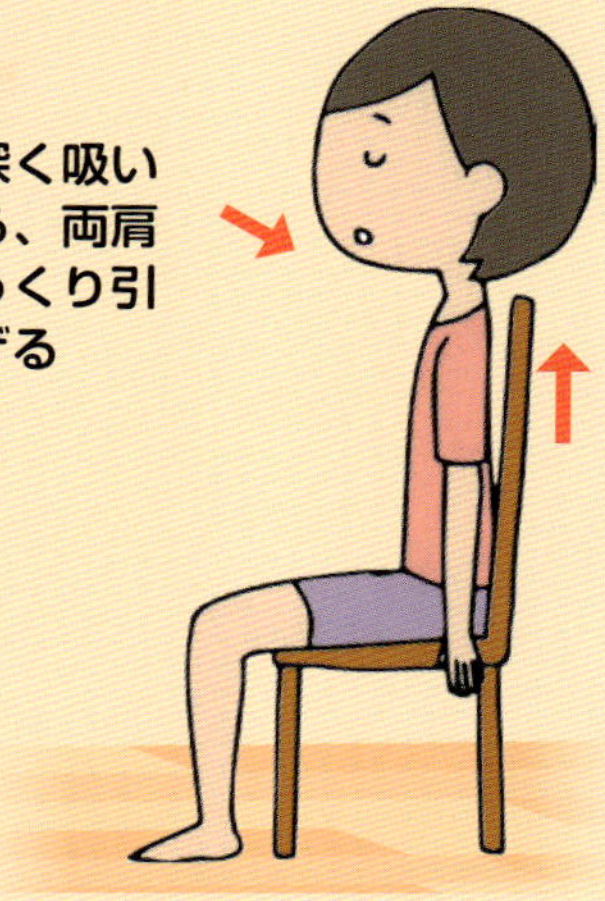

2
息をゆっくり吐きながら、両肩を下げる

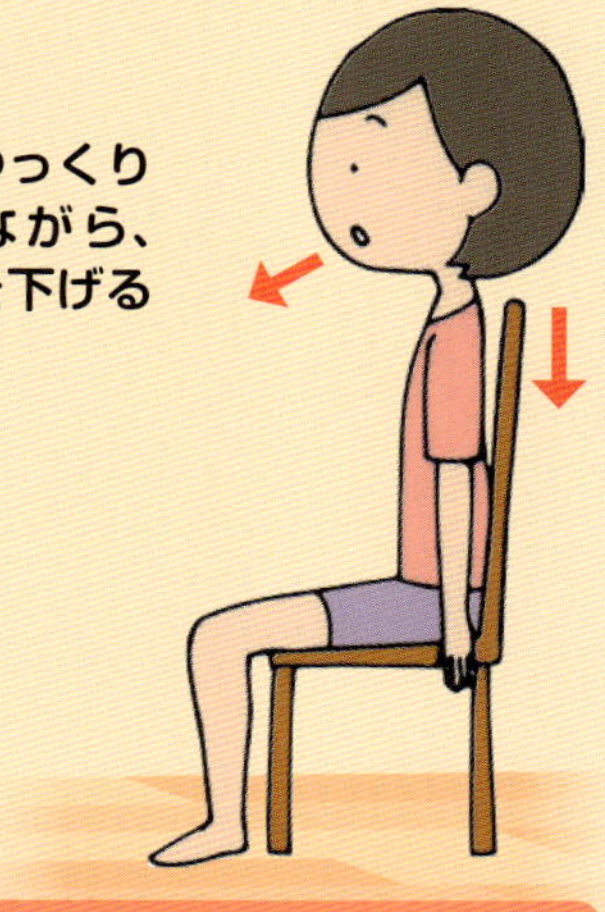

ストレッチは呼吸を止めず、心地よさを感じる程度に伸ばすこと。痛みを感じたらやりすぎ。

入浴で心身を癒す

毎日の生活の中で無理なくでき、ストレス解消に役立つのが入浴です。

入浴は、人によってかける時間や思いが違うものです。時間がなかったり浴槽の掃除が面倒で、普段はシャワーで済ませるという人もいますが、ぜひ湯船に浸かって、心身の疲れをリセットし、リラックスしましょう。

入浴による健康効果は、医学的にも認められています。お湯による温熱効果、水圧による血行促進、浮力によるリラックス効果などです。

お湯に浸かると、体が温まることで血管が広がり、血流がよくなります。体内の老廃物質や疲労物質、コリなどがとれます。

湯船に浸かると、ほどよい水圧を感じるはずです。この水圧により、下半身に溜まっていた血液が心臓に戻るのを助け、むくみを解消し、心臓の動きを活発にします。

湯船に浸かると、体重が軽く感じられます。お湯の浮力効果で、地上の約10分の1にもなると言われています。これにより、足腰などの筋肉が緊張から解放され、リラックスできるのです。

ただし、温まって血管が開くことにより、血圧が下がりやすくなり、ふらつきを感じてしまう人もいます。湯船から出るときは急に立ち上がらないようにしましょう。また浴室内ではゆっくり動くことを心がけて、転倒などに気をつけてください。

バスマットや風呂いすなどは、すべり止めのついたものを選ぶようにしましょう。さらに、手すりなどを設置しておくと安心です。

また、「良性発作性頭位めまい症（66頁参照）」の人は、頭を下げたときにめまいが起こることがあるので、洗髪の際には注意しましょう。

また、めまい症状が強く出ているとき、吐き気や嘔吐があるときは、入浴は控えましょう。

お風呂をリラックスタイムに

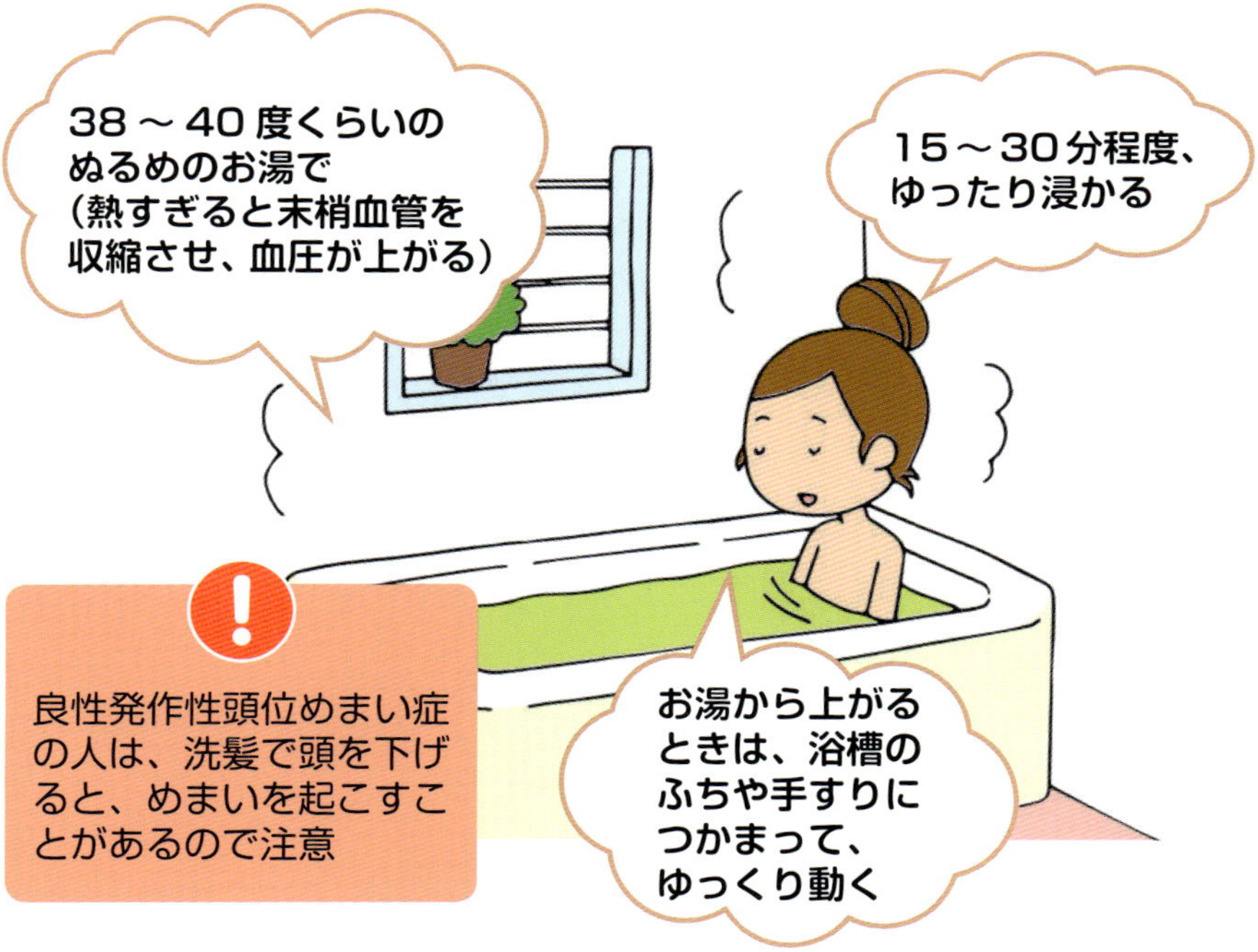
38 ～ 40 度くらいのぬるめのお湯で（熱すぎると末梢血管を収縮させ、血圧が上がる）
15 ～ 30 分程度、ゆったり浸かる
お湯から上がるときは、浴槽のふちや手すりにつかまって、ゆっくり動く

！良性発作性頭位めまい症の人は、洗髪で頭を下げると、めまいを起こすことがあるので注意

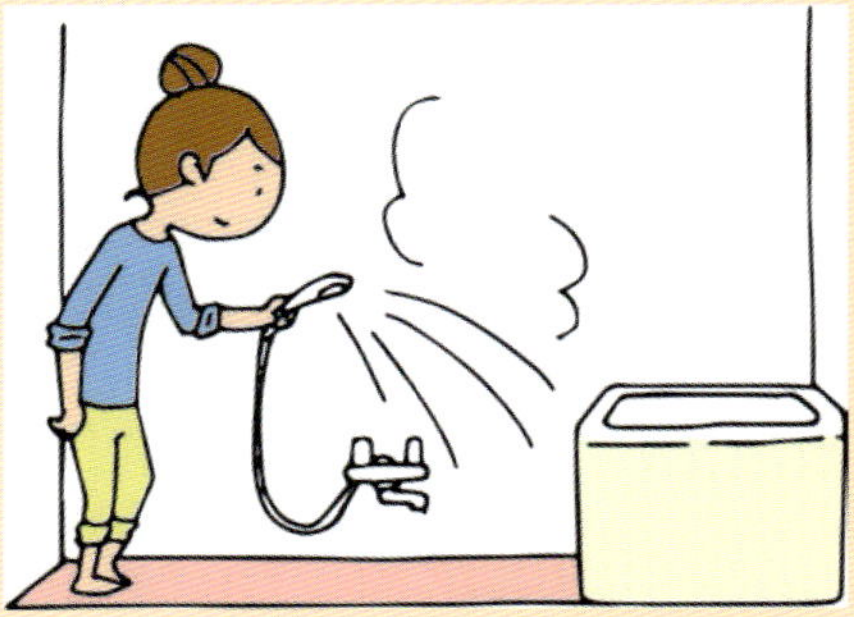

！冬場は浴室と脱衣所の温度差に注意。あらかじめ温めておくこと

めまいが強いとき、吐き気や嘔吐があるときは、
入浴は控えましょう。

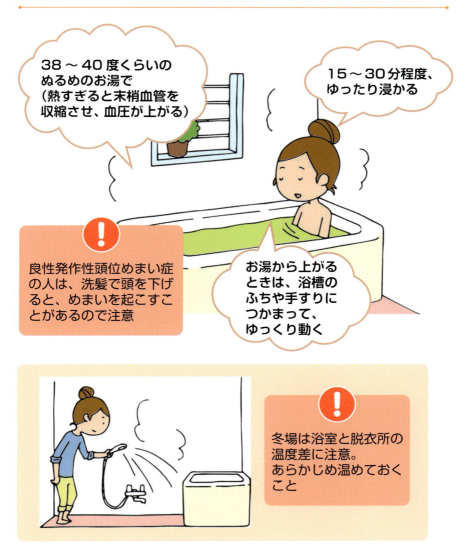

めまい・耳鳴りを上手に克服するために

急に症状が現れても慌てない

めまい・耳鳴りがある人は、日常生活に不安を覚えやすいものです。とくに、外出先などで突然めまいに襲われるのが心配で、行動を制限してしまう人もいます。

しかし、正しい知識があれば、それほど不安に思う必要はありません。

突然のめまいには、まず慌てず落ち着くことが大切です。慌てて行動すると、事故にもつながりかねません。

まず、深呼吸をして気持ちを落ち着けます。

次に、座れる場所や落ち着ける場所を探しましょう。できれば日陰や屋内に入ります。周囲に人がいるのなら、手助けを頼み、支えてもらいましょう。

とくに、階段や交通量の多い道路などにいるときは、危険なので助けを求めましょう。

電車やバスなどに乗っているときは、揺れによりめまいが増強されることがあるので、次の駅で降車します。転倒や転落の危険があるので、無理をせず駅員や周囲の人に声をかけましょう。

車を運転中のときは、前後を確認のうえ、道路の端にゆっくり停車させます。

落ち着ける場所に移動できたら、楽な姿勢をとり、衣服を緩めて、しばらく休みます。

病院で、抗めまい薬や制吐剤（吐き気止め）などを処方されている場合は、少し落ち着いたら飲みましょう。

症状が落ち着いてきたら、はやめにかかりつけの病院や耳鼻咽喉科を受診します。

次項では、すぐ病院に行くべきめまい・耳鳴りを説明します。

急にめまいが起きたら

まずは安全を確保

1

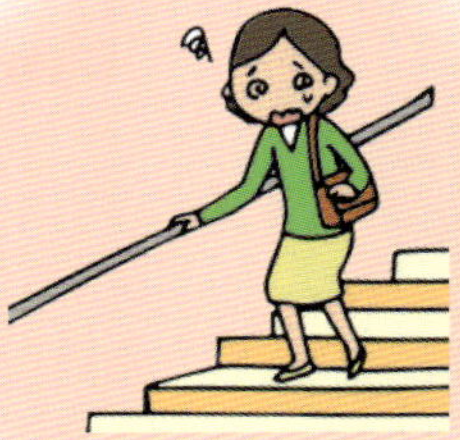

- 急いで動こうとしない
- 階段なら手すりにつかまる
- 車をゆっくり路肩に停める

深呼吸

2

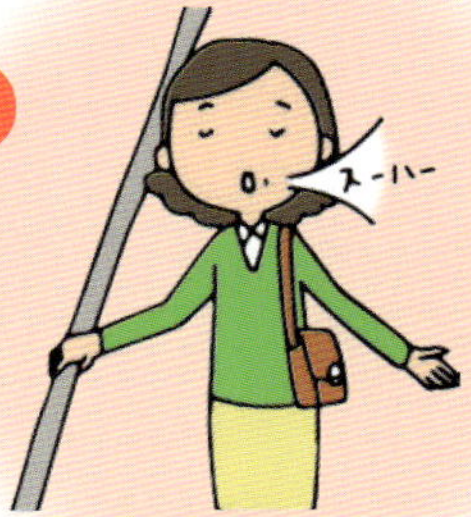

- ゆっくり呼吸して、
気持ちを落ち着ける

落ち着ける場所へ移動

3

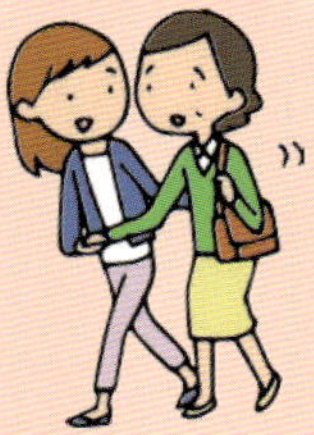

- ゆっくり移動
- できれば手助けを頼む
- バスや電車を降りる

落ち着くまで休む

4

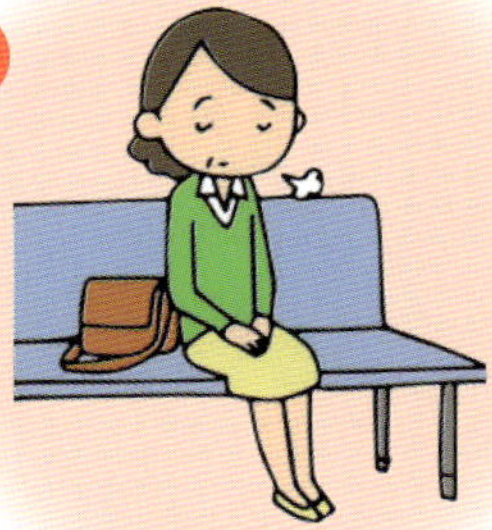

- 楽な姿勢をとる
- 衣服を緩める
- 処方された薬があるときは、
医師の指示通りに飲む

症状が落ち着いたら

5

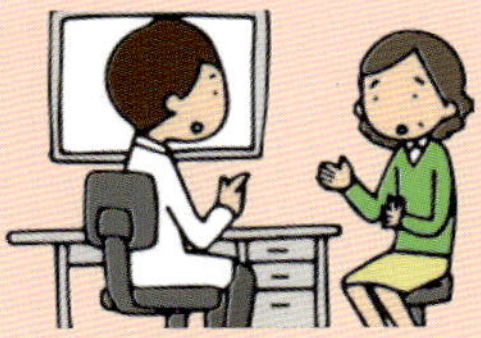

- かかりつけの病院や
耳鼻咽喉科へ

こんなときは、すぐ病院に

めまい・耳鳴りが起きたとき、その背景にはさまざまな原因があります。なかには、危険な病気が隠されていることもあるのです。

すぐに病院に行くべき、めまい・耳鳴りについて紹介しましょう。

気をつけたいのは、めまい・耳鳴り以外の症状を併発しているときです。

「激しい頭痛」「嘔吐」「ものが二重に見える」「手足がしびれたり動かなくなる」「舌がもつれる」「意識が薄れる」などの症状があったら、一刻もはやく病院を受診しましょう。

これらの症状を併発するめまい・耳鳴りは、脳の障害が原因で起きる「中枢性めまい*」の可能性があるのです。これはもっとも危険なめまい・耳鳴りです。

中枢性めまいは、脳の血流が悪くなるため脳の組織が壊死して起こる脳梗塞（76頁参照）、血管が破裂して脳内に出血する脳出血（76頁参照）、脳幹や小脳への血液の流れが悪くなる椎骨・脳底動脈循環不全（78頁参照）などの脳血管障害や、第八脳神経に腫瘍ができる聴神経腫瘍（74頁参照）などの脳腫瘍が原因で引き起こされることがあります。そのうち脳梗塞や脳出血は緊急性を要します。

これらの病気は、めまい・耳鳴りの原因としては、それほど多くはありません。しかし、命にかかわることもある重篤な病なので、決して見逃してはなりません。

めまい・耳鳴りは、ふつうは耳鼻咽喉科を受診することが多いのですが、これらの症状があるときは、「脳神経外科」「神経内科」のある総合病院へ行きましょう。

突然の発作に対しては、慌てずに救急車の出動を要請して、速やかに病院に搬送してもらいましょう。

用語解説 中枢性めまい　脳梗塞・脳出血や椎骨・脳底動脈循環不全、聴神経腫瘍など、脳に障害があるために起こるめまい。

こんな症状をともなうときは、すぐ病院に！

危険な病気が隠されている可能性のあるめまい・耳鳴り

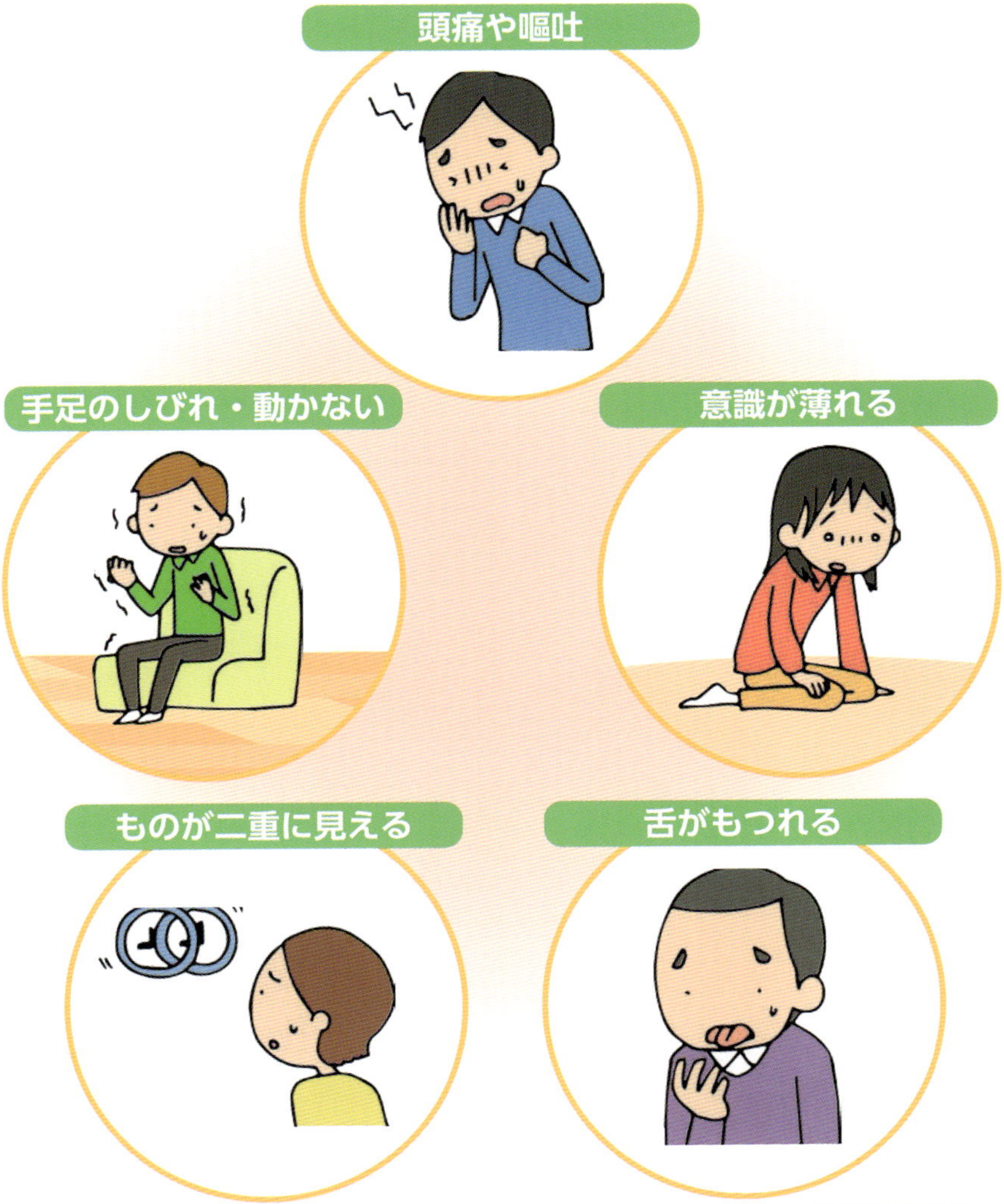
頭痛や嘔吐
手足のしびれ・動かない
意識が薄れる
ものが二重に見える
舌がもつれる

一刻もはやく、「脳神経外科」「神経内科」のある総合病院へ

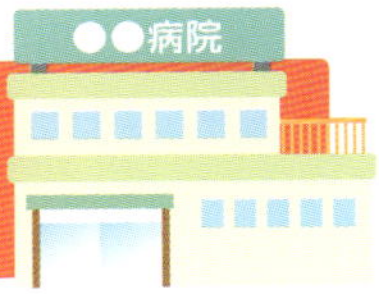

明るく日々の暮らしを楽しむために

自分のめまい・耳鳴りをよく理解しよう

めまい・耳鳴りの多くが、短期間で完治するものではありません。

多くの患者さんが、めまい・耳鳴りと長くつきあっていかなくてはならないのです。

しかし、「一生治らないかも」「いつまで続くのだろう」などと、暗い気持ちになる必要はありません。長いつきあいになるとしても、めまい・耳鳴りは、気の持ちようで、感じ方に大きな違いが生まれる病気です。

実際に、同じような症状の患者さんでも、症状を「気にする人」と「それほど気にしない人」では、生活の質に違いがあるようです。

めまい・耳鳴りを恐れるあまり、外出しなくなったり、人との交流を避けるようになっては、ますます症状に意識が集中してしまいます。

まずは、自分のめまい・耳鳴りについて、正しく理解しましょう。どんなときに起きやすく、どう対応したらよいのかなどを知ることで、いたずらに恐れる気持ちが和らぎます。

本書のような書籍を参考に、かかりつけの医師や看護師に、理解できるまで説明してもらうのもよいでしょう。

病気に対する正しい知識が得られたら、生活のなかで注意すべきこともわかるはずです。気をつけるべきことは気をつけたうえで、病気以外のことで楽しみや夢中になれるものを見つけましょう。

やがて、めまい・耳鳴りが気にならない時間が増えていることに気づくはずです。

ま行

や行

ら行

参考文献

- 「スーパー図解　めまい・耳鳴り」
  (神尾友信、法研　2010年11月刊)
- 「耳鼻咽喉科疾患ビジュアルブック」
  (落合慈之、学研メディカル秀潤社　2011年10月刊)
- 「病気がみえるvol.7　脳・神経 第1版」
  (医療情報科学研究所編集、メディックメディア　2011年3月刊)
- 「ぜんぶわかる　人体解剖図」
  (坂井建雄、橋本尚詞、成美堂出版、2010年3月刊)
- 「ぜんぶわかる　脳の事典」
  (坂井建雄、久光正、成美堂出版、2011年8月刊)

た行

な行

は行

索引

■監修
古宇田 寛子（こうだ　ひろこ）
1968年東京生まれ。1994年東京医科歯科大学医学部卒業。同年同耳鼻咽喉科学教室入局。1996年川口工業総合病院入職。1997年埼玉県立がんセンター入職。1999年東京医科歯科大学耳鼻咽喉科医員、2001年同助教。2008年東京都保健医療公社大久保病院医長、現在に至る。日本耳鼻咽喉科学会専門医、日本めまい平衡医学会認定めまい専門医、補聴器相談医。東京医科歯科大学臨床准教授。

ウルトラ図解 **めまい・耳鳴り**

平成29年4月20日　第1刷発行

監修者　古宇田寛子
発行者　東島俊一
発行所　株式会社 **法研**
〒104-8104　東京都中央区銀座1-10-1
販売03(3562)7671／編集03(3562)7674
http://www.sociohealth.co.jp
印刷・製本　研友社印刷株式会社

0103

ISBN 978-4-86513-283-0 C0377　定価はカバーに表示してあります。